発達障害の運動療法

ASD・ADHD・LDの障害構造とアプローチ

新田 收 著

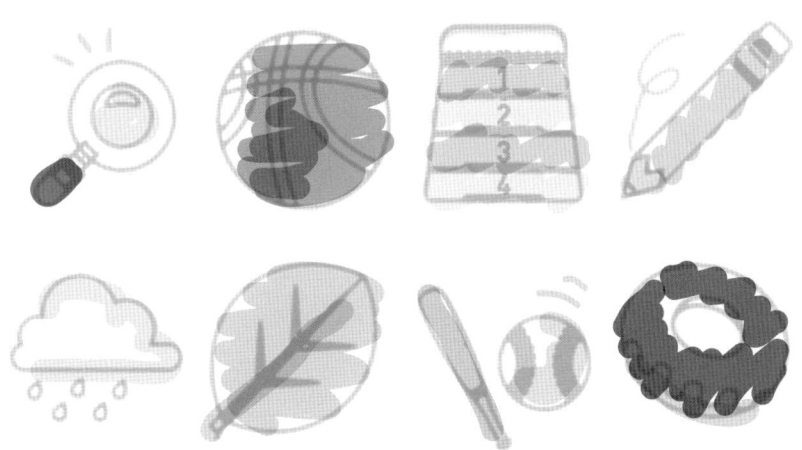

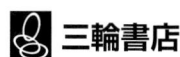

三輪書店

序

　本書は「発達障害児」を，どのように身体運動を構築しているかといった視点から捉えている．従来から「発達障害」はコミュニケーション，あるいは社会性の障害として認識されることが多いが，なぜ身体運動に着目しているのか，違和感をもたれる人もいるかもしれない．ヒトは社会的な生き物であると仮定するならば，コミュニケーションの方法を言語に限定して考えることにこそ無理がある．つまり，ヒトの運動はすべて，コミュニケーションの手段であり，社会的活動の一部と捉えることができる．こうした考え方をもとに，本書は発達障害を身体運動面から捉えることにより，全体を構成している．このことは，ヒトは発達段階の初期において，身体運動と認知機能，コミュニケーション機能を分けて考えることはできないという立場が本書の発想の原点となっている．一般に身体運動の苦手さ，不安定さなどが，「発達障害児」の特徴の一つとして指摘されており，運動機能の側面が発達障害において重要であることは疑いようがない．

　ところで，今「発達障害」に，なぜ注目が集まるのかについて考えてみることにする．この問題は，周産期医療に関する時代の移り変わりと切り離して理解することはできない．最も大きな変化は新生児特定集中治療室（NICU：Neonatal Intensive Care Unit）の導入にあると考えてよい．日本においてNICU導入が広がったのは1970年代である．NICUの普及は周産期医療の飛躍的な進歩を意味している．この時期を境にして，小児領域におけるリハビリテーション対象が少し変化した．小児リハビリテーション対象者，特に周産期に起因する脳機能障害について考えてみよう．1970年代以前，周産期医療が今のように発達していなかった時代，機能障害の原因は出生時の事故や，感染症，黄疸が多かった．これらは主に脳性麻痺の原因となった．この時代の脳性麻痺の特徴は，機能障害が比較的限局しており，認知機能の障害は比較的軽度な点であった．1950年代に開発された神経生理学的アプローチは，こうした脳性麻痺を対象としており，リハビリテーションにおいて対象児の歩行獲得を最終目標としていた．確かにこの時代，クラッチと下肢装具を使って歩行し，社会的に自立生活を送る脳性麻痺児者は少なくなかった．ところが現在は，周産期医療の発達により，前述した出生時の事故などの原因による後遺症は激減している．1970年代から1980年代にかけ神経生理学的アプローチの効果について議論が盛り上がった時代があった．しかし，現在は1950年代と比較し，対象児の機能障害の状況が変化しているために，アプローチの有効性について，以前と同じように議論することはできない．

　1970代以降，NICUの普及は周産期医療の発展を象徴している．これにより，それまでの障害発生原因が激減し，この年代以前では救命できなかった，超未熟児が元気に育つこ

序

とが可能となった．このことは，一見すべてがうまくいっているように感じられた．しかし，その後の報告では統計的に1950年代と1990年代とを比較しても，周産期に起因する脳機能障害発症率はほとんど変化していない．では何が起きていたのか．周産期医療により救命した，超未熟児あるいはハイリスクベイビーの中に，重度な障害をもつ児が確認されるようになったのである．所謂「重症心身障害児」である．1980年に重度な障害をもつ脳性麻痺児の割合が増加したと報告がある．この現象は，この年代以前の歩く脳性麻痺児が減少し，重症心身障害児の増加を表している．

このように，比較的障害が局在した脳性麻痺の発症率減少と，「重症心身障害」の発症率増加は一般的に認識されるまでに時間を必要としなかった．なぜならば，重症心身障害児は障害が重篤であり，呼吸，哺乳といった生命維持機能にも障害をもつことが多く，出生後，ごく早期に確認することが可能だからである．1980年代，1990年代は「重症心身障害」に注目が集まった時代ともいえる．

この時代，多くの新生児はNICUから特に障害を指摘されることなく，元気に退院していったことは間違いない．しかしその後，2000年代になり，幼稚園，保育園や小学校で，うまくコミュニケーションができない児，あるいは休みなく動き続ける児が目立つようになり，社会問題として取り上げられるようになった．彼らの多くは「発達障害」として認識されるようになる．これら発達障害の原因は，長らく不明であり，微細脳損傷といった考え方も生まれた．現在も，医学的に明らかとなっていない点が多い「発達障害」であるが，その後NICU入院経験をもつ新生児の中に，発達障害児発症率が高いことが報告されるようになった．時代を振り返ると，1970年代のNICU普及後，歩行する脳性麻痺児は減少し，「重症心身障害児」が増加する現象が起きていた．この時代に「発達障害児」もNICUから退院していった可能性がある．「発達障害児」は，新生児期の運動発達は比較的順調なことが多く，新生児期に発見されることはまれである．年齢を重ね，学齢期の年齢に達するころに，はじめて障害が認識される．NICUと発達障害の関連性が報告されるようになるのは，1990年代以降になってからある．「重症心身障害」に比較して，関連性の認識が10年以上遅れたことになる．

もちろん，NICUとの関連性が完全に明らなになったわけではない．また，NICUに象徴される周産期医療は進化しており，「重症心身障害」および「発達障害児」の発症率は，今後抑制されることが期待される．しかし，現時点では解決されていない問題も多くある．こうした周産期に起因する脳機能障害に関する時代変化を見渡す中で，現在は「発達障害児」に注目が集まる時代といえる．

本書では，発達障害児に対する評価，運動療法の具体的な方法を提案している．扱う身体運動は，姿勢保持，基本動作，歩行といった，ヒトにとって最も基盤となる部分に焦点

をあてている．これは，人の巧緻動作，コミュニケーション，社会性発達には身体の安定が先行して成熟する必要がある，といった立場に基づいている．

　最後に，発達障害児に対する運動機能評価方法および運動療法は，首都大学東京大学院人間健康科学研究科 新田研究室が中心となり開発を進めているものである．挑戦的な試みであり，現在も研究は進められている．ご質問・ご意見があれば，新田研究室へお問い合わせください．

2015 年 5 月吉日

　　　　　　　　　　　　　　　　　　　首都大学東京大学院 人間健康科学研究科
　　　　　　　　　　　　　　　　　　　　　　　　　　　新田　收
　　　　　　　　　　　　　　　　　　　　e-mail：nittaosm@tmu.ac.jp

目次 ━━━━━━━━━━━ CONTENTS

第1章　発達障害の概説

1．発達障害　2
　1）概　説　2
　2）発達障害における定義の歴史的変遷　3
　3）発達障害と周産期医療　4

2．自閉症スペクトラム障害1（自閉症）　4
　1）概　説　4
　2）発症に関連する危険因子　5
　3）自閉症にみられる脳形成不全　7

3．自閉症スペクトラム障害2（アスペルガー症候群）　10
　1）概　説　10
　2）自閉症スペクトラム障害　10
　3）自閉症スペクトラム障害にみられる問題点　12
　4）自閉症スペクトラム障害にみられる感覚異常　14
　5）自閉症スペクトラム障害の発症率　15

4．自閉症スペクトラム障害3（広汎性発達障害）　16
　1）概　説　16
　2）広汎性発達障害から自閉症スペクトラム障害へ　17
　3）高機能広汎性発達障害にみられる臨床像　20

5．注意欠如多動障害　21
　1）概　説　21
　2）注意欠如多動障害と運動機能　23
　3）注意欠如多動障害の発生率および危険因子　26
　4）注意欠如多動障害における脳機能障害　27
　5）成人の注意欠如多動障害に関する諸問題　30

6．限定性学習障害　33
　1）概　説　33
　2）限定性学習障害の定義と歴史的変遷　35
　3）限定性学習障害の発症率　38

第2章　発達障害における身体機能

1．身体機能障害　44
　1）身体機能障害の整理　44
　2）発達障害に伴う身体機能障害　45

2．感覚異常　50
  1）感覚についての整理　50
   a．筋紡錘　51
   b．腱紡錘（ゴルジ腱器官）　52
   c．ルフィニ終末，パチニ小体などの受容器　52
  2）感覚の伝達経路　52
  3）感覚の発達　56
3．ボディーイメージと運動イメージの障害　58
  1）ボディーイメージの定義　58
  2）ボディーイメージと模倣の発達　61
  3）運動イメージ　64
  4）人称の異なる運動イメージ　67
4．姿勢制御障害　70
  1）姿勢制御の整理　70
  2）運動発達　71
   a．原始反射　71
   b．立ち直り反応　72
   c．平衡反応　72
  3）月齢に伴う姿勢変化　74
  4）歩行獲得後の姿勢制御　75
  5）脊柱を支える要素　77
5．協調運動障害　78
  1）発達性協調運動障害　78
  2）発達性協調運動障害にみられる症状　80
  3）協調性のメカニズム　81
   a．運動失調　85
   b．筋緊張低下　85

第3章　障害構造と評価の考え方

1．発達障害における評価　90
2．感覚入力の評価方法　93
  1）表在感覚　94
   a．表在感覚に関する問診項目　94
   b．表在感覚に関する行動観察項目　96
  2）深部感覚　97
   a．深部感覚に関する問診項目　97

b．深部感覚に関する行動観察項目　　97
　3）前庭感覚　　97
　　a．前庭感覚に関する問診項目　　97
　　b．前庭感覚に関する行動観察項目　　98
　4）味覚と嗅覚　　98
　　a．味覚と嗅覚に関する問診項目　　98
　　b．味覚と嗅覚に関する観察項目　　98
　5）聴覚と視覚　　99
　　a．聴覚と視覚に関する問診項目　　99
　　b．聴覚と視覚に関する観察項目　　99

3．姿勢制御能の評価方法　　99
　1）静的バランスの評価　　100
　　a．立位バランス　　100
　　b．片足立ち　　100
　2）動的バランスの評価　　102
　　a．片足飛び　　102
　　b．直線歩行　　102
　3）予備評価　　102
　　a．スクワット　　102
　　b．座位側方傾斜　　103
　　c．バード・ドッグ　　104
　4）体幹筋の評価　　104
　　a．体幹屈曲　　105
　　b．体幹伸展　　105
　　c．サイド・ブリッジ　　106

4．協調運動の評価方法　　107
　1）基本的協調運動の評価方法　　109
　　a．開口手伸展現象　　109
　　b．前腕回内・回外運動　　109
　　c．指鼻試験　　110
　　d．指指試験　　111
　　e．指対立試験　　112
　2）幼児協調性の評価方法（N式幼児協調性評価尺度）　　112
　　a．バレーボールによる投球動作　　112
　　b．テニスボールによる投球動作　　116
　　c．バレーボール捕球動作（バウンドなし）　　117
　　d．バレーボール捕球動作（バウンドあり）　　119
　　e．テニスボール捕球動作（バウンドなし）　　119

f．静止したバレーボールのキック動作　　120
　　　g．動くバレーボールのキック動作　　122
5．運動イメージの評価方法　　123
　1）幼児運動イメージ評価（N式幼児運動イメージテスト）　　125
　　　a．口頭指示によるカード選択レベル　　125
　　　b．口頭指示による姿勢変換レベル　　128
　　　c．動作模倣のレベル　　129

第4章　運動療法の組み立て方

1．プログラム立案　　134
2．感覚入力に対する指導方法　　136
　1）指導方法の考え方　　136
　2）新生児期の介入方法　　137
　3）入力調整　　137
　4）マッサージ　　138
　5）圧　迫　　139
　6）自己の四肢での刺激　　141
　7）触覚遊び　　142
　8）屋外遊び　　143
　9）感覚刺激に対する介入の注意点　　143
3．姿勢制御能に対する指導方法　　144
　1）静的姿勢制御　　144
　　　a．サイド・ブリッジ　　144
　　　b．座位側方傾斜　　147
　　　c．バード・ドッグ　　149
　　　d．シッティング・ジムボール　　152
　　　e．ライイング・トランク・カール　　154
　　　f．ハムストリング・カール　　156
　2）動的姿勢制御　　158
　　　a．シングルレッグ・スタンス・オン・ロッカーボード　　158
　　　b．ブロック歩行　　160
　　　c．ブロック越え・渡り　　163
　　　d．ブロック上でのボール渡し　　167
　　　e．ラダー・トレーニング①（ラダー歩行）　　171
　　　f．ラダー・トレーニング②（ラダー・ジャンプ）　　174

4．協調性に対する指導方法　　177
- 1）バレーボール　　177
  - a．床上バレーボール　　177
  - b．卓上バレーボール　　180
  - c．三次元バレーボール　　183
  - d．ワンバウンド・バレーボール　　186
- 2）テニスボール　　189
  - a．椅座位投げ　　189
  - b．立位投げ　　192
  - c．キャッチボール　　195
- 3）キック　　199
  - a．静止ボールキック　　199
  - b．ボールの蹴り返し　　202
  - c．ゴールキック　　206
  - d．キックのやりとり　　210
  - e．ワン・オン・ワン　　212

5．ボディーイメージと運動イメージに対する指導方法　　215
- 1）模倣　　215
  - a．自己運動の認識　　215
  - b．姿勢模倣　　218
  - c．動作模倣　　221
  - d．模倣のやりとり　　224
- 2）一人称的イメージ　　228
  - a．視覚情報による動作再現　　228
  - b．鏡を用いた動作再現　　230
  - c．視覚情報を用いない動作再現　　232
  - d．指示動作のやりとり　　234
- 3）三人称的イメージ　　236
  - a．ロボット作成　　236
  - b．指示動作のロボット再現　　238
  - c．ロボット姿勢の身体による再現　　240
- 4）姿勢カード遊び　　242

付録
1．N式幼児運動イメージテスト用絵カード　　246
2．運動イメージ指導用ロボットのペーパークラフト　　249

第 1 章
発達障害の概説

1 ▶▶ 発達障害

1）概　説

　「発達障害」が一般的に知られるようになったのは，最近のことである．1980年代以降，学齢期になっても学習についていけない，落ち着いて席に座っていることができない，といった児童が目立つといった話題がマスコミに取り上げられるようになった．こうしたことから保護者の間にも「発達障害」に対する認識が広まっていった．

　発達障害の発症率の正確な報告はまだない．文部科学省は2002年2～3月にかけて「通常学級の在籍する特別な教育支援を必要とする児童生徒に関する全国実態調査」実施している．その結果，知的発達には遅れがないものの，学習面や行動面で著しい困難を示す児童生徒が6.3％在籍していた可能性があると報告している[1]．内訳は学習面で困難を感じる児童生徒が4.5％，行動面は2.9％，学習と行動ともに困難を感じる児童生徒は1.2％であった[1]．ただし，これは専門家による診断ではない．また，香川県で2005年に実施された市立幼稚園児を対象としたモデル健診授業では，9.3％に発達障害があると判定されている[2]．

　発達障害児が増加しているかについては，日本における出生率は減少傾向なので，絶対数が増えていることはない．しかし，発症率が増加している可能性は否定できない．

　ところで，わが国において「発達障害」が広く認識されたのは，2004年12月に制定された発達障害支援法の影響が大きい．発達障害支援法は，「発達障害の定義と社会福祉法制における位置づけを確立し，発達障害者の福祉的援助に道を開くために制定された」としている[1]．

　ここでは「発達障害」の定義として，以下のように示している．

> ・発達障害者支援法（2005年4月1日より施行）
> 【発達障害の定義】
> 「自閉症，Asperger症候群その他の広汎性発達障害，学習障害，注意欠陥多動性障害その他これに類する脳機能の障害であってその症状が通常低年齢において発現するものとして政令で定めるもの」

　わが国において「発達障害」は，この定義に基づくことが多い．「自閉症」「アスペルガー症候群（Asperger Syndrome）」は，1940年代にKanner[3]とAsperger[4]が報告して以来，多くの研究が行われているが，原因については，いまだ不明な点が多い[5]．どちらも社会関係の質的障害，および限局した興味や関心，反復的・常同的な行動という特徴を有して

いる．さらに自閉症では言語発達の遅れがみられる[6]．一般に自閉症とアスペルガー症候群の違いを知的能力の差によって分ける傾向があるが，もともとKannerが示した自閉症はコミュニケーション障害を有する症例を指しており，知的能力には言及していない．最近では，ASDの中で「自閉症」「アスペルガー症候群」は説明されることが多い[1]．これは自閉傾向のある症例では知的能力のばらつきが大きいことから，自閉症スペクトラム障害（ASD：Autistic Spectrum Disorder）という枠組みが構築された．なお，これまで広く知られていた米国精神医学協会の診断基準（DSM-Ⅳ：Diagnostic and Statistical Manual of Mental Disorders fourth edition）や疾病および関連保健問題の国際統計分類（ICD-10：International Statistical Classification of Diseases and Related Health Problems 10th revision）では，自閉症とアスペルガー症候群は広汎性発達障害（PDD：Pervasive Development Disorder）として，さらに大きな枠組みに含めていた．

学習障害（LD：Learning Disorder），注意欠陥・多動性障害（ADHD：Attention Deficit/Hyperactivity Disorder）は，PDDに隣接する障害と考えられ，自閉症を合併する例も多い[7]．このように発達障害支援法で取り上げている「発達障害」は，自閉的傾向と学習上の障害を主症状としており，その原因は脳機能にあるとされている．なお，これら発達障害に含まれる障害についての詳細は後述する．

2）発達障害における定義の歴史的変遷

国際的な視野でみてみると，「発達障害」は，1960年代米国大統領であったJ・F・Kennedyの行った福祉政策から生まれた概念である．ここでは，発達障害の特徴として以下の3つの支援が必要と定義している．

①知的障害と同様の支援が必要である．
②中途障害とは質が異なり，より多くの支援が必要である．
③一生涯を通じて支援が必要である．

発達障害は包括的な概念であり，さまざまな障害を含むとしている．具体的には，知的発達障害，脳性麻痺に代表される先天的運動発達障害，自閉症，アスペルガー症候群を含むPDD，ADHD，LD，発達性協調運動障害，発達性言語障害，てんかん，視覚障害，聴覚障害，慢性疾患の発達期に生じる諸問題の一部である[1]．

前述の概念は非常に広範なものであり，現在の「発達障害」の概念とは一致していない．もともと1960年代には，こうした広い意味で発達障害が捉えられていた．しかしその後，発達障害の概念はさまざまに変遷し，現在の形となっている．

3）発達障害と周産期医療

　以前は多かった歩行獲得を目標とする障害児は減少し，現在は重症心身障害児の増加傾向が報告されている．脳性麻痺の発生率は，周産期医療の発達とともに減少傾向にあったものの，1981年以降増加の傾向を示しており，同時に障害の重度化も指摘されている．この原因として，周産期医療の進歩により，未熟児の死亡率が減少する一方で，未熟児であって脳性麻痺となる児が増加しているとの報告もある．未熟児はもともとハイリスクであり，脳機能が広範に障害される可能性が高く，そのため重度障害を残す原因となりうる．

　こうした障害の重度化傾向と同時に，新生児特定集中治療室（NICU：Neonatal Intensive Care Unit）を退院した児における発達障害の発生率が一般集団より高いという報告がある[8]．特に注意が必要なのは，PDD，ADHDであるといわれている．NICUは，未熟児などのリスクを抱えて出生した新生児の生命を守るという大きな役割を果たしている．ただし本来，母親の胎内という非常に安定し，刺激の少ない環境下にいるべき時期に，24時間も明かりやモニター音の刺激が途切れないNICUの環境が，新生児の発達にどのような影響を与えるのか不明な点が多く残されている．発達障害は，さまざまな感覚の障害と考えることもできる．この意味からNICUにおける生育期間が，その後の発達になんらかの影響があることは否定できない．

2 ▶▶ 自閉症スペクトラム障害1（自閉症）

1）概　説

　自閉症は，1943年にジョン・ホプキンス大学教授のKanner[3]が発表した論文「早期幼児自閉症」において，はじめてみることができる[9]．この論文でカナーは自閉症の特徴として，①社会的相互関係の障害，②コミュニケーション障害，③反復性の常同行動のパターンの3つをあげている．ところで，自閉という考え方は統合失調症の基本症状の一つであるautism（自閉）から引用されており，このため自閉症が小児期統合失調症として位置づけられることもあった[10]．この考え方は疑問がもたれていたが，1970年代になり，自閉症を統合失調症から分離して捉えるようになった．統合失調症から分離する根拠としては，症状が異なること，発症年齢が異なること，家族歴・経過の違いなどがあげられる[11]．

　発症原因として成育環境に要因があると考えられた時代もあった．親や養育者の拒否的な態度が原因となり，社会的接触への恐怖心から症状が形成されるとされていた．このことを裏づけるように，幼児期に施設に収容された子どもにおいて，人格形成に問題が生じ，また虐待の経験をもつ子どもの中には，対人接触にゆがみをもつ者が存在する報告もあ

る．しかし，こうした自閉症の要因として成育環境，言い換えるなら心理的要因を取り上げる考え方は，現在では否定されている．成育環境において形作られる人格は自閉症の本質と著しく異なっていることが明らかとなってきたからである[10]．

世界保健機関（WHO：World Health Organization）が作成した，疾病および関連保健問題の国際統計分類（ICD：International Statistical Classification of Diseases and Related Health Problems）の2003改訂版ICD-10によれば，自閉症はPDDの下位項目となっている．診断基準は，①生後30カ月以前に発症，②社会性発達のゆがみ，③コミュニケーションの異常，④興味や関心の限局と常同的・儀式的反復行為とされている．これらの子どもは成長に伴い，次に示す異常行動を示すことが報告されている[10]．

①習癖の異常：爪噛み，弄便（ろうべん），異食．
②生活習慣上の異常：睡眠障害，嘔吐，遺尿，遺便
③日常生活上の異常：癇癪，攻撃行動（他害），遠出（迷子），盗癖
④病的習慣：常同行動，自傷行為，強迫行為

なお，幼児期には落ち着きがない，多動などが目立ち，思春期になると，自傷，他害，攻撃行動が有意となる．米国精神医学会による自閉症診断基準DSM-Ⅳを示す**（表1）**[11]．

2）発症に関連する危険因子

自閉症発症の危険因子として確定的な報告はない．しかし，関連する因子があげられている．二卵性双胎では自閉症診断の一致率が0～10％であるのに対し，一卵性双胎においては診断一致率が60～92％と高いことから遺伝的要因が示唆されるという報告がある[12]．しかし，一致率が100％でないため遺伝以外の要因の存在も認められる．遺伝以外の要因としては，これまでさまざまな報告がなされている．母親の問題としては，妊娠中の母親の薬物使用，妊娠糖尿病，妊娠高血圧症候群などがある．出生時の問題としては，胎位異常，臍帯巻絡，胎児仮死，低出生体重児，胎内発育遅延（SGA：Small for Gestational Age），過期産，高ビリルビン血症，late preterm児などが報告されている[12]．なお，late preterm児とは2005年に国立小児保健発達研究所（NICHD：National Institute of Child Health and Human Development）が提唱したもので，妊娠34週以上37週未満の早産を示す[13]．late preterm児に関して脳性麻痺発症リスクは正期産児の3.39倍，発達遅滞発症リスクは1.25倍といった報告がある[13]．その他，生殖医療により自閉症を含む精神疾患が1.68倍有意に増加したという報告もある[12]．

自閉症を含むより広い概念であるASDについては，次項にて解説するが，ASD児の出生体重と在胎週数に関する報告では，出生体重が1,999 g以下，あるいは4,000 g以上では有意に発症率が高い．また在胎週数では36週以下で発症率が高い**（表2）**[6]．

表1　自閉症障害の診断基準（文献11）より引用）

A. (1), (2), (3)から合計6つ（またはそれ以上），うち少なくとも(1)から2つ，(2)と(3)から1つずつの項目を含む
  (1) 対人的相互反応における質的な障害で，以下の少なくとも2つによって明らかになる
      (a) 目と目で見つめ合う，顔の表情，体の姿勢，身振りなど，対人的相互反応を調節する多彩な非言語的行動の使用の著明な障害
      (b) 発達の水準に相応した仲間関係をつくることの失敗
      (c) 楽しみ，興味，達成感を他人と分かち合うことを自発的に求めることの欠如（例：興味あるものをみせる，持って来る，指差すことの欠如）
      (d) 対人的または情緒的相互性の欠如
  (2) 以下のうち少なくとも一つによって示されるコミュニケーションの質的な障害
      (a) 話し言葉の発達の遅れ，または完全な欠如（身振りや物まねのような代わりのコミュニケーションの仕方により補おうという努力を伴わない）
      (b) 十分会話のある者では，他人と会話を開始し継続する能力の著明な障害
      (c) 常同的で反復的な言語の使用，または独特な言語
      (d) 発達水準に相応した，変化に富んだ自発的なごっこ遊びや社会性をもった物まね遊びの欠如
  (3) 行動，興味，および活動の限定された反復的で常同的な様式で，以下の少なくとも一つによって明らかになる
      (a) 強度または対象において異常なほど，常同的で限定された型の一つまたはいくつかの興味だけに熱中すること
      (b) 特定の機能的でない習慣や儀式にかたくなにこだわるのが明らかである
      (c) 常同的で反復的な衝奇的運動（例：手や指をばたばたさせたり，ねじ曲げる，または複雑な全身の動き）
      (d) 物体の一部に持続的に熱中する
B. 3歳以前に始まる，以下の領域の少なくとも一つにおける機能の遅れまたは異常：(1)対人的相互反応，(2)対人的コミュニケーションに用いられる言語，または(3)象徴的または創造的遊び
C. この障害はレット障害または小児期崩壊性障害ではうまく説明されない

　東ら[11]が行った自閉的特徴を中心とした32項目により構成された母親記入式小児行動質問票改訂版（CBQ-R：Child Behavior Questionnaire Revised）と成育歴との関係を分析した結果を**表3**に示す．妊娠中の異常と関連があった項目は，「人を押したり，叩いたり，つねったりする」「物を投げたり，叩いたりする破壊行為がある」など，攻撃的行動に関するものであった．周産期異常と関連があった項目は「勝手に飛び出してどこかへ行ってしまう」であった．新生児期異常では，「特定の物に強い愛着心を示す」「奇妙な目つきをする」「自分の体を叩いたりする自傷行為がある」「人を押したり，叩いたり，つねったりする」「睡眠の障害や不規則が目立つ」「勝手に飛び出してどこかへいてしまう」などが関連していた．このことは異常の時期と特異的に影響を受ける脳機能になんらかの関連性があることを示唆するものであった（**表3**)[12]．

表2 自閉症スペクトラム障害児の出生体重と在胎週数 (文献12)より引用)

出生体重	人数（%）	男子数（%）	女子数（%）	在胎週数	人数（%）
〜999 g	5 (1.3) a**	4 (1.3) a**	1 (1.0) a	〜27週	8 (2.2) b**
1,000〜1,499 g	8 (2.0) a**	8 (2.7) a**	0 (0.0)	28〜31週	6 (1.7) b**
1,500〜1,999 g	16 (4.0) a**	12 (4.0) a**	4 (4.2) a*	32〜36週	36 (10.0) b**
2,000〜2,499 g	32 (8.1)	20 (6.7)	12 (12.5) a	37〜41週	302 (84.1)**
2,500〜2,999 g	133 (33.6)	92 (30.7)	41 (42.7)	42週〜	7 (1.9) b**
3,000〜3,499 g	149 (37.6)	117 (39.0)	32 (33.3)	総数	359 (100.0)
3,500〜3,999 g	46 (11.6)	40 (13.3)	6 (6.3)		
4,000 g〜	7 (1.8) a	7 (2.3) a	0 (0.0)		
総数	396 (100.0)	300 (100.0)	96 (100.0)		

aは母子保健統計（平成22年度）の大阪府の割合と比較して多い，bは人口動態統計（平成22年度）の日本全体の割合と比較して多い．$*p<0.05$, $**p<0.01$

3）自閉症にみられる脳形成不全

　現在も一部を除き原因は不明とされているが，脳画像所見，病理所見，脳波異常，神経心理的な所見から，脳の機能的，器質的異常が原因となっていると考えられている[14]．

　新井[15]は自閉症患者における脳病理所見について，コンセンサスが得られる段階ではないが，脳形成不全が存在することを指摘している．過去の自閉症患者の解剖所見に関するプレビューとして，錐体細胞樹状突起の密度減少，小脳プルキンエ（purkinje）細胞の減少，辺縁系における神経細胞サイズの縮小などの成熟障害，下オリーブ核の神経細胞の巨大化・偏在化などの異形成変化などを報告している[15]．特に小脳における組織変化に関し，プルキンエ細胞の減少を指摘する報告が多く，プルキンエ細胞のサイズが健常者に比較し24％少ないとの報告もある[15]．

　脳全体の体積に関してASD児では，生後1〜2年の間に定型発達児に比較して急激に増大し，その後，徐々に定型発達児のレベルに近づくと報告されている（**図1**）[17]．また，解剖例においてASD児は脳神経細胞が偏在し，高密度となる部分があることが報告されており，神経回路の誤接続が疑われるとしている[18]．

　自閉症児に関し，扁桃体神経細胞の縮小や密度増加が報告されている．また，顔写真から感情を認識する心理課題について機能的磁気共鳴画像（fMRI：Functional Magnetic Resonance Imaging）による解析では，扁桃体の賦活が減少していた．これらも結果から自閉症に扁桃体が強く関わっていると考えられたが，その後の研究により自閉症特有の情緒不安（不安や恐怖）に関連していると考えられている[17]．

　fMRIによる分析では，他者の心理状態を推察する，または表情から感情を認識する課題において内側前頭葉の賦活が低いと報告されている[17]．そのほかには言語流暢課題にお

表3　周産期異常の有無による小児行動質問票改訂版（CBQ-R）の各項目のオッズ比と95％信頼区間
（文献12）より引用）

質問項目	周産期異常 オッズ比	p値	95%CI	妊娠中の異常 オッズ比	p値	95%CI	新生児期異常 オッズ比	p値	95%CI
1. 言葉の発達が遅れている	1.01	0.98	0.53〜1.91	0.71	0.22	0.41〜1.22	1.31	0.29	0.79〜2.16
2. オウム返しがある	1.28	0.43	0.70〜2.37	1.31	0.29	0.79〜2.18	1.11	0.66	0.69〜1.78
3. 言葉の反転（相手の立場での表現）がある	1.51	0.21	0.79〜2.87	0.91	0.74	0.54〜1.54	1.35	0.23	0.83〜2.20
4. 言葉はあるが会話にならない	1.30	0.41	0.70〜2.42	0.93	0.78	0.55〜1.56	1.17	0.54	0.72〜1.89
5. 会話がパターン化していたり、奇妙だったりする	1.71	0.09	0.92〜3.17	1.23	0.43	0.74〜2.06	1.59	0.06	0.98〜2.57
6. 独り言が多い	1.81	0.06	0.98〜3.33	1.32	0.28	0.80〜2.20	1.11	0.67	0.69〜1.79
7. 奇声がある	1.13	0.69	0.62〜2.07	1.33	0.27	0.80〜2.20	0.88	0.60	0.55〜1.41
8. 孤立し、距離をおいている	1.27	0.47	0.67〜2.40	0.92	0.75	0.55〜1.54	1.10	0.70	0.68〜1.79
9. ヒト、とりわけ同年齢の子どもに対して興味がない	1.42	0.29	0.74〜2.72	1.29	0.34	0.77〜2.17	1.32	0.26	0.81〜2.13
10. 持続的で安定した人間関係を保つことが難しい	1.26	0.47	0.68〜2.34	1.09	0.76	0.64〜1.83	1.37	0.22	0.83〜2.24
11. 視線が合わない	0.70	0.25	0.38〜1.28	0.64	0.09	0.39〜1.07	1.03	0.92	0.64〜1.66
12. 感情の表出や表情が乏しい	0.77	0.45	0.40〜1.51	0.59	0.06	0.34〜1.03	1.27	0.39	0.74〜2.19
13. 気持ちがかよわない	1.33	0.36	0.72〜2.48	1.47	0.14	0.88〜2.45	1.22	0.42	0.76〜1.95
14. 奇妙なものに執着する（棒、ひも、水、トイレなど）	1.36	0.34	0.73〜2.53	1.11	0.70	0.67〜1.84	1.33	0.24	0.83〜2.14
15. 物の置き方や順序にこだわる	1.56	0.16	0.84〜2.89	1.25	0.39	0.76〜2.06	1.00	0.99	0.63〜1.60
16. 動く物、回る物、光の点滅などに関心があり没頭する	1.14	0.68	0.62〜2.08	1.06	0.82	0.64〜1.75	1.21	0.43	0.76〜1.93
17. 特定の物に強い愛着を示す（図鑑、辞書、カセットなど）	1.39	0.28	0.76〜2.53	1.31	0.30	0.79〜2.15	1.65	0.04*	1.03〜2.64
18. 事柄に対する儀式的、強迫的な決まりごとがある	1.83	0.11	0.87〜3.87	1.29	0.37	0.73〜2.28	1.23	0.44	0.73〜2.07
19. 手や身体の決まった動きや反復行動がある	1.09	0.81	0.56〜2.10	1.31	0.35	0.75〜2.28	1.05	0.86	0.63〜1.75
20. 手をかざしたり、指を動かしてそれをじっと眺める	1.13	0.78	0.49〜2.58	1.03	0.94	0.52〜2.01	1.11	0.75	0.59〜2.09
21. 奇妙な目つきをする	1.62	0.22	0.75〜3.52	1.24	0.49	0.68〜2.26	1.74	0.05*	0.99〜3.04
22. 耳が聞こえないように振る舞う	0.90	0.75	0.47〜1.72	0.82	0.47	0.48〜1.40	1.46	0.14	0.88〜2.42
23. 耳を覆ったり、音に不快を示す	1.44	0.25	0.77〜2.70	1.00	0.99	0.60〜1.65	1.48	0.11	0.92〜2.38
24. 痛みに鈍感である	1.10	0.78	0.55〜2.20	1.18	0.57	0.67〜2.11	1.63	0.07	0.95〜2.79
25. 自身の身体を叩いたりする自傷行為がある	1.21	0.60	0.59〜2.45	1.05	0.87	0.59〜1.86	2.22	0.01**	1.28〜3.85
26. 人を押したり、叩いたり、つねったりなどする	1.71	0.08	0.93〜3.16	1.92	0.01**	1.16〜3.19	1.62	0.04*	1.01〜2.60
27. 物を投げたり、叩いたりする、破壊行為がある	1.61	0.13	0.86〜3.02	1.74	0.04*	1.04〜2.92	1.53	0.08	0.95〜2.45
28. 訳もなく笑ったり、泣いたり、カンシャクを起こす	1.47	0.26	0.75〜2.89	1.31	0.33	0.76〜2.25	1.51	0.10	0.92〜2.48
29. 睡眠の障害や不規則さが目立つ	1.39	0.36	0.69〜2.81	0.91	0.73	0.52〜1.57	2.10	0.01**	1.23〜3.58
30. 勝手に飛び出してどこかへ行ってしまう	2.89	0.01**	1.34〜6.23	1.27	0.39	0.74〜2.16	1.90	0.01**	1.15〜3.15
31. 勝手に人の家に入るなど社会的ルールがわからない	1.51	0.26	0.73〜3.12	1.10	0.74	0.62〜1.94	1.12	0.67	0.66〜1.89
32. 無気力、自主性がない	1.46	0.28	0.74〜2.90	1.25	0.42	0.72〜2.16	1.17	0.54	0.71〜1.94

*$p<0.05$, **$p<0.01$

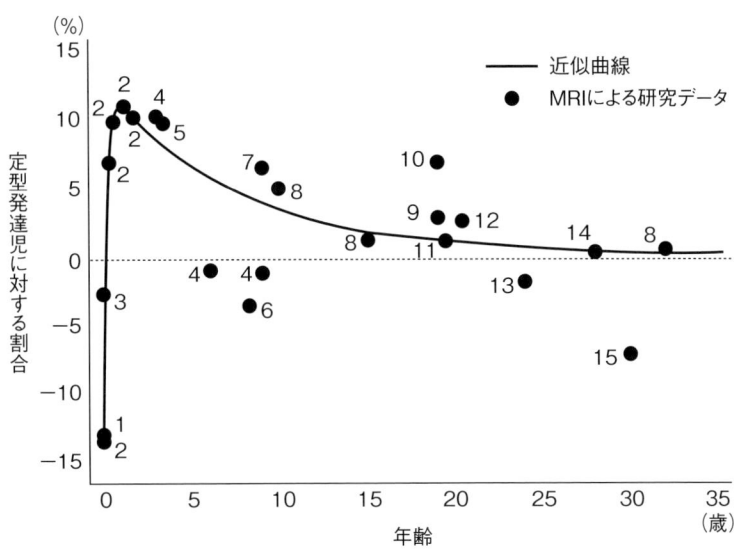

図1 自閉症スペクトラム障害の非定型神経発達（文献16）より引用）
横軸に年齢，縦軸に脳の大きさが表されている．破線で記された定型発達者の平均と比較した．すでに発表された15の報告による自閉症スペクトラム障害当事者の脳の大きさの偏位を示している

いて背外側前頭葉，意図理解や共感性課題において下前頭回，特にブロードマン44野の賦活が低下しているとされている[17]．橋本[14]の脳波による分析においても，前頭葉に機能低下が指摘されている．

ASDの特徴的障害を脳機能からみると，「社会性の障害」は前頭前野眼窩皮質，前部帯状回，紡錘状回，上側頭溝，扁桃体，下前頭回，後頭頂皮質の関与が示唆される[19]．同様に，「コミュニケーション障害」には下前頭回，上側頭溝，基底核，補足運動野，黒質，視床，小脳，橋核が関与し，「こだわり行動」には前頭前野眼窩皮質，前部帯状回，基底核，視床の関与が示唆されるとしている[19]．

また，脳発生，成熟の時期は部位により異なることが知られている．胎児の後半から新生児，乳児にかけて中枢神経は成熟する．成熟の順序は脊髄，脳幹，大脳，小脳とされている．大脳皮質のシナプスや白質の髄鞘形成は生後急速に進む[20]．

前述のように障害の原因が妊娠中，周産期，新生児期のどの時期であったかにより，観察される問題行動が異なっていることが報告されている[13]．このことは脳の形成のどの段階で障害が発生したかにより，脳の障害部位が異なることを示唆するものである．例えば，周産期の低酸素性虚血障害は前頭葉，線状回路に機能不全を引き起こす可能性があり，結果として多動性・衝動性の原因をなることが示唆される[13]．

3 ▶▶ 自閉症スペクトラム障害2（アスペルガー症候群）

1）概　説

　自閉症は，1943年にKannerが発表した論文「早期幼児自閉症」において，はじめてみることができることは前述した．その1年後の1944年にウィーン大学のAsperger[4]がKanner[3]の症例と類似した症例を発表した．この発表でアスペルガー症候群が知られるようになったきっかけとなる．この時，Asperger[4]はKanner（カナー）型同様に自閉性を特徴としながらも精神病質の一環，自閉性精神病質と捉え，パーソナリティ偏倚であり精神療法可能なものと考えていた[10,21]．ただし，Kanner[3]が自閉症を発表するはるか以前から，アスペルガー症候群は知られており，ウィーン大学で治療教育学が実施されていたとの記録もある[21]．ただ第二次世界大戦の影響もあり，Aspergerの業績が知られるようになるのは，ずっと後年となった．Aspergerが1944年に発表した症例は，現在のアスペルガー症候群にはあてはまらず，むしろカナー型に近いものも含まれており，この2つの病型の定義があいまいであったことがうかがえる．その後，カナー型自閉症とアスペルガー症候群の特徴が明確にされ，異なる病型としてカテゴライズされるようになった．

　WHOが作成したICD, 2003改訂版ICD-10によれば，自閉症はPDDの下位項目となっている．診断基準は，①生後30カ月以前に発症，②社会性発達のゆがみ，③コミュニケーションの異常，④興味や関心の限局と常同的・儀式的反復行為とされている．その上でアスペルガー症候群は，疾病分類上の妥当性は不明としながら，自閉症とは独立した亜型としている[10]．アスペルガー症候群の特徴としては，言語あるいは認知的発達において遅滞がみられないという点で自閉症とは異なると規定している[10]．アスペルガー症候群の知能指数（IQ：Intelligent Quotient）に関する研究では，言語性IQ（VIQ：verbal IQ）と動作性IQ（PIQ：performance IQ）を比較した場合，両者間に有意な差があることが報告されている[22]．定型発達児と比較してもVIQは有意に高いことが多いとされている[22]．また，映像で人の表情をみせる実験では，定型発達児の場合，映像内の人が瞬きすると，約0.25秒後の被験者も瞬きをするのに対し，アスペルガー症候群では瞬きの同期がまったくみられなかったと報告されている[22]．これはアスペルガー症候群患者が人を物としてみていることを示唆しており，社会性の欠如を示すものと考えられる[23]．**表4**に成人アスペルガー症候群の特徴を示す．

2）自閉症スペクトラム障害

　自閉症とアスペルガー症候群は，隣接した概念であることは疑いがない．世界的な診断

表4　成人のアスペルガー障害の特徴（文献23）より改変引用）

	よい面	つらい面
社会性	自由な発想 天真爛漫な生き方 行動力がある 人に流されない	社会常識やマナーが身につきにくい 人と共感しない 人の気持ちに興味を持てない 友達ができない
コミュニケーション	素直で正直 興味のあることはどんどん発言する 独特の感じ方	言葉を文字通りに理解する 比喩・皮肉の表現がわからない 人の話を聞けない 表情や身振りに鈍感 他人の意図を読みとれない
想像力	一定の作業を正確に，緻密にこなせる 好きなことには，優れた集中力を発揮する 反復作業，単純作業をいとわない	興味のかたよりが強く，頑固な面がある 臨機応変な対応ができない，予定どおりを好む 決まりを守りたがる 融通がきかない

基準であるICD-10やDSM-Ⅳ-TRによれば，2疾患を分ける基準はアスペルガー症候群には言語と認知発達に遅れが認められない点のみである．そこで両疾患の差異を理解するために，カナー型自閉症とアスペルガー症候群の特徴を以下にまとめることにする．

　Kannerが発表した自閉症には，①出生時より人と状況に普通の方法で関わりをもつことができない，②コミュニケーション目的で言葉を使用できない，③同一性保持の強迫的欲求がある，④物に魅了され細かい箇所を器用に操作する，といった特徴を有していた[22]．

　Aspergerが発表したアスペルガー症候群の原型は，①情緒的に孤立している，②自己中心的で批判に敏感だが，他者の感情には無関心である，③優れた文法力や豊富な語彙力を有するが，文義どおりで回りくどい話し方であり，相互的な会話が成立しにくい，④非言語的コミュニケーションが乏しく，単調なイントネーションで話す，⑤興味や関心の偏りが強い，⑥興味のある分野では独創的な考えや能力を発揮することがある[24]．

　こうした自閉症とアスペルガー症候群の特徴を踏まえ，イギリスの精神医学者であるWingは1990年代になり両疾患が連続したものだと提唱した[10]．この概念は「ASD（連続体）」として整理された．ASDは，①社会性，②コミュニケーション，③イマジネーションの3領域における，質的障害と定義される[24]．ここで示すイマジネーションの質的障害は，パターン化された考え方や行動だけでなく，予定変更が苦手，物事を汎化できないことも含まれる[24]．この概念により重度の自閉症，アスペルガー症候群，さらには定型発達児までが前述の3領域の障害程度により連続体として捉えられることになった．本来，3領域の障害程度の連続体であるが知的能力の側面からみると，カナー型自閉症は最重度から正常知能に分布し，アスペルガー症候群は軽度遅滞から正常知能に分布している．また，

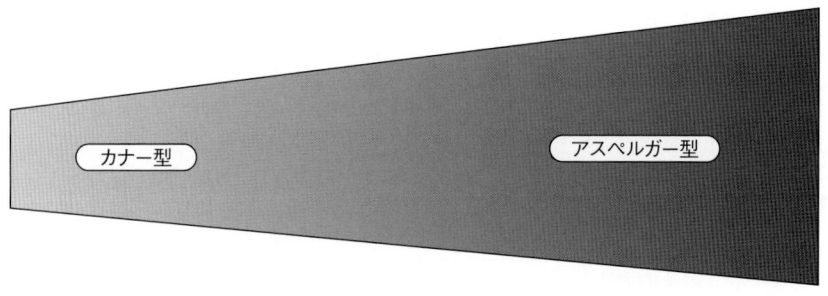

図2 自閉症スペクトラム障害（文献25)より引用)
自閉症スペクトラム障害はカナー型からアスペルガー型まで連続する．最重度のカナー型とアスペルガー型は一見似ていないが，図の色が連続しているように連続的に移行する．カナー型よりアスペルガー型のほうが頻度が高い．またカナー型とアスペルガー型，アスペルガー型と定型発達児との間に明確な境界はない

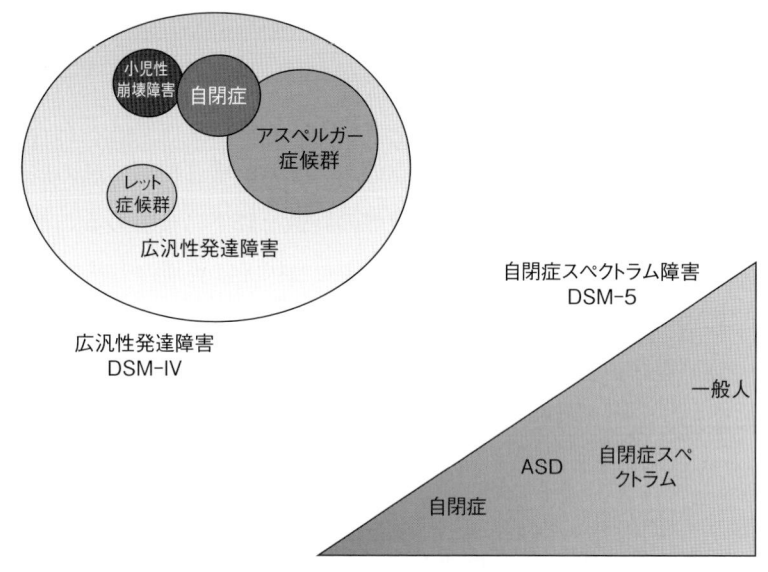

図3 広汎性発達障害と自閉症スペクトラム障害（文献26)より引用)

ASD全体としては正常域に多く分布している．**図2，3**にASDのイメージ図を示す[25,26)]．

世界的な診断基準であるDSM-ⅣおよびICDは改変作業がなされ，2013年に改訂となった[27)]．ここではPDD（後述）という自閉症，アスペルガー症候群を包括していた概念から自閉症スペクトラムへ移行した．

3）自閉症スペクトラム障害にみられる問題点

ASDの中核には，社会性の障害が存在する．ASD児にみられる行動として，目が合わない，親の後追いをしないなどが幼児期にみられる．これらは，ASD児が他者の意図を理

解できないという特性により社会性の障害を引き起こしている．例えば，「逆ばいばい」という行動がASD児にみられることがある．つまり，掌を児自身にむけて「バイバイ」と手を振る行動である[26]．この行動は，われわれにとって非常に奇異に感じられる．ただし，この状況を客観的に観察すると，ASD児は自らがみたままを再現していることになる．つまり，母親がASD児に向けて手を振る「バイバイ」をみたまま機械的に再現しているのである．定型発達児は母親に掌を向け「バイバイ」を行う．定型発達児では，すでに自分の体験と他者の体験が重なりあう前提があるためであり，母親側からの動作を再現するのである．同時にこの過程で，母親の意図を汲み取っていると考えられる．ASD児のこうした行動は，ミラーニューロンに機能障害があると考えられている[26]．

ミラーニューロンは，サルの脳機能研究をきっかけに明らかになった現象である．サルの脳賦活を解析すると，自らが動作をする時に脳の特定部分が賦活することが知られている．ところが自らが動作を行わない場合においても，他のサル，または人が餌を取るといった動作を行う時に，ただそれを観察しているだけのサルの脳に賦活される特定部分が観察された．この脳機能はミラーニューロンと名付けられた[28,29]．ミラーニューロン関する研究はさらに進み，同じ運動であっても，運動の目的により賦活状況が異なることが発見された．例えば，サルに果物をつかむという運動を観察させた場合，最終的に果物が口へ運ばれるか，容器に収納されるかによって脳賦活の状況が異なっていた．果物が口へ運ばれる場合は，観察しているサルの脳に賦活が観察されたが，容器に収納される時には賦活が観察されなかった．つまり，ミラーニューロンの賦活は単なる運動観察によって引き起こされた運動に対応した脳機能の賦活ではなく，賦活の背景に観察の対象が何を目的としているかが含まれていることを示すものである[27]．信迫ら[30]は，ヒトを対象とし，fMRIを用いてヒトが単に運動を観察しているだけの条件と，意図推定を課した場合の差異を分析した．この結果，意図推定条件でミラーニューロンの賦活が観察されたと報告している．最近のASD児を対象とした研究において，運動観察中の脳賦活に対して，定型発達児との間での差異が明らかになりつつある．石井ら[31]によれば，運動観察時のPMBR（Post-Movement Beta Rebound）を脳磁図で観察したところ，ASD児では定型発達児に比較して優位な現象が観察された，と報告している．

ヒトを対象とした研究では，他人の行動を模倣する時には44野が賦活すると報告されている．この領域はブローカ野に相当し，発語に関わる領野でもある[19]．これらの状況から言語の獲得やコミュニケーションスキルの獲得にも同様のシステムが関係していると推察される．

動作以外にもASD児には特徴的な反応が観察される．例えば，母親の「おやつほしい？」という疑問に「おやつほしい？」と答えることが多く観察される[26]．オオム返しの会話で

ある．また会話に抑揚がなく，台本を読んでいるような発語となる．これは耳で聞いた言葉をそのまま再現していることにすぎず，言葉の背景にある意図がまったく汲み取られていない．そのために感情表現としての言葉の獲得ができていない．こうした言葉の問題も，ASD の社会およびコミュニケーションスキル獲得を阻害する因子となっている．

4）自閉症スペクトラム障害にみられる感覚異常

　ASD 児は，さまざまな場面で感覚刺激に対し，反応異常が観察される．例えば，「赤ちゃんの泣き声を嫌がる」「サイレンの音を怖がる」「歯磨きや耳掃除を嫌がる」「蛍光灯を嫌がる」などである．過去の報告によれば，ASD 児の 80％以上に感覚刺激に反応異常が存在する．自閉症の 71％に音に対する過敏，54％に接触に対する過敏があるとの報告もある[32]．逆に感覚刺激に対する反応が異常に低い症例も観察される．「呼んでも振り向かない」「転んでも痛がらない」などである．「騒々しい場面で相手の話が聞きとれない」など選択的注意の問題もある[33]．

　ASD のこうした感覚異常に関し，さまざまな研究成果が報告されている．高橋ら[34]は，ASD 児の驚愕反応について報告している．驚愕反応は，突然の感覚刺激に対して瞬目や体幹・上肢屈曲が引き起こされる反応である．高橋ら[34]は，聴覚性驚愕反応（ASR：Acoustic Startle Response）によって実験を行っている．そこでは評価指標として左眼輪筋筋電図を用い，①聴覚刺激の大きさと筋電図反応の関係，②聴覚刺激とプレパルスインヒビジョン（PPI：Prepulse Inhibition）の関係の 2 点ついて ASD 児と定型発達児の差異について分析している．PPI は，驚愕刺激の直前に比較的弱い刺激を先行させると，驚愕反応が抑制されるというものである．実験の結果，ASD 児は定型発達児に比較し，有意に弱い聴覚刺激で驚愕反応が引き起こされ，PPI の遅延が観察された．**（図4）**[34]．この結果は ASD 児では聴覚刺激に過敏であることを示しており，同時に本来起こるべき驚愕反応の抑制は十分機能しないことを示唆している．

　高橋ら[35]の調査によれば，特別支援校に通学する ASD 児の 73.2％に聴覚過敏，50.7％に触覚過敏，50.0％に味覚過敏，45.7％に嗅覚過敏，36.2％に視覚過敏があったと報告している．また，感覚過敏と偏食の間に相関が示された．

　感覚入力の問題とともに，感覚情報選択の問題も存在する．ヒトは，さまざまな刺激の中から有用な情報を選択する能力をもっている．われわれが生きる世界は，視覚，聴覚，触覚など，さまざまな刺激に溢れており，これらを同等に受け入れていては自己にとって有用な情報を見出すことが困難である．ヒトは常に必要な情報，興味のある情報のみに集中し，他の情報をキャンセルする能力をもっている．正常発達では，2 歳前後でこの能力を獲得するとされている．ASD 児では，この能力の障害が予測されている．ASD では，

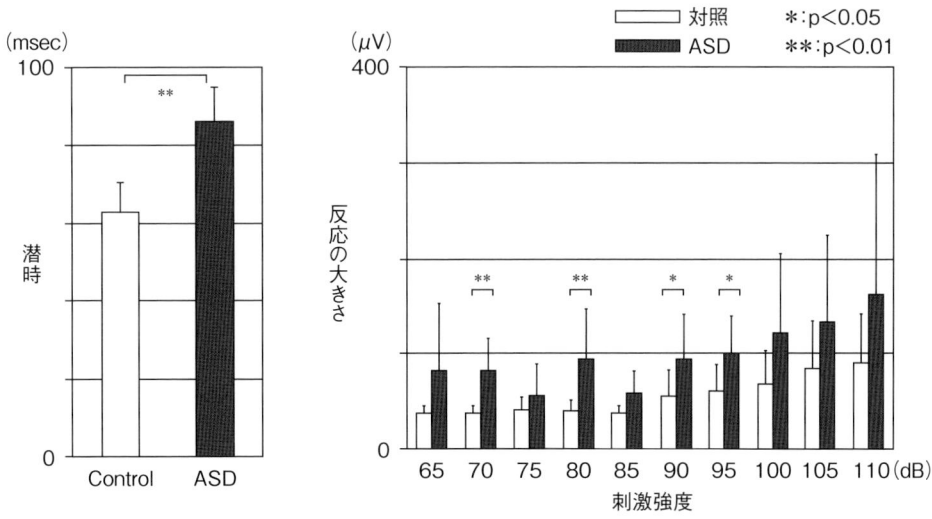

図4 自閉症スペクトラム児と対照児の聴覚驚愕反射（文献34)より引用）

雑踏で話しかけられた時に，通り過ぎる通行人の話し声と，話し相手の声が同レベルの情報として聞こえてしまい，話し相手の言葉が頭に入らない．まったく逆に，公園で樹木を観察している時に，葉一枚一枚が個別情報として，同等レベルでみえてしまい，樹木全体の印象を捉えることができない．こうした情報選択の問題が，前述の感覚入力の問題と独立した障害なのか，一連の障害なのか不明な点が多い．しかし，感覚入力の問題はASD児の発達に大きく影響している．

　ASD児は，このように強い感覚刺激，あるいは溢れる感覚刺激にさらされた状態で毎日生活していると想像できる．一方，一部の感覚入力が極端に欠乏した状態が存在する可能性もある．入力過剰と入力欠乏は相反する現象のように思われるが，実は同一の機能障害の2つの症状と考えられるかもしれない．ヒトは刺激が続くと，個体防御を目的として刺激を遮断する機能を本来有しているからである．また，ASD児でよく観察される常同行動や限局した物事への執拗な執着は，一部の刺激だけを選択するためにASD児が身に付けた戦略とも考えられる．

5）自閉症スペクトラム障害の発症率

　最近，マスコミなどで自閉症に関する話題が取り上げられることが多い．一般的にはASDという概念が広く理解されているとはいえず，この場合の自閉症はASDを指す場合が多い．近年，自閉症児が増加しているといった指摘もある．実際に自閉症児は増加しているのだろうか．日本では出生率が減少しているので，絶対数としての自閉症児が増加していることはない．ただし，発症率に変化がある可能はある．米国疾病管理予防センター

（CDC：Centers for Disease Control and Prevention）の発表によれば，米国では2000年に児童1,000人あたり6.7名であったものが，2008年には11.3名（88名に1名）に増加しているとしている[36]．わが国においても同様な増加率となっていることが予想される．ただし，この統計に関しては単純にASDの発症率そのものが増加しているとは解釈できない．ASDの概念が明確されたのは1990年代後半であり，広く知られるようになったのは2000年になってからである．このためCDCで示された発症率増加は，ASD概念の普及に伴う，診断数の増加が大きな割合を示していると考えられる．また2013年より世界的な診断基準であるDSM-ⅣおよびICDに，ASDが明記されたため，この傾向はさらに続く可能性が高い．ASDに対する一般の理解が高まることは喜ばしく，診断数の増加もその意味ではASD児が正しく捉えられ始めたと解釈できる．ただし，周産期医療の高度化に伴うlate preterm児の問題などは，過去にはNICU導入以前は存在しなかったものである．このため，今後の発症率動向については十分観察する必要があるが，実際に発症率が増加している可能性を否定することはできない．

　最後にASDの発症率を性差でみると，4～10倍男性が多いことが明らかとなっている[37]．山本ら[37]によれば，MRIによる分析の結果，総灰白質体積や内側前頭前野，ミラーニューロンシステム相対体積が女性は男性より多いと報告している．これらの脳部位は協調性と関わりが強いとされている．なお，ここでの協調性は社会性の基盤となるものとして示されている．脳機能の性差がASD発症になんらかの影響をもたらしている可能性が考えられる．

4 ▶▶ 自閉症スペクトラム障害3（広汎性発達障害）

1）概　説

　PDDは，現在広く知られているICD-10とDSM-Ⅳ-TRにおいて示された概念である．PDDは，「社会的相互交流の質的障害」「コミュニケーションの質的障害」「興味の偏りと反復的行動パターン」を中核的障害としている[24]．また，PDDにおいてよく観察される特徴として，聴覚，視覚，触覚名の感覚刺激に対する過敏または鈍感，粗大運動あるいは微細運動の不得意，多動・不注意などのADHD類似の症状などがある．なお，ICD-10，DSM-Ⅳ-TRともにPDDの診断はADHDを優先するとなっている[27]．このようにPDDは比較的広い概念であり，ADHDとも隣接する障害である．また，自閉症やアスペルガー症候群はPDDの下位項目に位置づけられる．

　これまでにPDDのスクリーニング尺度が開発されている．Baron-Cohenらは1歳6カ

4. 自閉症スペクトラム障害3
（広汎性発達障害）

月で使用可能な自閉症評価尺度CHATを開発した．感度，特異度は良好であったが専門家の直接行動観察が必要であり，スクリーニングには適さなかった．このことを修正しRobinらは，2歳時点で評価可能な，保護者記入式PDDスクリーニング尺度を開発した．これをもとに神尾らは1歳6カ月検診におけるスクリーニング目的で，全23項目，重要項目10からなる日本語版M-CHATを開発した[38]．日本語版M-CHAT評価方法は，以下の3段階から行われる[38]．

第一段階：1歳6〜7カ月で使用し，全23項目中3項目あるいは重要項目1項目以上が陽性．

第二段階：第一段階スクリーニング陽性者を1〜2カ月後に電話でフォローし，全項目3項目または重要項目2項目以上が陽性．

第三段階：2歳時点で専門医が臨床心理士などとともに評価面接を実施し，総合的な評価を行った後に暫定診断を行う．

また，PDD児の初診時の主訴を年齢別にまとめると，1歳では「運動発達の遅れ」「発達全体の遅れ」の比率が高く，2〜3歳では「言葉の遅れ」が多かった．さらに4歳では「癇癪」「多動」「集団生活」に関するものが多かった．「集団生活」の内容としては，「課題をやらない」「勝手な行動が多い」「はじめての時の混乱」「落ち着きがない」などである（図5，6）[39]．

PDDおける機能面として，体操や球技といった粗大運動を苦手とする傾向が指摘されている[40]．一箭ら[40]は，PPD児では5歳の段階において移動能力で7〜8カ月程度，道具を使った運動では2年5カ月以上の遅れがあったと報告している．PDDに関して日常的な活動量の低さ，低緊張，姿勢の悪さ，転びやすさなどが指摘されている[41]．なお，PDDの発症率は0.6〜1.7％と報告されているが臨床的な印象としては2％存在すると考えられる[42]．

2）広汎性発達障害から自閉症スペクトラム障害へ

PDDは単一疾患を表す概念ではない．隣接した疾患を包括した概念であり，その中核となるのは社会性の障害，コミュニケーションの障害，興味の偏りといった問題であり，自閉傾向を示すものである．このことから協議がなされ世界的診断基準が変わることとなった．前述の診断基準DSM-IV-TRとICD-10が，2013年にそれぞれDSM-5とICD-11に変更された．ここではPDDという枠組みは廃止され，ASDへと引き継がれる．この経緯について振り返ることにする．

PDDに含まれていた下位項目は，DSM-IV-TRでは自閉症障害，レット障害，小児崩壊

	0歳	1歳	2歳	3歳	4歳〜
対人関係	・あやしても喜ばない ・人見知りがない（激しい） ・おとなしい（激しく泣く）	・後追いをしない ・呼んでも無視 ・視線が合いにくい ・共同注意の遅れ	・一人遊びに没頭 ・呼んでも無視 ・視線が合いにくい	・友達とかかわらない ・介入を嫌がる ・ごっこ遊びをしない	・ルール遊びができない ・共感する表情がない ・同年齢児と遊べない
コミュニケーション		・言語理解・始語遅れ ・指差し行動の遅れ ・クレーン現象	・エコラリア ・独り言が多い ・特異な言語表現	・会話が成立しない ・質問に答えられない ・一方的に話す ・発語数は増加	・相手に合わせて話せない ・全体への言語指示の理解困難
こだわり・常同行動		・手かざし ・クルクル回る ・神経質，怖がり	・物並べ，物の一部などに執着 ・神経質，怖がり	・同じ服，靴着用，道順にこだわる ・極端な偏食	・偏った知識 ・パンツで排便 ・決まった手順
集団生活上の問題				・好きなことしかしない ・注意しても聞かない ・友人を嚙む，たたく ・落ち着きがない ・癲癇	・課題をやらない ・勝手な行動が多い ・はじめての時に混乱 ・落ち着きがない ・癲癇

図5 広汎性発達障害児の乳幼児期の主な特徴（文献39)より引用）
特徴が出現する時期やその程度は児によってそれぞれ違うが，主な特徴を年齢別に示す

性障害，アスペルガー障害，特定不能のPDDである．これに対してICD-10では，自閉症，レット症候群，他の小児崩壊性障害，アスペルガー症候群，PDD，特定不能なものとされている．2つの診断基準は下位項目で，それぞれ対応関係にある**（表5）**[24]．

すでに自閉症とアスペルガー症候群に関しては解説したが，DSM-5，ICD-11では，これら自閉的特徴を有する障害を軸に枠組みが構築される．PDDの下位項目となっていながらASDに含まれない，レット症候群（レット障害），他の小児崩壊性障害，特定不能のPDDについて解説する．

レット症候群（レット障害）は，女児のみに起こる進行性の神経疾患で，認知・言語・運動発達の遅れ，体の前で手を揉むような独特の常同行運動を示す[24]．少なくとも6カ月までは正常に発育し，その後，進行性に意図的な手の運動が失われ，常同的な運動が生じる．言語能力が消失し，頭囲成長が減少し小頭症となる．認知・社会的能力は1歳程度にとどまる[34]．X染色体，MeCP遺伝子に異常があることが明らかになり，ASDからは削除

4. 自閉症スペクトラム障害3
（広汎性発達障害）

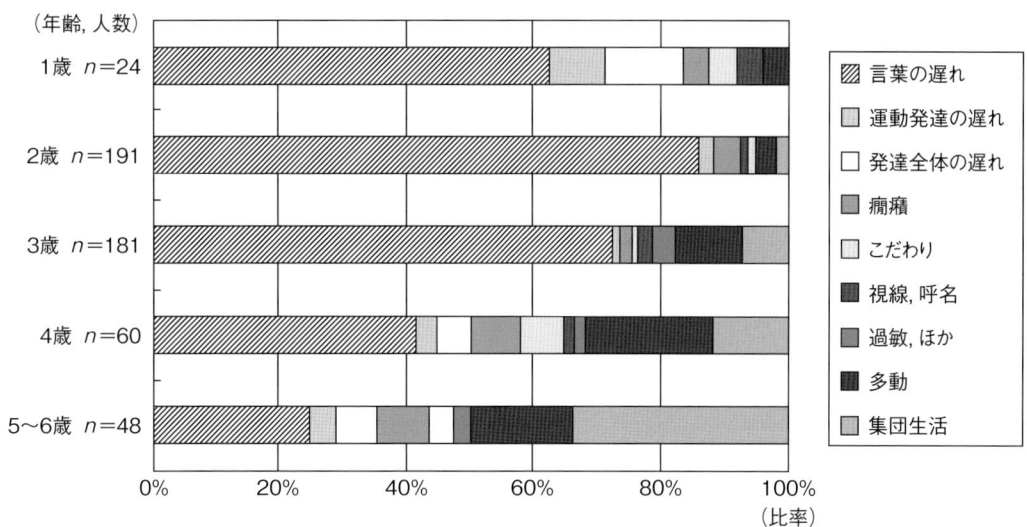

図6 広汎性発達障害児の初診時主訴の比率（文献39）より引用）

名古屋市西部地域療育センターで2004〜2008年に広汎性発達障害と診断された504名の初診時の主訴．なお，学齢児は除いた．「言葉の遅れ」には，初診時主訴が「会話になりにくい」「発音不明瞭」だったケースも含む．「視線」は視線が合わない，「呼名」は呼んでも振り向かない，「集団生活」は集団生活における問題を意味する

表5 国際的診断基準による広汎性発達障害の分類（文献24）より引用）

DSM-Ⅳ-TR		ICD-10	
diagnosis	code	diagnosis	code
自閉性障害	299.00	自閉症	F84.0
レット障害	299.80	レット症候群	F84.2
小児期崩壊性障害	299.10	他の小児期崩壊性障害	F84.3
アスペルガー障害	299.80	アスペルガー症候群	F84.5
特定不能の広汎性発達障害	299.80	広汎性発達障害，特定不能のもの	F84.9

注）表の左右はほぼ対応した概念である

されることとなった．その他の小児期崩壊障害は，PDDの一型とされてきた．発症率は0.0019％，PDD児1,000人に2人程度のまれな疾患である．少なくとも2歳まで正常発達した後，退行が生じ，知的障害を伴った自閉的状態となる[43]．なお，問診による診断アルゴリズムは，**表6**の手順で行う[43]．退行は言語にとどまらず，対人機能，排便・排尿機能，遊びや運動機能についても急激に変化する．

その他の小児期崩壊障害は発症率が非常にまれであることから，下位項目を設ける必然性がないと考えられ，ASDからは項目として削除された．

特定不能のPDDは，非定型自閉症ともいわれる．共通する特徴を示すことは容易ではない．自閉症傾向はあるが，社会性に対する欠落はない[44]．また，発症年齢が遅いか，閾

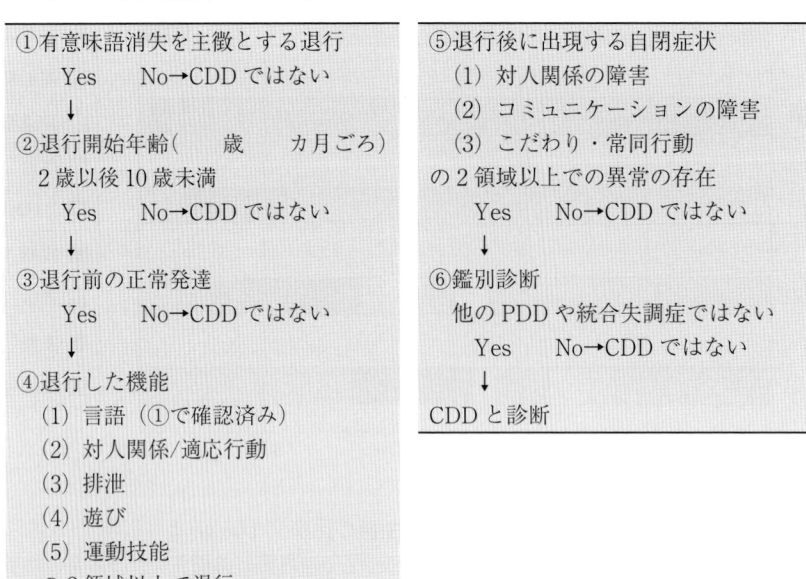

表6　小児期崩壊性障害（CDD）診断アルゴリズム（文献43）より引用）

値に達しない程度の症状である[45]とされている．

3）高機能広汎性発達障害にみられる臨床像

　PDDは，①対人関係の障害，②言語およびコミュニケーションの障害，③興味の限局（こだわり）によって特徴づけられる．3歳以前から①〜③すべてを満たすものを自閉症，①と③は満たすが②は満たさないものをアスペルガー症候群と呼ぶ．3つを部分的に満たすが，自閉症やアスペルガー症候群に該当しないものを特定不能の広汎性発達障害と呼ぶ[46]．PDDにおいて言語獲得の遅れがなくIQ70以上のものを高機能PDD（High-Functioning Pervasive Development Disorders）と呼ぶが，この発症率が増加しているとの報告がある．英国の調査では0.45％としている[38]．高機能PDDでは，気分障害，不安障害，統合失調症型パーソナリティ障害など精神疾患との関連性が報告されている[47]．高機能PDDは，幼児期・児童期において気づかれることなく成長し，青年期あるいは成人期になり適応障害や気分障害が表面化して気づかれることも少なくない[46]．現在は，できるだけ早期に診断し適切な対応をとることが求められている．

　高機能PDDと隣接した疾患に，強迫性障害がある．強迫性障害（OCD：Obsessive-Compulsive Disorder）は，「手を何度洗っても汚れているように感じる」「外出すると戸締りが気になり，何度も確認しに帰らねばならない」といった強迫観念と強迫行為を特徴と

した精神疾患であり，生涯有病率は2〜3%とされている[46]．難治性のOCDでは基盤にPDDが存在することが少なくないとされている[46]．

その他，高機能PDDによく観察される精神症状として解離性症状がある．一過性の解離性健忘症や多重人格として現れる．また，うつ状態や躁状態が観察されることもある．幻覚・妄想体験といった精神病様症状が現れる場合もある[48]．妄想に関しては統合失調症にみられる妄想と高機能PDDにみられる妄想では相違が存在する．統合失調症の場合は，「周囲で何かが起きている→自分に関係あるらしい→自分にとって意味がある」といった展開を示す．これに対して高機能PDDでは，他者の意図には無関心で「自分のやろうとしていることを邪魔される→いじめられる」と展開する．つまり，他者の意図に無関心なために周囲の状況が読めず，自分のことを周囲が理解してくれないといった被害的妄想につながると考えられる[49]．

DSM-IVではADHDの診断にあたり，ADHDとPDDの両者が疑われた場合は，PDDを優先するとされている．しかし，両者の鑑別が困難な場合も多い．加齢に伴い症状が変化し診断名を変更せざるえない場合も多い[50]．

以上のように，高機能PDDでは精神疾患，強迫性障害やADHDと類似した症状を示すことが多い．この点は高機能PDDとの関わりにおいて理解しておく必要がある．また，高機能PDDでは言葉の遅れがないために，学齢期には発見されず，青年期あるいは成人となって，はじめて診断される場合も少なくない．ただし，高機能PDDでは周囲の人の理解や関わり方といった環境要因により，障害の発現や社会適応に大きな差異が生じることが知られている．その意味からできるだけ早期に障害を発見し，適切な対応をとることが重要である．

5 ▶▶ 注意欠如多動障害

1）概　説

ADHDは，DSM-IVに示されたAttention-Deficit Hyperactivity Disorderの略称である．注意の障害と多動性，衝動性の両者あるいはどちらかを示し，「注意欠陥・多動性障害」（日本精神神経学会）あるいは「注意欠陥/多動性障害」と訳される．また，別の診断基準であるICD-10ではhyerkinetic disordersとされ，活動性注意の障害の両者を示すものにより限定して定義している．日本では「多動性障害」と翻訳されている．なお日本ではhyerkinetic disordersがより狭い診断定義となってしまうために，ADHDの概念が一般に普及している[50]．DSM-5では，ADHDは「不注意」と「多動性/衝動性」に分けて示している[27]．

診断要件としては，①異常性：生活年齢や発達年齢に比べ，明らかに許容範囲を逸脱している，②持続性：ある程度の期間（通常6カ月以上）持続してみられる，③状況非依存性：複数の場面でその行動が出現する，④不利益：その行動のために本人や周囲に不利益が生じている，の4点に要約される[50]．また，7歳までに発症するとされている．具体的にADHDでよく観察される症状としては，①注意を持続できない，必要なものをなくすといった不注意，②じっと座っていられない多動性，③順番を待つことが難しい，他人の会話に干渉するといった衝動性が知られている[51]．

　ICD-10では，多動性障害は「小児期および青年期に通常発症する行動および情緒の障害」の大項目に含まれており，「不注意」「過活動」「衝動性」を主症状とし，7歳以前に発症して（早期性），6カ月以上持続し（持続性），複数の場面でたびたび観察される（広汎性）を強調している[52]．

　ADHDは「不注意優勢型」「多動性-衝動性優勢型」「混合型」の3つのサブタイプに分類される．混合型が最も多く，不注意優勢型がこれに続く．不注意優勢の有無にかかわらず多動性や衝動性が強いタイプは男児に多い．この場合，反抗挑戦性障害（ODD：Oppositional Defiant Disorde）や行為障害（CD：Conduct Disorder）といった反社会的行動に発展しやすい[50]．一方，不注意優勢型は性差が明らかでなく，抑うつや引きこもりといった非社会的行動に発展しやすい[52]．これらはADHDによる否定的経験が続くことで自尊心の傷つきがあり，このことの防衛反応として反抗，攻撃，自己イメージの低下をきたしているものと考えられる**（図7）**[50]．なお，DSMの診断基準ではADHD症状が，PDDに伴って観察される場合はADHDとは診断しないとされている．不注意症状などがPDDに主要症状の一つである「行動，興味および活動の，限定された反復性で常同様式」の表現として理解可能な場合も少なくない[50]．純粋なADHDよりもADHDを併存するPDDが多数を占めていることに注意を要する[50]．

　多動が問題として取り上げられるようになったのは1902年英国の小児科医Stillが，知能は正常だが道徳的な抑制が欠如しており，注意が持続できず，落ち着きがない子どもを報告したことに始まる[53]．その後，1947年に「多動，不器用，行動や学習の障害」を特徴とした子どもの脳障害を脳損傷児（brain injured child）と称した[52]．これはインフルエンザ性などによる脳炎回復後，「不注意，多動，衝動性」を示すものが多かったことから，その原因として，脳損傷が疑われたことによる[53]．その後，「微細脳機能障害（minimal brain dysfunction）」という表現となった．しかしその後も原因は明らかとならず，むしろ症状に着目した概念として，1968年DSM-Ⅱ（米国精神医学会による「精神疾の診断・統計マニュアル」，初版DSM-Ⅰは1952年に出版されている）において，小児多動反応（hyperkinetic reaction of childhood）として記述された[53]．さらに多動よりも不注意と衝動性のコ

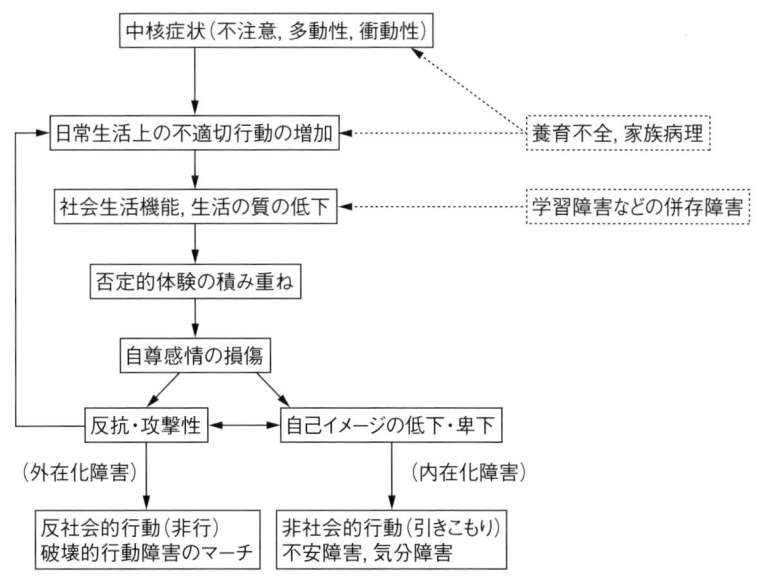

図7 注意欠陥・多動性障害の自然歴と関与する因子（文献50)より引用）

ントロールが主たる特徴であると解釈され1980年発行のDSM-Ⅲでは「注意欠陥障害（ADD)」と改訂された[53]．1987年発行のDSM-Ⅲ-Rでは再び「多動」が主症状となり，「注意欠陥・多動性障害（ADHD)」に変更された[43]．1994発行のDSM-Ⅳでは「注意欠陥/多動性障害（AD/HD)」と改訂された．なおADとHDの間に/（スラッシュ）がつく理由は，「注意欠陥障害」または「多動性障害」または「注意障害と多動性の両方の障害」という3つの可能性を意味している[53]．なお，この段階でこれまで小児期の一過性の症状と考えられていたものが成人にも広くあてはまることが認識された．

2）注意欠如多動障害と運動機能

ADHDが日常的に遭遇する機能障害について，山下ら[54]は2009〜2010年までの期間に受診した児童101（6〜12歳）名を対象として調査を行い報告している．調査項目は米国で開発された機能障害尺度impairment rating scaleの日本語翻訳版とした．調査は保護者と教師を調査対象とした．この結果，保護者と教師に共通して解決すべき問題として上位となった項目は，「決められた時間内に宿題を終る」「読みやすい字を書く，用紙のラインの間に文字をきちんと書く（乱筆ではなく)」「仲間からの挑発的行動を無視する/反応しない」「数回の注意で作業を開始できる」「フィードバックを静かに受け入れる（口論しない)」であった（**表7**)[54]．また，自由記載欄で保護者，教師ともにあげられた項目は「姿勢が悪い」であった（**表8**)[54]．ここであげられた項目を分析すると，多動性，衝動性，注意欠陥といったADHDそのものの症状を反映する機能障害に加え，「読みやすい字を書く」と

表7 保護者と教師が評価した解決すべき項目の優先順位（文献54）より引用）

No	解決すべき項目	保護者評価（n=95） 順位	得点割合	教師評価（n=61） 順位	得点割合
1	決められた時間内に宿題を終える	1	100	8	48
2	求められる正確さで宿題を終える	6	63	20	28
3	数回の注意で作業を開始できる	4	76	8	48
4	読みやすい字を書く，用紙のラインの間に文字をきちんと書く（乱筆ではなく）	2	93	4	84
5	宿題の訂正をいわれたとおりに行う	22	25	30	12
6	宿題をきちんと提出する	8	54	2	99
7	クラス/学校の規則に従う（違反を繰り返さない）	11	43	1	100
8	クラスで妨害を起こさない	27	17	8	48
9	少ない注意で静かに課題を行うことができる	20	32	21	27
10	不適切な音を立てない	36	5	15	45
11	少ない反復指示で指示に従う	17	38	11	46
12	少ない注意で課題を続けられる	11	43	11	46
13	少ない注意で決められた場所に座れる	30	15	27	21
14	少ない注意で手をあげて話すことを行える	29	16	34	6
15	教材や持ち物を大切に正しく使う	9	51	5	66
16	盗みがほとんどない	37	3	37	0
17	人に悪い言葉をほとんどいわない	11	43	5	66
18	不平不満をいう，泣くことがほとんどない	27	17	22	25
19	うそをほとんどつかない	14	42	29	15
20	物を壊すことがほとんどない	32	12	34	6
21	少ない注意で友達と分かち合ったり，友達を助けられる	25	21	28	19
22	仲間からの挑発的行動を無視する/反応しない	3	86	3	85
23	友達をからかわない	22	25	7	51
24	友達とけんかをしない	18	37	15	45
25	はっきり話す（ぶつぶつとつぶやくのではなく，少ない注意ではっきり話すことができる）	34	10	18	31
26	討論に参加する（促さなくても，適切に参加できる）	33	11	24	22
27	討論に参加する（促さなくても関係ある内容を手短に話す）	24	24	24	22
28	自分への否定的なコメントの発言がない	19	36	23	24
29	数回の注意で自分の課題に集中できる	16	38	17	42
30	数回の注意で友達を支配しようとする（ボスになろうとする）のを止められる	35	6	33	7
31	席に座って課題をしている時に，仲間の邪魔をしない（他児からの不平が出ない）	26	19	11	46
32	フィードバックを静かに受け入れる（口論しない）	5	69	30	12
33	必要な時，大人に適切に助けを求める	10	49	11	46
34	大人に話しかける時，ちゃんと目をみて話す	21	28	32	9
35	少ない注意でアイコンタクトを保てる	31	13	36	3
36	大人を尊敬する（口応えしない）	7	59	24	22
37	数回の注意で先生の指示に従う	14	42	19	30

表8 37項目以外で重要視する解決すべき項目（自由記載）（文献54)より引用）

保護者評価	件数
（複数回答）	
時間を守る	5
場の空気を読む（人の気持ちを理解する）ことができる	5
整理整頓ができる	4
一方的に話し続けない	3
人の話を黙って聞くことができる	3
ごはんの食べ残しがない	2
忘れ物をしない	2
癇癪を起こさない	2
人の話をきちんと聞き理解できる	2
食事のマナーがよい	2
その他（1例回答）	9
（1例回答だが，保護者と教師に共通するもの）	
姿勢が悪くない	1

（回答数 28名, 39件）

教師評価	件数
（複数回答）	
人の話を黙って聞くことができる	6
時間を守る	5
勝敗にとらわれず，友達と仲良く遊ぶ	3
友達に乱暴なことをしない	3
整理整頓ができる	2
その他（1例回答）	13
（1例回答だが，保護者と教師に共通するもの）	
人の話をきちんと聞き理解できる	1
姿勢が悪くない	1
忘れ物をしない	1

（回答数 23名, 32件）

いった巧緻動作の稚拙さが問題となっている．さらに「姿勢が悪い」が保護者，教師に共通してあげられており，基本的な姿勢制御に問題をもっていることが考えられる．

ADHDとスポーツの関係について，巧緻運動障害，運動コントロールの障害，運動タイミングの障害など，さまざまな運動に関する障害が報告されている[55]．この背景には高い確率でADHDに合併する発達性協調運動障害の存在が考えられる．発達性協調運動障害については後述する．ADHDを含む発達障害児に対して，①姿勢コントロールのための運動感覚，②物や人の動きを予測・判断する運動感覚，③スピードやリズムをコントロールする運動感覚の3つの基礎的運動感覚を身に付ける，などさまざまな方法が試されている[55]．なお，堀[55]はADHDに対するスポーツ指導の留意点について以下のようにまとめている．

①明確な指示：「頑張って」などといった声かけは「何を」「どのように」といった点で混乱を招く．このためイラストをみせる，指導者がやってみせるなどし，明確で具体的な指示を与える．
②注意・集中の持続が構造化できる環境：目標物を明示し，それ以外に注意が向かない工夫が必要である．例えば，はっきりした色のボール，ゴールの付近に人を立たせ大きな動作で場所をアピールするなど．

③セッション時間を短めに設定する：注意の持続時間が短いため，一つのセッション時間を短く設定する．実施に先立ちその日の実施内容，時間を紙面で説明し，対象児の不安を軽減させる．

④課題配列の配慮：最初から複雑な動きを要求しない．基本的な動きを十分練習させ，その後これらを組み合わせた運動へ発展させる．

⑤指導者の態度：対象児との信頼性や関係性を深める．指導者間の意思統一を図る．

ADHDは不注意，衝動性，多動性といった障害の背景に身体機能の低さが隠れている．これは不注意のための身体運動の稚拙さであるのか，姿勢が安定しないための不注意なのか，その関係は明らかでない．しかし，これら運動機能と主症状の間には強い関係性が存在する．そして，これらの解決手段の一つとして運動指導の重要性があげられる．

3）注意欠如多動障害の発生率および危険因子

ADHDの発症率に関して，わが国における報告としては文部科学省が2003年に全国の小中学校の通常学級児童・生徒を対象とした調査がある．これによると全体の2.5%にADHDの行動特徴が認められたと報告されている[56]．また，別の報告では学童児の5〜6%との報告もあり[51,57]，2000年から診断数が増加，2006年からは急増しているとの報告もある．この背景として診断基準や障害観の変化があげられている[58]．

ところで，ADHDは小児を中心に概念形成がなされてきた．1970年代半ばまでは，多動は児童期までに限られており，青年期には常に軽快すると考えられてきた[59]．1987年に発表されたDSM-Ⅲ-RにおいてもADHDの定義に成人は含まれなかった．しかし，その後のADHD予後研究では青年期まで精神病理が持続することを報告している[59]．成人の有病率は報告によって若干異なる．2006年の米国での調査では4%程度としている[59]．フランスの報告では7%と高く，スペインでは1%と低い．メタ解析によれば有病率2.5%程度と報告している[60]．縦断研究では，小児期ADHDと診断されたもののうち40%が成人期にも診断基準を満たしていた．また，診断基準を満たさないものでも閾値近くのものが多かった[60]．小児期には混合型ADHDが多いのに対して，成人期では多動性，衝動性は軽減するが．不注意は継続し，不注意優勢型が多いとされている[60]．この臨床症状の変化が成人での症状を目立ちにくくしていると考えられる．別の報告では，家庭と学校などで症状に差があるというものもある[61]．8〜9歳で多動性のコントロールが可能となり，10〜12歳で注意力障害や衝動性のコントロールもある程度可能となる．ただし，これらはADHDの特性が消失するのではなく，必要に応じてコントロール可能となるのであり，コントロールが必要ない家庭では症状の変化があまりみられないと解釈される[61]．

性差に関しては病型により異なり，2：1から9：1とされ，男児が優勢とされている．その後，成人では性差は限りなく均等化されるとされている[51]．別の報告では，小児では2：1，成人では1.6：1と男性優位で，女性では不注意傾向が目立つとしている[57]．前述の成長に伴う変化を合わせて解釈すると，小児期男児に多くみられる「多動性-衝動性優勢型」「混合型」が成長に伴い減少し，女児にも多い「不注意優勢型」が残る傾向があると考えられる．

最後にADHD発症危険因子について述べる．危険因子の一つとして低出生体重児が考えられている．新生児死亡率は1989年では0.26％であったのに対して，2009年は0.12％へと減少傾向にある．一方で低出生体重児の出生率は増加傾向にあり，2009年では総出生率の10％近くを占めるようになっている．なかでも出生体重が1,500ｇ未満の場合は極低出生体重体重児とされ，脳性麻痺，精神発達遅滞，注意欠陥・多動障害，LDなど危険因子の一つと考えられている[51]．極低出生体重児に関し，ADHD，LDの発生率が高いことが報告されている．正常産児のADHDは発生率が4.5〜5.6％と報告されているのに対して，極低出生体重児では23％と非常に高いことが報告されており，極低出生体重児がADHD発症の危険因子であると考えられる[62]．

4）注意欠如多動障害における脳機能障害

ADHDと脳病態の関係が明らかになりつつある．脳容積を検討した研究では，ADHD群は健常群に比較して，小脳の後下虫部・小葉，小脳虫部，脳梁膨大部，総大脳容積，小脳，尾状核において有意に低容積であったとしている[63]．脳容積の差に関して，中枢刺激薬の影響との仮説もあったが，調査の結果，仮説は支持されず，ADHDの器質的な特徴と考えられる．また，ADHDの脳の発達過程について高解像度MRIにより分析した結果，ADHD児は健常児に比較して，前頭前野を中心に2年以上の成熟遅延が認められた[63]．

脳神経活性を脳画像から解析した研究では，ADHDにおいて前頭皮質-線条体および前頭皮質-前頭前野の神経回路の活性が低下していた[53]．特に前頭前野の機能不全は，前部帯状皮質，外背側前頭皮質，下前頭皮質，前頭前野眼窩皮質の広域にわたり，基底核や頭頂皮質にも低下が観察された[63]．fMRIによる解析では，報酬期待時の腹側線条体の活性が低いことが観察された．報酬系の不全が引き起こす対応としては，報酬の遅延に耐えられず，衝動的に代替報酬を選択するケースと，報酬を得るまでの主観的な時間を短縮させるために，注意を他のものに向けるというケースがある．ADHDでは，前者は衝動性，後者は注意欠陥や多動性症状の要因となっている[63]．

前頭前野は，注意，行動制御，計画や意思決定，遂行機能（実行機能）やワーキングメモリーなどの高次認知機能を担い，報酬に関わる意思決定を調整する役割を担う領域とさ

表9　遂行機能障害の定義（文献66）より引用）

遂行機能とは
ペンギン心理学辞典（2001年第3版）
・計画の立案，組織化，自己意識と自己のコントロール行為の開始などの意図的活動からなる集合的機能
Lezak（1982）
・目的をもった一連の活動を有効に行うのに必要な機能
・目標の設定・計画の立案・計画の実行・効果的な行動
Stuss & Levine（2002）
・低いレベルの機能をコントロールするためのより高次の認知機能

遂行機能障害症候群とは
オックスフォード心理学辞典（2006年第2版）
・目的をもった行動を計画し組織化する能力の障害
・前頭葉の病巣によって引き起こされる
Fuster（1997）
・注意，作業記憶，プランニングなどの障害により，新たな行動を開始したり組み立てたり，目標に到達する能力の障害

れている[64]．また，頭頂葉は注意欠損に関連する領域とされており，ADHDで脳活性の低下が報告されている[64]．

ところで遂行機能（executive function）とは，①目標の設定（goal formulation），②プランニング（planning），③計画の実行（carrying out activities），④効果的な行動（effective performance）の4要素が含まれる[65]．最近，臨床現場で遂行機能障害症候群という言葉が使われるようになってきている．遂行機能障害症候群（dysexecutive syndrome）は，狭義には目的をもった一連の活動を行う能力の障害を指している．広義には前頭葉損傷患者が呈するさまざまな行動障害（かつての前頭葉症候群）を行動的・心理学的視点から言い換えた言葉である[66]．**表9**に遂行機能障害症候群の定義を示す[66]．また，行動評価検査として用いられるBADS（Behavioural Assessmental of the Dysexecutive Syndrome）の質問票から，遂行機能障害の症状を示す（**表10**）[67,68]．

ワーキングメモリーは「言語理解，学習のような複雑な認知作業を行う時に，必要な情報を一時的に保持し，その情報に操作を加えるシステム」と定義される．このシステムには中央実行系と従属システム（slave system）が想定されており，中央実行系は従属システムを制御・監視し，目標となる課題を達成するために注意の制御機構果たすと説明される（**図8**）[69,70]．

小脳に関する研究では，前頭皮質-小脳の神経回路で活性化低下が観察されている．小脳は従来，運動制御を担う領域であるが，認知にも関わることが明らかになってきている（**図9**）[64]．

表10 遂行機能障害の症状：遂行機能障害症候群の行動評価（BADS）について いる質問表より（文献67）より引用）

1. 抽象的思考の障害
2. 衝動性
3. 作話
4. 計画性の障害
5. 多幸
6. 時間的順序の障害
7. 病識の欠如と社会的気づきの障害
8. アパシーと意欲低下
9. 脱抑制
10. 衝動制御の障害
11. 情動的反応の浅さ
12. 攻撃性
13. 無関心
14. 保続
15. 落ち着きのなさ/多動
16. 反応抑制の障害
17. 知識と反応の解離
18. 転導性の亢進
19. 判断能力の欠如
20. 社会的ルールへの無関心

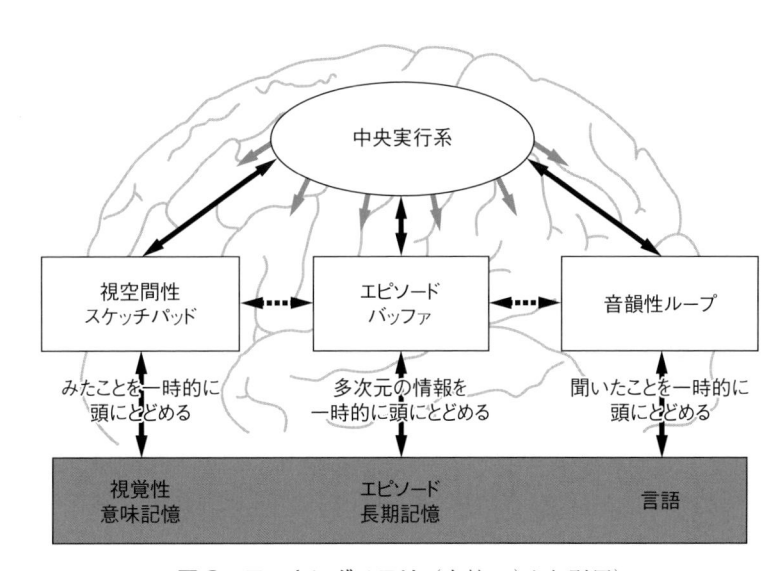

図8 ワーキングメモリ（文献70）より引用）

　生化学的には，ドーパミンとノルアドレナリン系の機能低下が報告されている[52,71]．ドーパミンは認知機能を介して遂行機能を制御している．具体的には，前頭皮質，辺縁皮質，頭頂皮質における思考（意志，動機，注意）と基底核におけるプランニング（行動の評価）や適切な行動の選択，次いで補足運動野・運動野へのシグナルを伝達し，適切な行動を行うまでの，認知から行動に至る過程を制御する重要な役割を果たしている[63]．

　ADHDにおける，中枢神経系における抑制・興奮機能の不均衡は，大脳皮質の過剰興奮を引き起こす．ADHDが過剰に感覚刺激を求めたり，逆に刺激を避けたりすることも，こうした脳機能の障害が影響しているとも解釈される．

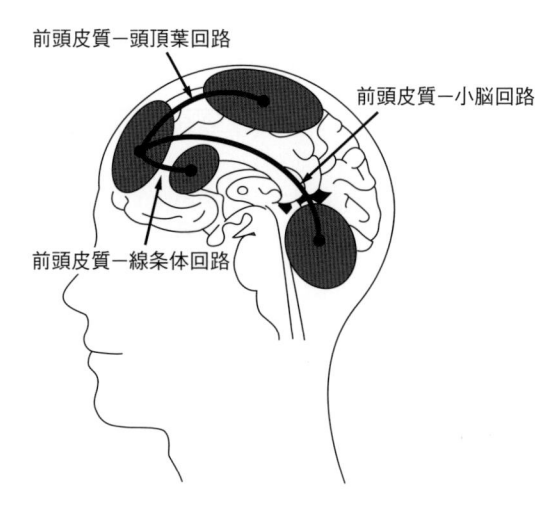

図9 注意欠陥・多動性障害で障害されていると考えられている脳神経伝達回路のイメージ図
(文献64)より引用)

5）成人の注意欠如多動障害に関する諸問題

　欧米では，成人のADHD有病率は4％程度とされており，まれな障害ではないといった認識が広まりつつある[59]．Adult ASRS-screener（Adult ADHD Self Report Scale-screener；**表11**）は，Kesslerら[72]によって開発されたもので，日本語にも翻訳されている．また，対象者自身が過去6カ月を振り返り，各項目の経験頻度を5段階（0～4点）で評定する形式となっている．項目ごとに基準となる頻度が設定されており，基準を超えた項目数をカウントし，4以上であれば成人ADHDの可能性があると判断される．項目ごとの基準は，項目1～3はときどき以上の頻度，項目4～6では頻繁以上としている[59]．

　ところで，ADHDの加齢により精神症状が変化することが知られている[73]．10歳未満では多動性と衝動性が顕著に出現し，12歳以上になると多動性・衝動性が減少する．ただし，成人になっても不注意症状は慢性化し残るとされている[73]．年齢と症状に関し，DSM-IV診断基準に適合する完全診断率（full diagnosis）と，診断基準は満たさないが残存症状が残る率（residual diagnosis）との関係で整理したものが**図10**である[74]．年齢とともに完全診断は減少し，25歳で80％は診断基準を満たさない．しかし，約60％で残存症状が観察されている[71]．

　ADHDは加齢にとともに二次障害を呈することが知られている[74]．二次障害は，養育環境や教育環境などに強く影響されて生じる，抑うつや不安，過度の反抗や反社会的行動などである．**図11**は，子どもが加齢とともに二次障害へ向かう過程を示したものである[75]．ADHD児の孤独感，怒りから，反抗や問題行動はエスカレートした状態がODDである．

表11 Adult ASRS-screener（Adult ADHD Self Report Scale-screener）（文献72)より引用）

	まったくない	めったにない	ときどき	頻繁	非常に頻繁
①物事を行うにあたって，難関は乗り越えたのに，最後の詳細をまとめて仕上げるのが困難だったことが，どのくらいの頻度でありましたか	1	2	3	4	5
②計画性を要する仕事を行う際に，作業を順序立てるのが困難だったことが，どのくらいの頻度でありましたか	1	2	3	4	5
③約束や用事を忘れたことが，どのくらいの頻度でありましたか	1	2	3	4	5
④じっくり考えなければならない作業がある際に，その作業にとりかかるのを避けたり遅らせようとしたりしたことが，どのくらいの頻度でありましたか	1	2	3	4	5
⑤長時間座っていなければならない時に，手足を揺すったり身もだえしたりしたことが，どのくらいの頻度でありましたか	1	2	3	4	5
⑥まるでモーターに動かされているように，異常に活動的だったり，何かしなければという衝動に駆られたりしたことが，どのくらいの頻度でありましたか	1	2	3	4	5

■の部分にチェックされると1点

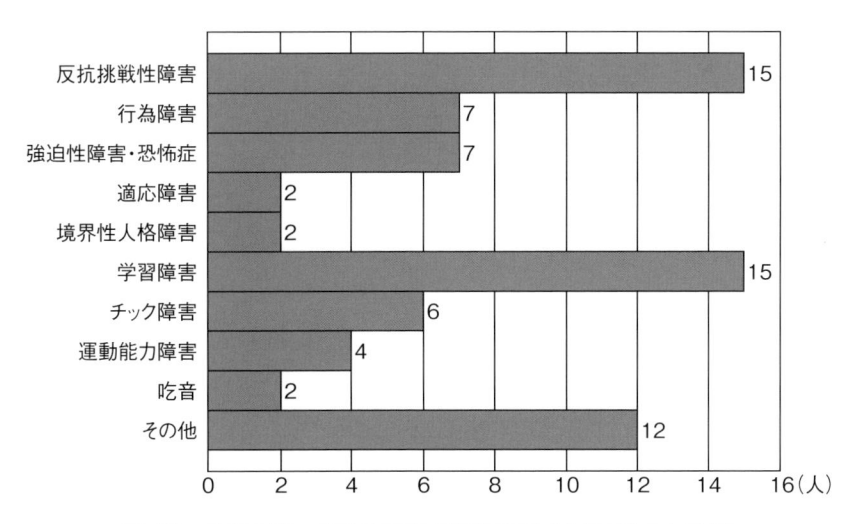

図10 注意欠陥・多動性障害の併存障害（文献74)より引用）

- 反抗挑戦性障害：15
- 行為障害：7
- 強迫性障害・恐怖症：7
- 適応障害：2
- 境界性人格障害：2
- 学習障害：15
- チック障害：6
- 運動能力障害：4
- 吃音：2
- その他：12

さらに反社会的行動に発展したものが，CDであり，改善せず成人した場合，反社会性人格障害（ASPD：Anti-Social Personality Disorder）へと展開する可能性も否定できない（**図12**)[76]．この経過を外在化障害と呼ぶ．一方，予後にプラスに働く要因としては，①認

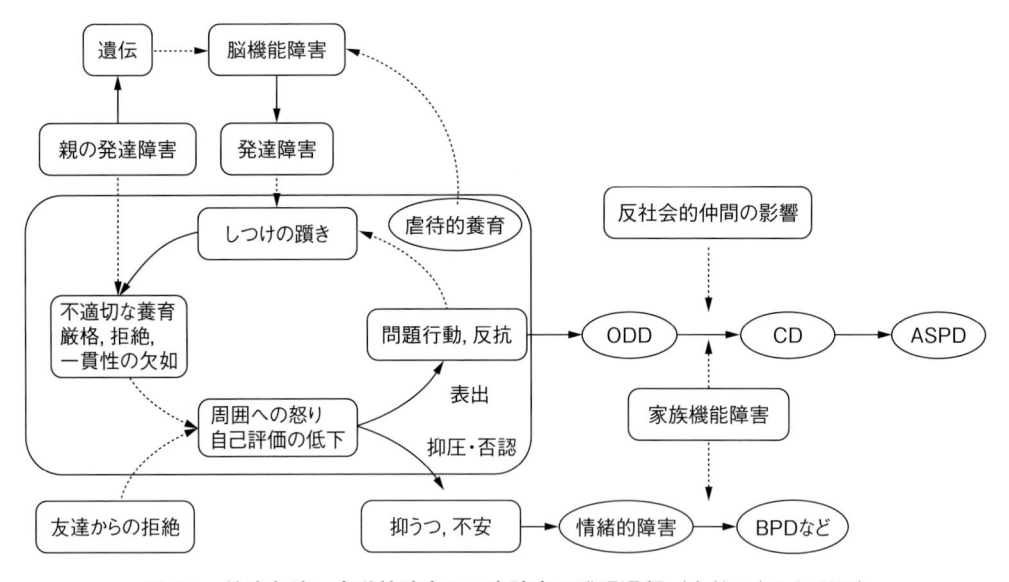

図 11　注意欠陥・多動性障害の二次障害の発現過程（文献 75）より引用）
実線は移行，点線は影響を示す．ODD：反抗挑戦性障害，CD：行為障害，ASPD：反社会性人格障害，BPD：境界性人格障害

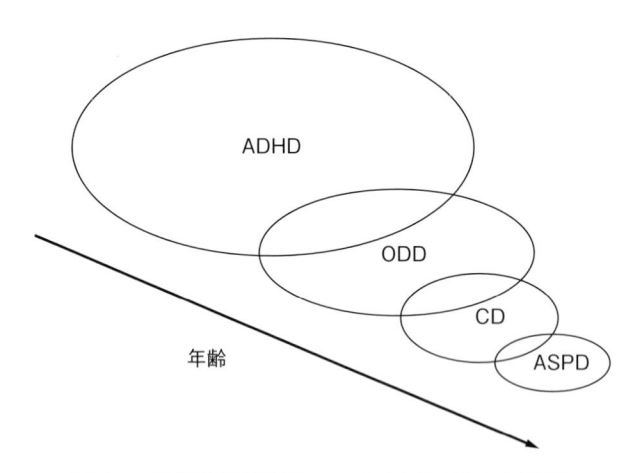

図 12　破壊性行動障害マーチ（文献 76）より引用）
ADHD：注意欠陥・多動性障害，ODD：反抗挑戦性障害，
CD：行為障害，ASPD：反社会性人格障害

められ，褒められること，②コミュニケーション能力の向上，③行動・情緒のコントロールの向上，④ルールを学ぶ，⑤身辺面，学習面の向上などがあげられる[77]．

6 ▶▶ 限定性学習障害

1）概 説

　LDを明確に説明することは容易ではない．LDにはASD，PDD，ADHDとは異なった状況が存在するからである．ASD，PDD，ADHDが医学的診断をもとに概要の理解が可能であったのに対し，LDは医学モデル以外に，教育モデルが存在し，その定義においてそれぞれLDの解釈が異なっている．厳密にはLDに対する視点が異なる，あるいは観察の側念が異なるといえる．学習をどのように解釈するについても明確な基準は存在しない．

　ICD-10によれば，心理的発達の障害（F80〜F89）に中に分類されている．そこでは，F80：会話および言語の特異的発達障害，F81：学習能力の特異的発達障害，F82：運動機能の特異的発達障害，F83：混合性特異的発達障害，F84：広汎性発達障害，F88：その他の心理的発達障害，F89：詳細不明の心理的発達障害という項目になっており，前述のPDPに隣接した概念である．LDは，通常F80〜F82の3項目を指す．なお，F81の下位項目は，特異的読字障害，特異的綴字（書字）障害，特異的算数能力障害，会話および言語の特異的発達障害となっている．

　DSM-Ⅳでは，通常幼児期，小児期または青年期にはじめて診断される障害（299〜317）の中に分類されている．LD，運動能力障害（motor skills disorders），コミュニケーション障害（communication disorders）がLDを示している．なお，315.00：読字障害，315.1：算数障害，315.2：書字表出障害，315.31：表出性言語障害，315.32：受容-表出混合性言語障害，315.39：音韻障害，315.4：発達性協調運動障害（DCD：Developmental Coordination Disorder；後述），の順に整理されている．

　ICD-10，DSM-Ⅳは医学モデルの分類である．一方，教育モデルの分類としては文部科学省が1999年のLD児に対する指導についての報告がある．ここでは「学習障害（learning disabilites）とは，基本的には全般的な知的発達に遅れはないが，聞く，話す，読む，書く，計算するまたは推論する能力のうち特定のものの習得と使用に著しい困難を示すさまざまな状態を指すものである．学習障害は，その原因として，中枢神経系になんらかの機能障害があると推定されるが，視覚障害，聴覚障害，知的障害，情緒障害などの障害や，環境的な要因が直接の原因となるものではない」と定義しており，図工，音楽，体育などの学習に関する運動の不器用は含まないとしている**（表12）**[78]．

　LDは，文字どおり学習の過程における障害と解釈でき，特定疾患を指す言葉ではない．だとすると前述の文部科学省の教育モデルの定義が優先し，医学モデルとしては教育モデルで示される障害に対応する障害をあてはめることになる．ただしICD-10，DMS-Ⅳでは

表 12　教育と医学における学習障害（文献 78）より引用）

教育	医学
学習障害児に対する指導について（報告）文部省（1999 年）	ICD-10
学習障害 learning disabilities	学習能力の特異的発達障害 specific developmental disorders of scholastic skills
読む	特異的読字障害 specific reading disorder
書く	特異的綴字（書字）障害 specific spelling disorder
計算する　推論する	特異的算数能力障害 specific disorder of arithmetical skills
	会話および言語の特異的発達障害（一部） specific developmental disorders of speech and language
話す	表出性言語障害
聞く・話す	受容性言語障害
（運動の不器用）	運動機能の特異的発達障害 specific developmental disorder of motor function

　ともに身体運動の障害を隣接した障害として位置づけており，医学モデルでは広義のLDにこれらも含めている．本来，「学習」という言葉の定義にまでさかのぼるとするならば，「学習」とは経験によって行動が変容するするさまを指すものである．であれば，「LD」の対象とする領域が，言葉と計算に限られることは違和感がある．「聞く，話す，読む，書く，計算する，または推論する能力」には言語発達が根底にあるということで共通しており，運動の学習はこれとは異なった発達過程であるという解釈である．教育モデルのこうした見解は理解できる．ICDおよびDMSにおいて隣接しているとはいっても，運動の不器用さは独立した項目としており，発達障害の枠組みの中で存在感を増している．今後，LDが言語機能発達の障害なのか，経験をもとに行動変容を起こす機能の障害なのか明らかになる可能もある．

　教育モデルに戻ると，「聞く，話す，読む，書く，計算するまたは推論する能力」の障害と定義される．医療モデルICD-10において，この定義にあてはまる項目はF81である．下位項目としては，特異的読字障害，特異的綴字（書字）障害，特異的算数能力障害，会話および言語の特異的発達障害である[79]．この中で中核となるのは特異的読字障害であり，発達性ディスレクシア（developmental dyslexia）とほぼ同義である[78]．基本障害は，文字を対応する音に変換する障害であり，文字の読みが遅く，不正確である（**表 13**）．文字の解読は，左側頭頭頂領域の角回，縁上回で行われ，文字のまとまりを単語として認識するのは後頭側頭領域の紡錘状回で行われ，発達性ディスレクシアはこの脳領域に障害が

表13 読み書き困難の診察のポイント（文献78)より引用）

1. 学習状況の確認
   ①授業に参加できているか：離席，離室，教室のルールの理解，長期欠席など
   ②学業成績はどうか：学校の成績表，テスト，制作物，ノートなど
   ③本人は学習内容をわかりたいと思っているか
2. 読みの状態の観察
   簡単な文章（はじめて目にするものがよい）を音読させる
   ①逐次読みはどうか
   ②流暢かどうか，時間がかかるかどうか
   ③読み飛ばしはないか
   ④読み誤りはないか：例．「め」「ぬ」「ね」の混同，「いった」→「いた」
   ⑤単語の区切りは正確か
   ⑥読んだ内容を理解できているか
   ⑦読むことにひどく負担を感じているか
3. 書きの状態の確認
   ①誰が読むかを意識して書いているか：連絡帳，テストの答案など
   ②綴りが正しく書けるか
   ③図形の模写は可能か
   ④描画も拙劣か
   ⑤画数の多い漢字が書けないのか
   ⑥書字動作に困難があるか
   ⑦書字の問題か，作文の問題か
4. 鑑別する疾患・状態
   学習能力の特異的発達障害，知的障害（軽度〜境界域），高機能自閉症，アスペルガー症候群，注意欠陥・多動性障害，発達性協調運動障害，長期欠席（長期療養，不登校など）など

あると考えられる[78]．

LDの原因については研究が進んでいる．遺伝については染色体6番の音韻論的認識，染色体15番の読み文字の選択に関連が報告されている．また，双子の一方が読字障害の場合，兄弟（姉妹）は34〜40%の確率で読字障害となり，重度の読み書き障害の88%に家族歴陽性であったとしている[79]．周産期では，妊娠中の喫煙，アルコール，薬物摂取，妊娠中の出血，母胎の栄養状態，貧血や高血圧の既往，血液型不適応，未熟児あるいは低出生体重児，低酸素性虚血性脳症などとの関係が報告されている[79]．脳活動の研究では，読字障害がある子どもは前頭部が小さい，読書中に視覚・言語領域である後頭葉の不活発さがみられたなどの報告がある[79]．また，読字・書字障害のある子どもでは左大脳半球の機能低下が指摘されている[79]．

2）限定性学習障害の定義と歴史的変遷

LDの定義は長い時間を経て変化してきている．また，その変遷が一つの流れではない

点がさらに理解を困難にしている[80]．最も古い記録としては1896年にイギリスのMorganは，視力に問題なく，知的に問題ないのに読字の著しい困難さを示す14歳の少年を先天性語盲（congenital word blindness）と称し報告したものがある[81]．Morganは，先天性語盲の原因は文字や単語の視覚記憶の障害と推察し，左頭頂葉角回の損傷と仮定した．1925年にOrton[82]はこの考えを退け，大脳半球優位の欠如を原因とした．Ortonは，この障害を鏡像知覚（strephosymbolia）と呼び，以下8点の特徴をあげた．

①適切な教えかたをしても，単語を認識する能力は知的能力に比較して著しく低い．
②言語発達の遅れ．
③単語全体をみて読みを学ぶことの一貫した困難．
④読字や書字の際に文字や単語が逆転する（mirror reading and writing）．
⑤大脳半球優位あるいは機能的非対称性の完成の遅れ．
⑥空間や時間における方向・順序の混乱（左-右，上-下，昨日-明日）
⑦窮屈で判読しにくい書字．
⑧家族歴あり．

先天性語盲，鏡像知覚の流れは現在の発達性読字障害（dyslexia）へとつながっている[80]．発達性読字障害は「正確で流暢な単語認識ができず，また綴りや文字認識においても困難がある」というもので，聴力の問題とは切り離された「音」に関する能力，音韻処理能力の問題と考えられている．音韻処理能力は，語音を操作する課題，「逆さ言葉（たぬき→きぬた）」「文字を抜く課題（たけのこ→たのこ）」などで確認できる[83]．**表14**にdyslexiaに定義を示す[84]．なお，発達性読字障害は発達性の障害を示す概念であり，脳に先天性疾患を有することを仮定している．これに対して後天的な失語には失読症（alexia）を用いる．

発達性読字障害は読字に限定した障害を仮定しているのに対して，より総合的な能力の視点に立つ捉え方があった．これは出生後の脳損傷，あるいは感染症による脳損傷児において，正常な学習過程が妨げられる症状が確認された．これらの子どもたちは外因性精神遅滞と呼ばれた．ところで，明らかな脳損傷の既往がないのに脳損傷児と同様な学習困難を示す子どもたちが報告された．このことから，これらの子どもたちも脳になんらかの微

表14 発達性読字障害（dyslexia）の定義 （文献84）より引用）

発達性読字障害は神経生物学的な病因に基づく特異的学習障害であり，正確で流暢な単語認識ができず，また綴りや文字認識においても困難であるという特徴がある．典型的な場合，これらの特徴は，言語の「音韻的側面」に関する能力に欠落があることに起因し，ほかの認知能力や提供される教育状況とは無関係に生じるものである．二次的には，読解力の問題や読書経験の減少を引き起こし，ひいては語彙や知識の獲得にも影響を及ぼしうる

細な損傷があると仮定し，微細脳機能障害（MBD：Minimal Brain Dysfunction）という機能モデルが提案された[80]．MBDは「一般知能が平均ないし，平均以上であるにもかかわらず，中枢神経系の機能的偏倚により，軽度から重度の学習や行動の障害をもつ児を指す」と定義され，知覚，概念形成，言語，記憶，注意や衝動，運動制御において症状が現れるとしている[80]．この概念は，dyslexiaが言語に限定した考え方なのに対して，広く症状を規定している．MBDは1970年代をピークに広く用いられたが，その後，特異的学習障害と多動性障害に分かれ，MBDは使用されなくなった[80]．MBDはその後の医学的モデルに引き継がれたと考えてよい．ただし，ここで示したLDの概念は言語に限定したものではなく，ADHD，ASDなどを広く取り込み，これらに共通した学習の困難さを示していた．

ところで「learning disabilitiy」という言葉がはじめて登場したのは，1962年のKirk[85]の著書「Educating Exceptional Children」である．ここでは聞く，話す，読む，書くあるいは綴る，推論する，計算する能力の障害と述べている[86]．Kirkは言語を基礎とする学業困難をLDとし，その原因として脳機能障害のほかに，情緒や行動障害を仮定した[80]．1963年に障害児に関する会議においてLDの使用を提案し，その後，保護者ならびに教育者からなるADLD〔Association for Childre with Learning Disabilities；後のLDA（Learning Disabilities Association）〕が設立された．米国で1969年に成立した特異的学習障害児法においてLDが正式の障害カテゴリーとして認められた[80]．その後，1988年に全米学習障害合同委員会（NJCLD：National Joint Committee on Learning Disabilities）によりLDの定義が整理された[86]．文部科学省の見解は，このNJCLDの見解をもとにしている．このようにLDは，もともと教育モデルとして登場している．その定義は言語を基礎とした学習の障害としている．

以上のように，歴史的にはdyslexia，MBD，LDの3つの流れが存在した．dyslexiaとMBDが医学モデルといえ，LDは教育モデルである．歴史的には，LDとしての認識は教育モデルから始まっている．ただし，医学モデルが先に提案されていたが，そこで説明しきれない枠組みを教育モデルの中で定義したものがLDといえ，医学モデルは教育モデルとして登場したLDに合わせる形で変遷している．dyslexiaは言語に限定した障害であり，LDに対比するとやや狭い概念といえる．逆にMBDは広い概念であり，さまざまな障害を含んでいたことと，微細脳損傷と一見原因を指示しているように理解されるが，現時点では脳機能から症状を特定できていない．このため使用されなくなり，ASD，ADHD，LDなどに置き換えられていったといえる．現在，教育モデルに相応する概念としてはDMS-ⅣにおけるLD，ICD-10における特異的発達障害であるが，DMSでは1968年のDMS-Ⅲから1994年のDMS-Ⅳに至るまで，めまぐるしく枠組みが変更されている[80]．DMS-Ⅲではspecific learning distrbanceという枠組みであったものが，DMS-Ⅳでは読む，書く，計

算するに限定した枠組みとなっており，コミュニケーション障害，協調運動障害を独立した枠組みに位置づけている．DMSは2013年にDMS-5へ改訂された．

3）限定性学習障害の発症率

通常の学級に在籍する小中学生の6.3%が知的発達に遅れはないものの，学習や行動面に著しい困難を感じていると報告されている[73]．学習面で困難を感じるものが4.5%，このうち「読む」「書く」に困難を感じるものは2.5%，「計算する」「推論する」に困難を感じるものは2.8%，「聞く」「話す」に困難を感じるものは1.1%とされている[78]．もちろん，これらがすべてLDの基準にあてはまるとは限らない．ただし，こうした子どもが少なくないことは明らかである．2006年から通級による指導対象にLDが加えられ，全国で通級指導を受けるLD児が急増している（図13）[78]．通級とは，普通学級に在籍している子どもが一定時間（学習障害では年間10～280単位時間）自校または他校の通級指導教室に通って，特別な指導を受ける制度である[63]．単純にLD児が増加しているとはいえないが，潜在的に問題を抱えていたLD児がこうした制度の変更により発見されるようになってきたと考えられる．

LD児には，情緒・行動・社会問題などが同時に認められることが多い．代表的なものはADHDであり，LD児の20～25%に併存するとされており，ADHDの30～75%にLDが認められるとしている[79]．協調運動障害も含め「連続した障害（continuum of neurological dysfunctions）」とする立場もある[79]．

2002年の文部科学省調査によれば，LD児4.5%，ADHD児2.5%，高機能自閉症0.8%と

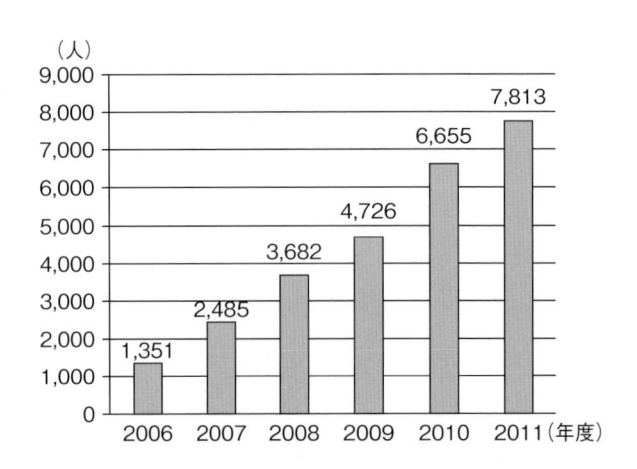

図13 通級による指導を受けている学習障害児数の推移
（文部科学省：平成23年度通級による指導実施状況調査結果より作成）

報告されている[87]．なお，LDは言語体系により発生頻度が異なるとされており，英語圏では5〜10%に及ぶが，ドイツ語圏，スペイン語圏，特に言語体系が異なるわが国では低い．ただし，この報告を否定する報告もある[88]．

文　献

1) 菅野　敦：特別支援教育についての理解．チャイルドヘルス　**11**：52-53, 2008
2) 宮崎雅仁, 他：5歳児健診による発達障害児の早期発見・早期介入．外来小児科　**12**：386-390, 2009
3) Kanner L：Autistic disturbance of affective contact. Nevous Child 2：217-253, 1943
4) Aspeger H：Die "autistischen psychopaten" im Kindesalter. *Archiv für Psychiatrie und Nervenkrankheiten* **117**：76-136, 1944
5) 中野珠美, 他：自閉症の脳—接続異常説を越えて．臨床神経医学　**40**：459-468, 2011
6) 川久保友紀, 他：注意欠陥多動障害および自閉症スペクトラム障害の遂行機能障害．臨床精神医学　**35**：1559-1565, 2006
7) 平岩幹夫：みんなに知ってもらいたい発達障害．診断と治療社，2007
8) 宮本信也：発達障害．小児診療　**9**：89-98, 2008
9) 飯田　誠：自閉症．小児診療　**9**：1489-1492, 2004
10) 滝沢韶一：自閉症理解への道程．看護学統合研究　**3**：1-8, 2002
11) American Psychiatric Association（著），高橋三郎, 他（訳）：DSM-IV-TR—精神疾患の分類と診断の手引き 新訂版．医学書院，2009, pp55-64
12) 東　晴美, 他：自閉症スペクトラム障害と診断された小児の周産期の危険因子．日本未熟児新生児学会誌　**25**：51-63, 2013
13) 安田　豊, 他：当院におけるLate pretermの検討．関東産婦誌　**48**：399-403, 2011
14) 橋本俊顕：自閉症の脳波—てんかん性異常波の局在について．臨床脳波　**42**：657-663, 2000
15) 新井信隆：脳の微小形成不全と発達障害．医学のあゆみ　**239**：621-626, 2011
16) Redcay E, et al：When is the brain enlarged in autism? A meta-analysis of all brain size reports. *Biol Psychiatry* **58**：1-9, 2005
17) 川久保友紀：発達障害の脳科学．臨床リハ　**22**：74-77, 2013
18) 谷池雅子：科学的視点をもって発達障害を支援する．小児保健研究　**72**：173-176, 2013
19) 岩田光児：自閉症障害に関する最近の神経心理学的知見．コミュニケーション障害学 **26**：112-116, 2009
20) 高嶋幸男, 他：胎児・新生児の神経病理—①中枢神経病変のみかた．病理と臨床　**25**：67-71, 2007
21) 石川　元：レジリアンス（靱性）と被暗示性．日本病跡学会誌　**82**：10-14, 2011
22) 加藤進昌：アスペルガー症候群における行動異常．分子精神医学　**12**：70-72, 2012
23) 佐々木正美, 他：大人のアスペルガー症候群．講談社，2010, pp10-11
24) 田中英三郎, 他：広汎性発達障害（自閉症，アスペルガー症候群）．臨床リハ　**21**：671-675, 2012
25) 内山登紀夫：大人の自閉症スペクトラム障害の診断．治療　**94**：1376-1380, 2012
26) 杉山登志郎：自閉症スペクトラムとは．分子精神医学　**1**：264-268, 2011
27) American Psychiatric Association（著），日本精神神経学会（日本語版用語監修）：DSM-5—精神疾患の診断・統計マニュアル．医学書院，2014

28) 樋口貴広：運動支援の心理学-知覚・認知を生かす．三輪書店，2013，pp160-164
29) 森岡　周：リハビリテーションのための脳・神経科学入門．協同医書出版，2005
30) 信迫悟志，他：運動観察における意図推定の付与がミラーニューロン活動に与える影響—fMRIを用いた検討．理学療法科学　24：191-199，2009
31) 石井良平，他：自閉症スペクトラム障害のミラーニューロンの機能異常—脳磁図による解析．日本生物学的精神医学誌　24：241-245，2013
32) 岩永竜一郎：自閉症スペクトラム障害児の療育と支援．日本生物学的精神医学誌　24：252-256，2013
33) 岩永竜一郎：発達障害児への支援—感覚・運動アプローチを中心に．小児保健研究　72：473-479，2013
34) 高橋秀俊，他：自閉症スペクトラム児の聴覚性驚愕反応に関する神経生理学的検討．日本生物学的精神医学誌　24：229-234，2013
35) 高橋美由紀，他：自閉症スペクトラム障害のある子どもの感覚過敏についての検討—特別支援校での保護者への食行動に関する質問紙調査から．脳と発達　45学術会号：S358，2013
36) 矢沢珪二郎：Autism Spectrum Disorders（ASD）の診断は増加の一途（米国の場合）．産科と婦人科　80：111-112，2003
37) 山木英典，他：性差と自閉症．臨床精神医学　40：53-160，2011
38) 金原洋治：幼児期の広汎性発達障害の早期発見の意義と課題．日小医会報　40：126-130，2010
39) 鷲見　聡：幼児期の広汎性発達障害・自閉症．小児科診療　4：565-569，2010
40) 一箭良枝，他：運動を苦手とする広汎性発達障害における運動発達調査—幼児期2例を対象として．日本障害者スポーツ学会誌　22：86-90，2013
41) 渡邊雄介，他：広汎性発達障害児に対する足底振動刺激が立位バランスに与える影響．第46回日本作業療法士学会抄録集，2012
42) 並木典子，他：広汎性発達障害の評価とスクリーニング．臨床精神医学　33増刊号：135-141，2004
43) 栗田　広：他の小児期崩壊性障害．臨床精神医学　40増刊号：348-350，2011
44) 松崎　哲，他：広汎型発達障害—自閉症・アスペルガー症候群など．歯界展望　120：158-159，2012
45) 橋本亮太，他：広汎性発達障害の遺伝子研究はどこまで到達したのか？　日本生物学的精神医学会誌　21：69-75，2010
46) 村上伸治：広汎性発達障害を伴う強迫性障害のウェスクラー式知能検査所見．川崎医学会誌　38：133-141，2012
47) 金井智恵子，他：WAIS-Ⅱに基づく高機能広汎性発達しょうがいの認知プロフィール．臨床精神医学　41：1757-1765，2012
48) 広沢正孝：成人期の広汎性発達障害への精神療法的アプローチ．臨床精神医学　41増刊号：301-306，2012
49) 富澤弥生，他：高機能広汎性発達障害へのペアレントトレーニングおよび注意欠陥/多動性障害の併存診断の有用性についての考察．脳と発達　45：33-37，2013
50) 平林伸一：学童期のADHD．小児科診療　4：617-921，2010
51) 太田豊作，他：ADHDの診断・評価について．*Phama Medica*　30：16-19，2012
52) 宮尾益知：注意欠陥多動性障害．臨床リハ　21：896-900，2012
53) 清水　誠：「注意欠陥多動性障害」とは．薬のチェックは命のチェック　50：5-16，2013
54) 山下裕史朗，他：日本人のADHD小児を対象とした機能障害調査．小児科臨床　63：125-137，2010
55) 堀　正士：注意欠陥多動性障害と身体運動．臨床精神医学　40：1143-1149，2011
56) 榊原洋一：注意欠陥多動性障害．小児科診療　8：89-94，2009

57) 田中康雄：注意欠陥・多動性障害（ADHD）. *Medicament News* **2130**：9-10, 2013
58) 池野多美子, 他：注意欠陥・多動性障害（ADHD）の文献 Review（1）―有病率と発生に関する要因. 日衛誌 **64**：333, 2012
59) 中村和彦：大人の ADHD の診断. 治療 **94**：1382-1386, 2012
60) 岡田　俊：成人期 ADHD の薬物療法と生物学的背景. 分子精神医学 **13**：66-69, 2013
61) 宮本信也：AHDH 臨床の概要. *Phama Medica* **28**：9-12, 2010
62) 神谷　猛, 他：極低出生体重児176例の3歳における発達予後. 愛知県理学療法会誌 **23**：45-9, 2011
63) 岡田　俊：ADHD と脳. *Brain Medical* **24**：19-23, 2013
64) 平田祐子, 他：AD/HD の神経生理学および画像研究に関する検討―Atomoxetine の脳機能への影響. Therapeutic Research **33**：1361-1369, 2012
65) 三村　將：遂行機能とは. 臨床神経医学 **33**：1511-1515, 2006
66) 深津玲子, 他：遂行機能障害の画像診断. 臨床リハ **7**：26-31, 2008
67) Wilson BA, et al：Behaviour Assessment of Dysexecutive Syndrome. Thames Valley Test Company, Suffolk, 1996
68) 鹿島晴雄（監訳）：BADS 遂行機能障害症候群の行動評価. 新興医学出版社, 2003
69) 田渕　肇：遂行機能障害. 老年精神医学会誌 **23**：1253-1259, 2012
70) 石合純夫：遂行機能と論理的記憶障害. *Jpn J Rehabil Med* **49**：210-214, 2012
71) 宮崎雅仁, 他：注意欠陥/多動性障害の神経生理学的研究. 外来小児 **14**：24-28, 2011
72) Kessler RC, et al：The World Health Organization Adult ADHD Self-Report Scale（ASRS）：a short screening scale for use in the general population. *Psychol Med* **35**：245-256, 2005
73) Biederman J, 他：注意欠陥/多動障害（AD/HD）の病因・病態に関する最新知見. 小児科臨床 **62**：147-158, 2009
74) 久保田真由, 他：ADHS の併存症・合併症. *Phama Medica* **28**：25-28, 2010
75) 原田　謙：ADHD の精神科的2次障害, 発達. ミネルヴァ書房, 2010
76) 斉藤万比古, 他：反抗挑戦性障害. 精神科治療学 **14**：153-159, 1999
77) 石崎朝世, 他：ADHD（注意欠陥多動性障害）. 日本臨牀 **68**：82-86, 2010
78) 小林潤一郎：学習障害. 臨床リハ **21**：774-778, 2012
79) 田中康雄：学習障害―概念・機序・診断・治療. 分子精神医学 **2**：33-41, 2002
80) 細川　徹：学習障害（LD）概論―歴史的背景. 小児診療 **6**：885-889, 2002
81) Hinshelwood J：Word blindness and visual memory. Lancet **2**：1564-1570, 1895
82) Orton ST："Word-Blindness" in School Children. *Arc Neuro Psychiatry* **14**：581-615, 1925
83) 鈴木周平：学習障害. 治療 **90**：2307-2310, 2008
84) Lyon GR, et al：Defining dyslexia, comorbidity, teachers' knowledge of language and reading a definition of dyslexia. *Annals of Dyslexia* **53**：1-14, 2003
85) Kirk SA：Educating Exceptional Children. Houghton Mifflin, 1962
86) 二上哲志：今, なぜ LD か. 脳と発達 **31**：226-228, 1999
87) 原　仁：学習障害. 小児科臨床 **57**：1509-1515, 2004
88) 上村菊朗：学習障害. 医学の歩み **129**：1277, 1984

第 2 章

発達障害における身体機能

1 ▶▶ 身体機能障害

1）身体機能障害の整理

「発達障害者支援法（2005年4月1日より施行）」によれば，発達障害の定義は，「自閉症，アスペルガー症候群とその他の広汎性発達障害，学習障害，注意欠陥・多動性障害，その他これに類する脳機能障害であって，その症状が通常低年齢において発現するもの」とされている．しかし，診断基準の改変などがあり必ずしもこの定義で整理することができない．2013年改訂のICD-11（International Classification of Diseases-11）と米国精神医学協会の診断基準（DSM-5：Diagnostic and Statistical Manual of Mental Disorders 5th edition）では，自閉症，アスペルガー症候群（Asperger syndrome），広汎性発達障害（PDD：Pervasive Development Disorder）は，自閉症スペクトラム障害（ASD：Autism Spectrum Disorder）にまとめられている．この分類を取り入れるとすると，発達障害の下位項目は，ASD，注意欠陥・多動性障害（ADHD Attention Deficit/Hyperactivity Disorder），学習障害（LD：Learning Disabilites）の3つとなる．最も古い1960年代の米国の定義では，知的発達障害・脳性麻痺に代表される先天的運動発達障害，自閉症・アスペルガー症候群を含むPDD，ADHD，LD，発達性協調運動障害（DCD：Developmental Coordination Disorder），発達性言語障害，てんかん，視覚障害，聴覚障害，慢性疾患の発達期に生じる諸問題の一部を含んでおり，より広い概念であった．これが徐々に見直され，主に社会性とコミュニケーションの障害を基調とした障害として「発達障害」は認識されるようになった．そこで残った下位項目が，ASD，ADHD，LDということになる．障害についてみてみると，同一の視点で定義されていないことがわかる．ASD，ADHDは医学モデルが基盤となっており，脳機能と関係も研究が進んでいる．これに対してLDは教育モデルが基盤となった考えかたである．LDは学習する能力の障害である．またここで扱う「学習」は，人が経験から行動変容する，といった広い意味での学習ではなく，教育を受けるうえでの障害といったように，より限定した意味になっている．具体的には，言語・算数の習得である．こうした概念は，教育モデルが基盤となっているためであり，教育モデルの分類に従い，「言語の習得」「算数の習得」が取り上げられている．LDにASD，ADHDが併存する場合もあるとの報告もある．しかし，これらは慎重に判断する必要がある．なんらかの脳器質疾患が原因のADHD児が，結果的に言語習得に著しく困難を感じたとしてLDとすることができるだろうか．これはASD，ADHDが医学モデルを基盤としているのに対し，LDが教育モデルを基盤とするためのすれ違いと考えられる．LDの定義からすれば，他の発達の遅れがないのに特異的に言語習得，あるいは算数取得が困難の

状態と考えられ，ASD，ADHDはLDとは分けて考えるべきであろう．ASD，ADHDであっても，言語習得や算数習得に困難を感じる症例は少なくないが，これらは特異的に言語習得あるいは算数習得に障害がある，という概念からは外れてしまう．なお，現在のLDの概念では身体運動の習得に著しく困難を感じるものについてはLDには含めない．

　ASDは，①社会性，②コミュニケーション，③イマジネーションの3領域における，質的障害と定義される．ADHDは，①注意を持続できない，必要なものをなくすといった不注意，②じっと座っていられない多動性，③順番を待つことが難しい，他人の会話に干渉するといった衝動性を主症状とし，これが，Ⅰ.異常性：生活年齢や発達年齢に比べ，明らかに許容範囲を逸脱している，Ⅱ.持続性：ある程度の期間（通常6カ月以上）持続してみられる，Ⅲ.状況非依存性：複数の場面でその行動が出現する，Ⅳ.不利益：その行動のために本人や周囲に不利益が生じている，であることを診断用件としている．なお，DSM-5では，PDDは名前が消え，ASDに引き継がれている．そのため，ADHD症状がASDに伴って観察される場合はADHDとは診断しないということになる．この2つの障害は独立した診断基準を有しているが，隣接した障害であることは疑いようがない．ただし，LDの定義ように症状を限定していないのでASDとADHDは併存することがありうる．

2）発達障害に伴う身体機能障害

　ASDの主な症状とされる，①社会性，②コミュニケーション，③イマジネーションの障害，とADHDの❶不注意，❷多動性，❸衝動性以外に，身体機能において類似した特徴が報告されている．それは，感覚入力に対する異常な反応と運動と姿勢調節の未熟さである．

　感覚入力に対する異常な反応に関してまとめると，ASD児の80％以上に感覚刺激に対する感覚異常が存在するとされている．ちなみに，自閉症の71％に音に対する過敏，54％に接触に対する過敏があるとの報告もある[1]．ADHDでは報酬の遅延に耐えられず，衝動的に代替報酬を選択する，あるいは報酬を得るまでの主観的な時間を短縮させるために，注意を他のものに向けるといった行動が観察される[2]．この反応は，ADHDが過剰に感覚刺激を求める，あるいは逆に刺激を避けるためのものと解釈できる．

　この感覚に関する異常性は，一般的に理解することが容易ではない．感覚は末梢の受容器で受けとられた刺激が複数の神経伝達によって脳に伝えられ，はじめて認知される．刺激の程度を脳がどのように判断したかは，本人以外に確認する手段はない．つまり，ASD，ADHD本人がどのように外界の刺激を感じているのか，われわれが理解することは容易ではない．そこで，アスペルガー症候群の当事者が執筆した文章があるので少し引用する．

・雨は痛いじゃないですか．傘をさしていても，はみ出した部分に雨があたると一つの

毛穴に針が何本も刺さるように痛くありませんか？
- プールに入る前の「腰洗い」が怖かった．消毒液のにおいがきつくって，キッチンハイター®の原液に浸されているようでした．
- コタツに入ると脚がなくなりますよね．みえないから，コタツの中の熱いところに脚を押し付けていたのに気が付かなくって[3]．
- もしかしたら，私はあまり殴っても面白味のある相手ではなかったかもしれない．私は痛覚がとても鈍いので，痛くなかったのだ．それに，たとえ痛かったとしても，私は感じたことを外に表さなかっただろう．感じたことは声や表情で表すものだということを，知らなかったのである[4]．

以上が当事者の文章であるが，こうした感じ方を自らのものとして把握することは難しい．ASD，ADHD の感覚に関する異常な反応は指摘されているが，これは過度に鈍麻，あるいは過度に鋭敏のいずれもありえ，しかも同一の個人の中に混在している．また，触覚，痛覚，嗅覚など感覚異常ということだけではなく，こうした感覚異常のために，身体認識，ボディーイメージ（body image）の確立に困難さが予想される．コタツのエピソードでは，コタツの中に脚を入れてしまうと，視覚的に自らの脚を確認できないため，脚の存在を忘れてしまう．つまり，視覚の助けなしに自らの身体を認知することができない．ASD，ADHD の身体機能を理解するためには，まず感覚について知ることが必要である．

もう一つ ASD，ADHD に共通する身体機能の特徴が，姿勢調節と運動の未熟さである．PDD（ASD を含む概念）における機能面の問題点として，体操や球技といった粗大運動を苦手とする傾向が指摘されている[5]．5 歳の段階において移動能力で 7～8 カ月程度，道具を使った運動では 2 年 5 カ月以上の遅れがあったと報告されている[5]．また，PDD に関し日常的な活動量の低さ，定緊張，姿勢の悪さ，転びやすさなどが指摘されている[6]．一方，ADHD は巧緻運動障害，運動コントロールの障害，運動タイミングの障害など，さまざまな運動に関する障害が報告されている[7]．保護者と教師に対して行った調査では，ADHD の身体面の共通した問題点として，動作の稚拙さとともに，姿勢の悪さをあげている[8]．なお，運動と姿勢調整の問題に関しても，ASD 本人が執筆した興味深い文章がある．

- 脚を組んで座ることがあるでしょう．ああゆう時も「まず右足を下して，それから左足を…」とか確かめないで立ったりすると転びますよね．脚がこんがらがって，どっちの脚をのっけたのか思い出せなくて．
- 雨が降っていて傘をさしている時に，どこからが傘で，どこまでが腕なのかわからなくなってしまいます．
- 子どものころ，立膝で座ることができませんでした．なぜかというと，自分のお尻がどこにあるのかわからなくなってしまうからです．関節が接続していることが意識で

きず，みえていない手足は接続していないと感じます．
・突然，身体がなくなってしまします．この時，自分なりの手順で身体を取り戻します．例えば，腕の場合は，①左右に眼を動かす，②腕がみえたら肩の下に腕をつける．③肘の蝶番を曲げる[3]．

　これらのエピソードはかなり衝撃である．臨床において動作模倣ができないASD児をみることが多い．動作模倣は，セラピストの動作を視覚的に確認し，自らの身体でこれを再現する行為である．視覚的な確認過程に問題がないと仮定した場合，動作の再現には，自らの身体の動作イメージが計画に把握できていることが不可欠である．前述のエピソードが示すように，自らの四肢の位置が認知できない場合，動作の再現は非常に困難である．ASD，ADHDにおける運動の稚拙さは，ボディーイメージ，運動イメージの未熟さに起因していると考えられる．ボディーイメージ，運動イメージの発達にはさまざまな機構が関連している．特に体性感覚は，身体の空間像を確立する重要な手がかりとなっている．ボディーイメージは先天的に獲得しているものではなく，発達段階におけるさまざまな経験により構築されるものである．感覚入力，特に体性感覚が不安定な場合，ボディーイメージは未熟のままとなってしまう．運動イメージは四肢体幹の動きを頭の中でイメージする行為であり，身体模倣においては，あらかじめセラピストの動作を自らの動作としてイメージすることが必要である．ASD児ではボディーイメージが確立しておらず，彼らにとって四肢の動きをイメージすることが困難であることは容易に想像できる．ASD，ADHDの運動の稚拙さを理解するうえでは，ボディーイメージ，運動イメージについて理解することが必要である．これらの点についての詳細は後述する．

　ASD，ADHDに共通してみられる姿勢の悪さについては，運動イメージとは視点を変えて考える必要がある．四肢の運動は随意的に行われる．これに対して姿勢制御は基本的には無意識で行われている．われわれは，立位や座位において姿勢を保持するためにどの筋が活動しているのか意識することはできない．ヒトの身体は多数の関節と多数の筋により構成されており，姿勢制御ではこれらが協調的に，しかも素早く活動することが必要である．随意的制御では対応できない．姿勢制御には静的な姿勢制御と動的な姿勢制御があり，静的制御は姿勢反射により行われる．ここから動的な制御，さらに速度を伴う制御では小脳の役割が大きくなる．こうした姿勢制御において大きな役割を果たす小脳に関して先行研究で，いくつかの報告がなされている．

　自閉症に関して，プルキンエ（purkinje）細胞の減少を指摘する報告が多く，プルキンエ細胞のサイズが定型発達児に比較し24％小さいとの報告もある[9]．ADHDでは，脳の後下虫部・小葉，小脳虫部，脳梁膨大部，総大脳容積，小脳，尾状核において有意に低容積との報告がある[10]．

小脳は意識することなく運動の調整を行っている機関である．小脳障害による症状を以下にまとめる[11]．

①失調歩行（ataxic gait）：よろめいたり，転んだりしやすい．
②躯幹失調（truncal ataxia）：身体を垂直に保つことが困難．
③ジスメトリー（dysmetria）：四肢能動において，目標までの運動がスムーズに行えない．
④運動変換不能（adiadochokinesia）：運動の素早い逆転が困難．
⑤構音障害（dysarthria）：スムーズな発語が困難，ろれつが回らない．
⑥筋緊張低下（hypotonia）：腱反射減弱．
⑦企図振戦（intention tremor）：目的運動時，目標に近づくとひどくなる振戦．
⑧眼振（nystagmus）：動く物体をスムーズに追視できない．

このように小脳障害の症状は，円滑な運動の障害を主軸としているが，出現形態は多岐にわたる．このことに関し，小脳の機能局在について諸説があるが，一定程度，障害部位と症状に関連性が見出されている（**表1**）[12]．つまり，小脳は中枢の各部位と連絡をとりながら抑制と促通を行い，姿勢と運動の調整を行っている（**図1**）[13]．

ASD，ADHDにおける姿勢制御の未熟さは，小脳症状との一致点が多い．もちろん明らかな小脳失調といった形で現れることはまれであるが，姿勢の不安定さ，筋緊張低下はASD，ADHDの特徴である．これらの症状は無意識な調整機能における，なんらかの不具合が存在する可能を示しており，小脳に由来する原因が，少なからず影響していることが考えられる．静的な姿勢制御，動的な姿勢制御は，それぞれバランス機能と言い換えられる．つまり，無意識におかれた状況に姿勢を適応させ，転倒を避けようとする機能と捉えられる．

ASD，ADHDにおける姿勢調節と運動の未熟さに関して，①ボディーイメージ，運動イメージ，②姿勢制御という視点で整理してきたが，もう一つ協調運動の障害という視点がある．発達障害に隣接する概念として，DCDがある．DCDの診断基準のポイントは以下のとおりである．

①運動の協調障害であり，それを必要とする日常生活に障害がある．
②障害の判定は，年齢や知能水準から期待される日常行為レベルを想定し，それから十分に低いことで判断する．
③症状としては，運動発達の遅れや，不器用，スポーツが不得手，書字がきたない，など．
④こうした症状が，学業成績や日常生活を実際に障害している．

表 1 小脳の局所障害症状（文献 12)より引用）

小脳基底部（原小脳）障害症状
① 著明な平衡障害
② 眼球振盪（難聴なし）
疾患：cerebellar medulloblastoma

小脳前部（旧小脳）障害症状
① 歩行障害（及び下肢筋緊張亢進）
② 陽性支持反応及び伸筋衝動反射
疾患：cerebellar cortical atrophy, olivo-ponto-cerebellar atrophy の初期，小脳前葉腫瘍

小脳外側部（新小脳）障害症状
① 巧妙な運動の障害
　　範囲（ジスメトリー），速度，順序，方向，力の障害
　　眼球振盪様運動
② 低緊張症
③ 企図振戦
疾患：cerebellar astrocytoma, multiple sclerosis

小脳両外側部（新小脳）障害症状
① 巧妙な運動の障害，低緊張症
② 企図振戦（全身性）
③ 言語障害
疾患：dentate cerebellar atrophy, multiple selerosis

全小脳障害症状
① 著明な平衡障害および歩行障害
② 陽性支持反応
③ 巧妙な運動の障害
④ 低緊張症
⑤ 企図振戦
⑥ 言語障害
疾患：olivo-ponto-cerebellar atrophy, cerebellar encephalitis

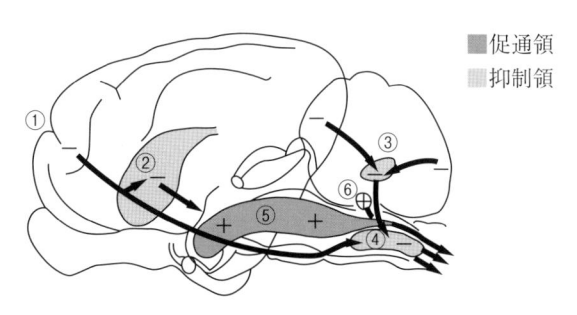

図 1 小脳および前脳の諸種抑制領と網様体との相互関係（文献 13)より引用）
①前頭皮質の抑制領，②線条体，③小脳の室頂核，④延髄網様体の抑制領，⑤延髄網様体の促通領，⑥前庭核．前庭核は筋緊張・伸張反射の促進をきたし，旧小脳は室頂核，延髄網様体抑制領を経て筋緊張・伸張反射の抑制をきたすことを示す

⑤脳性麻痺，筋疾患などの身体的な疾患を認めるもの，PDDの基準を満たすものは除外する．

診断基準としてDCDは，PDD（ASDを含む概念）とは同時に診断されない．ただし，これはPDDの診断がある場合はこれを優先するということを意味しており，PDDにみられる前述の症状がDCDと異なるメカニズムによって発現することを意味するものではない．つまり，DCDと診断されないが，ASD，ADHDの多くにDCDの症状が観察されていると考えることができる．

ところで，DCDは前述の小脳症状と類似するところが多い．これは小脳が協調運動の中枢であることにほかならない．ASD，ADHDに小脳の形態学的，あるいは脳活動の異常があることは，DCD症状の発現に強く影響していると考えられる．なお，前述の姿勢制御と協調運動をどのように分けて捉えるかであるが，姿勢制御が無意識の制御であるのに対して，協調運動は随意運動における制御である．

以上，本章では「発達障害」にみられる身体機能障害について，①感覚異常，②ボディーイメージ，運動イメージの障害，③姿勢制御の問題，④協調運動の障害の視点から解説する．

2 ▶▶ 感覚異常

1）感覚についての整理

感覚は，体性感覚，内臓感覚，特殊感覚に大きく分けられる．体性感覚は，さらに表在感覚と深部感覚に分類される．内臓感覚は内臓に分布した神経であり，内臓の状態を感知する．特殊感覚は，前庭感覚，味覚，嗅覚，聴覚，視覚であり，脳神経支配の感覚器に由来する．

体性感覚は全身に分布し，個体がおかれた環境情報や，個体自身の四肢の状態を感知する．定義としては，最も狭義の身体感覚に相当し，「身体の表層組織（皮膚や粘膜）や，深部組織（筋，腱，骨膜，関節囊，靱帯）にある受容器が刺激されて生じる感覚」とされている[14]．

表在感覚には触覚，痛覚，温度覚が含まれる．受容器はパチニ小体，マイスナー小体，毛包受容体，ルフィニ終末，メルケル細胞，触覚板，自由終末などであり，それぞれ順応の速さ，主に反応する刺激などが異なっている．以下に受容器の特性を示す．

・パチニ小体—順応が早い，刺激閾値が低い：高頻度の振動，触覚．

- マイスナー小体—順応は比較的早い：触覚．
- 毛包受容体—順応は比較的早い，毛の動きに反応する：触覚．
- ルフィニ終末—順応は遅い，持続的皮膚変化に反応：引っ張り刺激に反応．
- メルケル細胞—順応は遅い，持続的皮膚変化に反応：圧刺激を検出．
- 触覚板—順応は遅い，持続的皮膚変化に反応：圧刺激を検出．
- 自由神経終末—触覚，温覚，痛覚．

　触覚は，「触れた」「押された」といった感覚である．この感覚は，さらに「粗大な触覚」と「識別性触覚」に分けられ，それぞれの求心性の経路が異なる．「粗大な触覚」は，何かが触れていることはわかるが，はっきりした部位や触れているものの形状がはっきりしない感覚である．「識別性感覚」は触れられた物体の形状が認識できる精密な感覚である．例えば，視覚の助けなしに「これは歯ブラシだ」と認識できるなどである[15]．

　深部感覚は，固有感覚（proprioceptor）とほぼ同義語である．働きとしては運動感覚（kinesthesia, sensation of movement）である．具体的には，体肢の位置，運動，体肢に加えられた抵抗，重量などを感じる．位置の感覚（sense of position）は，自己の身体部位の相互関係を知る感覚で，動きの感覚（sense of movement）は視覚を除いた時，関節を動かした時の運動方向と速さを感じる感覚である．力の感覚〔sense of force；抵抗感覚（resistance sense）〕は抵抗に抗して，運動や肢位保持をする時の筋力を感じる．運動感覚に関係する受容器は，筋紡錘や腱器官，関節受容器がある．関節受容器として，関節包にはルフィニ終末，靭帯には腱紡錘とパチニ小体があり，自由終末がある[16]．

　運動感覚により四肢の関節と体幹の状態を認知する．このことで，閉眼状態でも自らの肢位を知ることができる．また，全身の体性感覚が感じる重力負荷量を手がかりとし，空間における身体の位置を認知する．重量がどのように感知されるかは，例えば立位時に体重心の変化により，足関節の底屈・背屈筋のどちらがストレッチされるか，あるいは足底部の前方と後方どちらに多く体重がかかるかといった情報として認知される．以下に，運動感覚，位置感覚，力の感覚の受容器について示す．

a．筋紡錘

　筋紡錘は骨格筋内に筋線維と平行に位置している．紡錘形の細胞群であり，構造は太い核袋線維と比較的細い核鎖線維からなる．これらの線維の中央部は，求心性神経の終板となっている．線維の両端には横紋構造が存在し，γ運動ニューロン（遠心性神経）よって張力が調整されている．

　筋紡錘の働きは骨格筋に働く力の検出である．筋紡錘がおかれている骨格筋が外力に

よって引き伸ばされると，筋紡錘中央部から求心性のインパルスが送られる．インパルスの量は筋の引き伸ばし力の大きさと，速さに比例している．なお，筋紡錘内の線維両端による横紋構造の収縮により調整されている．例えば，筋紡錘は骨格筋が外力により引き伸ばされた時に脊髄へ求心性のインパルスを送り，この刺激により運動ニューロンが刺激され，引き伸ばされている骨格筋が反射的に収縮する．この現象を伸張反射といい，引き伸ばし外力によって骨格筋が破壊されてしまうことを防ぐ反射とされている．

b．腱紡錘（ゴルジ腱器官）

腱紡錘は腱に存在し，骨格筋とは直列の配置となっている．腱紡錘は求心性神経線維の終板となっており，骨格筋の伸張の度合いを感知する．例えば，筋紡錘は骨格筋内に筋線維と平行に位置しているため，骨格筋の他動的伸張に対して反応するが，自動的に収縮する場合には筋紡錘は伸張されず反応しない．これに対して腱紡錘は，骨格筋外部に筋と直列に配置されているので，他動・自動にかかわらず腱にかかる力の増加により反応する．腱紡錘の反応も筋および腱にかかる力により，これらの組織の破壊を防いでおり，強い力に対して筋活動抑制を促す．また，関節靱帯にも腱紡錘が存在し，筋の状態にかかわらず関節角度変化に反応する．

c．ルフィニ終末，パチニ小体などの受容器

ルフィニ終末とパチニ小体は，それぞれ関節包と靱帯に分布している．これらは圧力や振動に反応し，触覚や圧覚の受容器となっている．実際は，さまざまな受容器が複雑に関連し合っており，触覚と圧覚を分けることは難しい．これらの感覚は，関節の位置と動きを感じるための手がかりとなる．なお，これらの受容器は皮膚にも分布しており，皮膚からの感覚も運動覚の一部となる．刺激によって起こる神経線維の発射は，次の3型に分けられる[16]．①刺激が始まると発射が起こり，刺激が終わると発射も止まる（開始型線維：on fiver）．②刺激によって発射が抑制され，刺激がなくなると発射が生じる（終了型線維：off fiver）．③刺激が加わり始めた時と，終了した時に発射する（開始終了型線維：on-off fiver）．また，感覚受容器は持続的に刺激されると，求心性神経線維の発射頻度は低下する（順応：adaptation）．この現象は，受容器，末梢神経線維の両方で起こる．

2）感覚の伝達経路

末梢から得られた感覚情報は脊髄後根から入り，脊髄を上行して脳へ伝えられる．この伝達路は感覚の種類により異なっている．伝達経路で分類すると，①粗大な触覚，②識別性触覚，③温痛覚，④深部感覚に分かれる．粗大な触覚は脊髄内に入った後，交叉して反

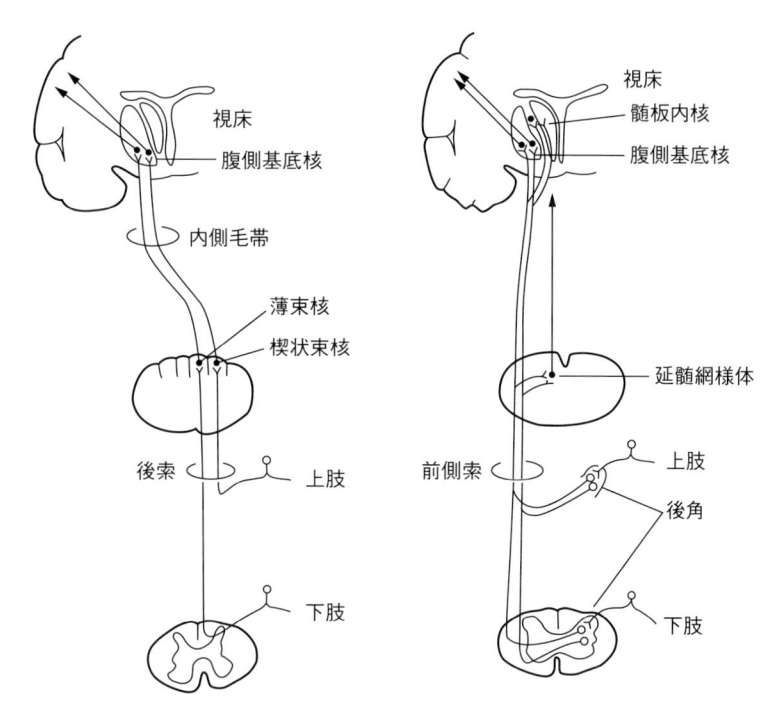

a. 後索-内側毛帯路　　b. 脊髄視床路と脊髄網様体路（前側索）

図2　脊髄伝導図（文献15）より引用）

対側の前方にある前脊髄視床路を上行する．その後，視床を経由して大脳皮質に達する．識別性触覚は後根から脊髄に入った後，同側の脊髄後方にある後索を上行する．その後，延髄薄束核，楔状束核でニューロンを乗り換えて延髄内で交叉し，視床を経て大脳皮質に達する．温痛覚は脊髄後根から脊髄に入ると，後角内でニューロンを乗り換え，直ちに交叉して反対側の脊髄側索を上行する（脊髄視床路）．この後，脳幹を通り視床を経て，大脳皮質に達する．深部感覚には運動覚，圧覚，振動覚が含まれるが，後根から脊髄内に入り，同側の後索を上行し，延髄内の薄束核，楔状束核でニューロンの乗り換えて延髄内で交叉し，視床を経て大脳皮質に達する**（図2）**[15]．このように伝達経路からみると，深部感覚と識別性触覚は同一経路をたどることがわかる．

　脳内に伝わった感覚情報は，中心溝の後部に位置する頭頂葉の中心後回，中心傍小葉に投射される．体性感覚が最終的に投射されるのは，中心後回，中心傍小葉の一次体性感覚野であり，運動野と同様に体部位局在が存在し，投射されたニューロンを受けて，反対側の体性感覚を受けとる．体部位局在は，体の表面積と大脳皮質面積が1対1の関係にはない．一次体性感覚野において，親指，舌，顔面などは大きな面積を占めており，これに比べて体幹は小さい**（図3）**[17]．皮膚を刺激した時に，2点を判別しうる最小距離である2点識別能（two point discrimination）は，手指先が3〜8 mmであるのに対して手背は20〜

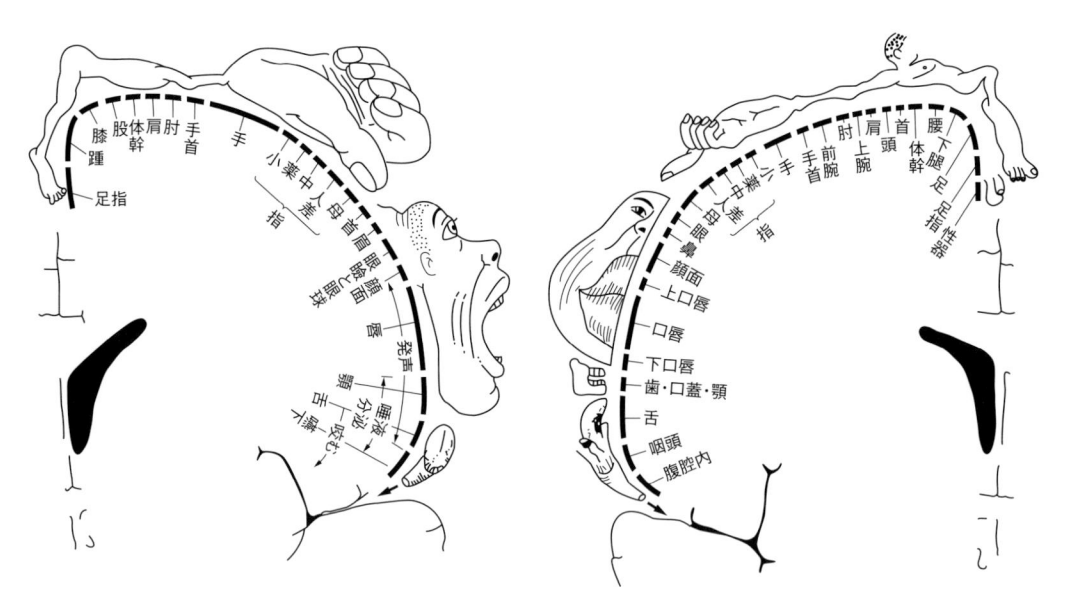

図3 一次運動野（左）と一次体性感覚野（右）の機能局在（文献17）より引用）
大脳半球を中心溝に沿って縦に切った切断面である

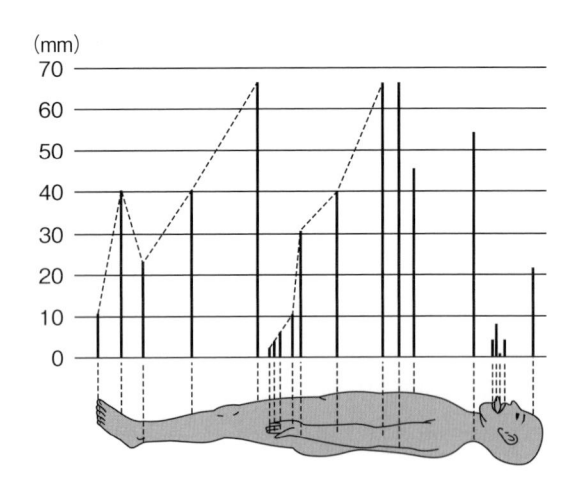

図4 種々の部位における2点閾値（文献18）より引用）

30 mm，大腿，腕は60～70 mmとされている．このことは皮膚に分布する感覚受容器の密度と，一次体性感覚野の投射面積がともに部位により異なり，感覚精度が異なることを示している**（図4）**[18]．なお，精度の高い部位は指先，手掌，舌，唇，足底などであり，これらは感覚が敏感な部位であるといえる．

中心溝を挟んだ前方には，一次運動野が存在する．体部位局在は一次体性感覚野と一次運動野で，ほぼ対称に配置されている．

縁上回前部の外側溝内に存在する二次体性感覚野は，一次体性感覚野から投射線維を受けるが，機能はわかっていない．上頭頂小葉に存在する体性感覚連合野（頭頂連合野）では，一次体性感覚野から入力された情報を，過去の経験と統合し，感覚情報の意義の理解を行っている．体性感覚連合野の障害は，物体が認識できない触覚失認の原因となる．

表在感覚のうち，脊髄視床路に属する温痛覚は大脳皮質の関与が小さく，視床など皮質下の領域で処理される．

ところで頭頂葉に関しては，発達障害の関係で報告が散見されるASDの特徴的障害を脳機能からみると，「社会性の障害」には前頭前野眼窩皮質，前部帯状回，紡錘状回，上側頭溝，扁桃体，下前頭回，後頭頂皮質の関与が示唆される[12]．同様に「コミュニケーション障害」には，下前頭回，上側頭溝，基底核，補足運動野，黒質，視床，小脳，橋核が関与し，「こだわり行動」には前頭前野眼窩皮質，前部帯状回，基底核，視床の関与が示唆されている[19]．神経活性を脳画像から解析した研究では，ADHDにおいて前頭前野の機能不全は前部帯状皮質，外背側前頭皮質，下前頭皮質，前頭前野眼窩皮質の広域にわたり，基底核や頭頂皮質にも低下が観察された[10]．また，頭頂葉は注意欠損に関連する領域とされており，ADHDで脳活性の低下が報告されている[20]．

頭頂葉に関する研究では，頭頂連合野の機能は空間認知にあり，さらに運動のコントロールに重要な役割を果たしているとしている[21]．頭頂葉が障害された場合の症状は多彩である．優位半球の障害では，失語，失読，失書が観察される．それ以外では，まず空間認知の障害がある．具体的には，①傾きの認知障害，②立体視の障害，③半側空間無視（右側の病変では左半側の身体や空間の無視が生じる．左側の病変では右側無視が生じる場合もまれにある），④地誌（地理）的認知障害がある．ほかには，構成失行，視覚構成失行があり，複雑な図形の描写や模写が障害される．その他，手の運動障害などがある[20]．

ASD，ADHDの身体症状としては感覚異常がある．前述のASD本人の証言であった「雨が体にあたると痛い」あるいは「殴られても痛みを感じない」などは感覚の異常である．これは感覚が異常に過敏な場合と，鈍麻していることを示す例である．ASD，ADHDでは不思議なことにどちらの症状も観察される．感覚の異常は，症状が明らかであっても，障害部位を特定することは容易ではない．末梢の受容器，伝達経路，大脳皮質のどこに異変があっても症状が発現する．感覚は末梢に加わった刺激を，感覚受容器により感覚が経験される．これが求心性伝達（afferent transmission）により脳へ伝わり，意識化され感覚印象（sensory impression）となる．されに意味づけが行われ知覚となる．このように一次体性感覚野に投射された後，体性感覚連合野（頭頂連合野）における，過去の経験との統合，感覚情報の意義の理解がなくては意味のある情報とはならない．これらの過程が正確に行われることで，触覚情報を認知するとともに，空間認知を遂行している．

ASD，ADHDにみられる感覚異常は，一次体性感覚野，体性感覚連合野の障害がなんらかの因子となっていることも予測される．ASD，ADHDに観察される頭頂葉の異変も，その可能性を示唆するものである．またASD，ADHDの特徴的な症状としては，動作のぎこちなさ，運動コントロールの未熟さがある．頭頂葉症状からこれらを説明することも可能である．つまり，一次的な感覚の認知だけではなく，その意義づけを行う感覚連合野に障害がある場合は，身体認知，空間認知にも問題をもつ可能性が高い．こうした認知が未熟な場合，スムーズな身体運動は困難となる．運動の問題と感覚の障害は切り離すことができない．

3）感覚の発達

哺乳類の親は生まれたばかりの仔に対してなめたり，毛繕いをしたりするなど，常に触覚刺激を与えている．ヒト以外の哺乳類がそうであるように，ヒトにおいても触覚刺激は欠くことのできないものであることが知られている[22]．特にヒトは，視覚や聴覚の発達が十分ではない新生児期では心身の発達に強く影響する．例えば，母子分離により起こる成長ホルモンの分泌低下に対して，皮膚に対するブラッシングを繰り返すことで分泌低下が改善したといった報告もある[23]．これらは新生児にとって触覚刺激の重要性を示しているが，触覚系は非常に早い段階で発達することが知られている．

感覚受容器のほとんどは，胎児期に完成している．三半規管は胎児期8週ごろには形成され始め，6カ月には大人と同じ大きさに完成する．触覚も初期からみられ，妊娠後期になると全身の感覚が確認されている．胎児期7週ごろから，胎児は触覚刺激に対して明確な反応を示す．特殊な方法で胎児の口唇部をわずかに刺激すると，それを回避するように首や身体を曲げる反応が観察される．10週すぎからは手掌への刺激に反応し始め，14週では全身の触覚に反応が観察される[24]．視覚器官は胎児期18週ごろに形成され，大脳，後頭葉一次視野と結び付き，視覚情報を感じることが可能となる．聴覚器官についても，18週すぎに内耳と外耳の基本形態が形成される．内耳は聴覚神経から側頭葉の一次聴覚野へ結び付く．つまり，胎児期20週ほどの胎児は子宮内の環境や，自己身体について感覚器をとおして感覚経験を積み重ねている[24]．この時期の胎児は，手指を口に入れたり，顔や身体，子宮壁に触れたりし始める．早産児の発達において，適度な触覚経験が体重増加を促すという報告もある[23]．

新生児の感覚刺激と脳内処理に関する研究も始まっている．新生児に触覚刺激として振動モニター，聴覚刺激としてピアノ音，視覚刺激としてフラッシュ光を与え，この時の脳活動について近赤外線分光法（NIRS：Near-Infrared Spectroscopy）を用いて観察した．この結果，聴覚刺激では側頭葉の局所領域，視覚刺激では後頭部および側頭部の一部，触

覚刺激では側頭部から頭頂部の広い領域で脳活動が確認された[24]．この結果は，新生児であっても一定程度，脳機能局在が存在することを意味しているが，同時に各領域はあいまいであり，特に触覚刺激では脳の広い領域を活性化させることが確認された．このことから新生児の適切な触覚刺激が，脳機能の発達にとって重要な役割をもつことが示唆される．

新生児期では感覚の脳機能局在があいまいであるという点は，非常に興味深い．新生児期の情報処理は，各感覚に特化した皮質下の未分化なシステムではなく共感覚（synesthesia, synæsthesia）的に処理されるという報告もある．共感覚とは，ある刺激に対して本来の感覚だけでなく異なる種類の感覚をも生じさせる知覚現象である．例えば，聴覚刺激に対して色彩を感じる，視覚刺激に対して香りを感じる，触覚刺激に対して色彩や香りを感じるなどである．成人で共感覚をもつ人はまれである．しかし，発達障害児の中には共感覚をもつことが多いとされている．また，発達障害児にみられる行為機能障害，複雑な運動が困難といった症状の要因に共感覚の問題が示唆されるという報告もある[25]．

共感覚は，新生児期の発達段階で混沌とした脳によって引き起こされる．生後1カ月までの共感覚は，触覚を視覚的に弁別する（視覚-触覚），暗闇で音源位置を定位する（視覚-聴覚）などである．初期の共感覚は脳全体に伝わるエネルギーの強さに依存しており，光が音に代わっても弁別されない．そして，その後の共感覚は月齢とともに変化し，脳機能の局在が進む．例として，新生児が大人の表情をまねるのは，視覚-触覚の共感覚が関連しており，その後，4カ月児の表情模倣は皮質での顔刺激処理を含む模倣へと変容する（**図5**）[26]．

妊娠後期，出生前の数カ月から胎児の脳は急速に発達する．さらに生後2カ月ごろ，神経細胞どうしの結合であるシナプスが爆発的に形成され，12カ月ごろにピークとなる．その後，シナプスは減少し，環境に適切なシナプスだけが残される．このシナプスの刈り込みは生後8カ月ごろから始まり，10歳ごろまで続く．この刈り込みの異常がASD，ADHD発症となんらかの関係があるといわれている[24]．このことに関して，ADS児の脳体積は生後1〜2年の間に定型発達児に比較して急激に増大し，その後，徐々に定型発達児のレベルに近づくと報告されている[26]．また，解剖例においてASDは脳神経細胞が偏在し高密度となる部分があることが報告されており，神経回路の誤接続が疑われると報告されている[28]．

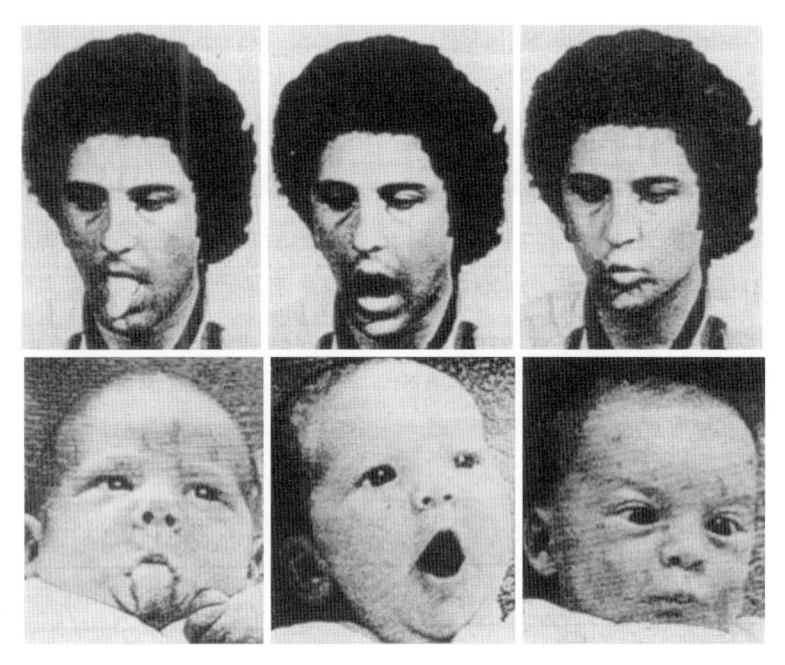

図5 新生児は他者のいくつかの表情を区別し，模倣することができる
（文献27）より引用）

3 ▶▶ ボディーイメージと運動イメージの障害

1）ボディーイメージの定義

　「ボディーイメージ」という言葉を耳にすることが多い．「ボディー」という言葉と「イメージ」というわかりやすい言葉の組み合わせなので，なんとなく意味を捉えることが可能である．直訳すれば，「身体を想像する」あるいは「身体を思い描く」となる．もちろんここでいう「身体」は自らの身体であるから，「自らの身体を思い描く」といった意味になるだろう．あるいは「思い描く自分の身体」としてもよい．ただ，言葉がわかりやすいために，さまざまな解釈が生まれている．例えば，自らの四肢の状態を感じることや，身体認識的な立場から理想の体型とか，社会における自らのポジションといった社会学的な立場まで幅広い解釈が存在する．本書では，発達障害児にみられる姿勢の悪さや，粗大運動の稚拙さを説明するために「ボディーイメージ」の概念を利用したいと思う．このため，立場としては身体認識的な意味合いにより近いが，「ボディーイメージ」をより深く理解するために，まず概念について整理することにする．

　ボディーイメージについて，初期に定義を示したのはSchilder[29]である．1935年にSchilderは，ボディーイメージを「個々人が，おのおのについてもっている身体の空間像」と

定義した．この定義は簡潔であり，理解しやすい．身体そのものに焦点をあてた定義といえる．その後，1954年にKlempere[30]は，「ボディーイメージは，心に浮かぶその人自身の変化する身体の表像からなっているだけではなく，それは知覚，情動，概念，行為，社会との関係によって形成され，また，それらと常に相互関係をもっている」と定義した．この段階で定義は多元的となり，あいまいとなった．このためこの言葉の使い手により，さまざまな解釈が生まれることとなった．これらに対して，神経学者Gerstmann[31]は1958年にボディーイメージを「ボディーシェーマ（body schema；身体図式）であり，ヒトが自分の身体や身体的自己について心の中に形づくる内的な画像（inner picture）であり，モデルであり，はっきりした意識の外側（out of central consciousness）にあるものである」と述べている．これはボディーイメージとボディーシェーマを同義に捉え，無意識な概念として定義している[32]．

　ボディーイメージとボディーシェーマを区別して捉えるべきか，同義とするかは長く議論の対象となっている．イメージとシェーマという言葉を使ったのはHead & Holmesが1911～1912年に発表した論文が最初である．ここでは「イメージは意識されるものであり，意識にのぼるイメージは視覚性である」と説明している．ただし，視覚を失った者でも姿勢制御が可能であることから，イメージは姿勢制御のスタンダードにはならないとしている．これはイメージだけで運動が認識・制御されることはないことを示しており，これを補う概念としてスキーマという言葉を提案した[33]．Head & Holmesが示したボディーシェーマの定義は「複数の図式群からなり，固有感覚により常に更新されるが意識にはのぼらない図式により姿勢を認知でき，触覚による体表の図式により体表への刺激を定位できる」というものだった[34]．ところが，Schilderはボディーイメージとボディーシェーマを区別せずに使用しており，このことがボディーイメージとボディーシェーマに関する混乱の始まりといえる[35]．

　ボディーシェーマの定義について1926年にHead[36]は，「ヒトは姿勢や身体の動きを判断する時，一つの基準となる自分自身のモデルや図を構成する」と仮定し，「ヒトが一つの一貫した形である位置から，別の位置に移動する能力をもつには，このようなモデルが基本的に必要である」としている[32]．Ayers[37]は，1973年に「身体におけるさまざまな解剖学的要素，それらの要素の潜在的運動，運動に際してのそれぞれの要素を関連づける方法についての感覚運動的な意識」と定義した．Frostig[38]は，1970年に「ボディーシェーマはボディーイメージとは異なり，まったく無意識なもので，時間によって変化する．それぞれは触覚的経験や身体からの感覚から生じ，特別な運動をする時，筋肉や身体の各部位の位置を相互に関連させながら調節する機能をもつ」と述べている[32]．

　一方，ボディーイメージでは1978年に立花[39]は「自己の身体について抱くイメージ，も

しくは身体についての概念である．その形成は視覚，聴覚，皮膚感覚，運動感覚などの，過去から現在までのあらゆる心理的・社会的経験との相互関係による」と定義しており，また「ある時期につくられたボディーイメージは新たな身体感覚の経験や，新たな心理的・社会的経験をすることにより，刻々と変容されていく」としている[32]．

　Crithleyは，1979年にボディーイメージとボディーシェーマの混乱を避ける目的で「ボディーアウェアネス（body awareness；corporal awareness）」を提案している．これは「身体を意識すること」といった意味で解釈される[33]．ボディーアウェアネスは目をつぶって，自らの腕に注意を向けると，肘が曲がっているとか，指が硬いものに触れているといった，腕の状態に気づく．この気づきの内容，主観的体験をアウェアネスと呼ぶ[35]．

　このようにボディーイメージの定義はあいまいであり，さまざまな分野で解釈され，使用されるため，やや混乱が生じている．もともとは身体に焦点を絞った，身体認識を扱っていた概念であった．しかし徐々に拡大解釈され，概念に社会的関係が導入されたため，「身体に対する社会的認知」や「身体に対する対人相互作用」を含めるよう変化している．これらを外的ボディーイメージとするならば，身体認識は内的ボディーイメージを考えられる．そして，この2つのイメージは部分的に関連しあい，同時に独立したイメージといえる[33]．

　本書については，前述のように身体認識的な立場でボディーイメージという言葉を使用することとする．ただし，非常に似た概念に「ボディーシェーマ」があるが，「ボディーシェーマ」も明確に定義することは容易ではない．「ボディーイメージ」同様に，身体認識に関わる言葉である．「ボディーイメージ」は，意識的に認識することを前提とする立場が多いのに対して，「ボディーシェーマ」は意識にはのぼらないとされることが多い．つまり，「ボディーイメージ」は意識することができ，「ボディーシェーマ」は意識することができない．体性感覚は，常に身体受容器からの情報を整理しており，姿勢・四肢の状態，身体と環境の関係などをモニターしている．このことは感覚障害の部分で述べた．体性感覚により四肢の状態は，常に中枢へフィードバックされており，この情報を基に姿勢制御，四肢操作が行われる．ただし，この段階で自らの姿勢や四肢の状態を意識することはない．ここまでの状態が「ボディーシェーマ」の定義にあてはまる．ヒトは目をつぶり，自らの姿勢や四肢の状態を思い浮かべることができる．この時，どのようにしてヒトは身体の状況を意識するのか．通常，頭の中に描く，自らの身体の視覚イメージとして，自らの身体を捉えようとする．身体認知において，ヒトは視覚に頼る部分が大きく，われわれは視覚的イメージなしに，自らの身体状況を認識することは困難である．ただし，ここで問題になるのは，先天性の視覚障害者がどのようにして，自らの姿勢・肢位を認識するかである．おそらく晴眼者とは異なる，なんらかの方法により身体を意識していると考えられる．視

覚障害者の意識上の身体イメージを，晴眼者が知る方法は存在しない．確かに晴眼者にとって視覚イメージは非常に強力であり，容易にこれ以外の方法を利用して，身体を意識することができない．ただし，必ずしも視覚イメージが唯一の方法ではない．武術の達人が，「水が流れるような身のこなし」と身体運動を説明したり，高名なプロ野球選手が「エネルギーを一気に爆発させる，体幹のひねり」とバッティング動作を説明したりすることがある．これらのイメージは，一般には理解されない．このような視覚イメージ以外の身体認識は存在するが，一般に理解可能なイメージは，視覚イメージといえる．

　ところで，前述のASD本人の経験談に「コタツに入ると脚がなくなりますよね．みえないから，コタツの中の熱いところに脚を押し付けていたのに気が付かなくって」[3]とある．これは視覚の助けがなくなった状態で，身体をイメージすることができないことを示している．われわれは，常に視覚により自らの身体を認識しているが，視覚情報がなくても，頭の中に構築された身体の視覚イメージと，体性感覚を結び付けることで自らの身体を認識することが可能である．しかし，ASDでは体性感覚の問題か，視覚イメージ構築の問題か，これら2つを結び付けて認識するシステムの問題かは不明だが，視覚情報がなくなると，身体を認識できなくなってしまう．

　以上，本書では発達障害における身体認識の問題に焦点をあてるという立場から，「ボディーイメージ」を「視覚イメージによる身体認識」と定義することとする．

2）ボディーイメージと模倣の発達

　ボディーイメージは，自身が自身の姿勢と四肢の状態を認識することである．このため，ボディーイメージの正確さは，運動の正確さに直接関連している．また，視覚イメージによる身体情報は，客観的な情報と捉えられる．視覚は身体外部の状況を把握するための感覚器である．視覚を用いた身体状況の認識は，それが自らの身体であったとしても，客観的な観察によって行われる．身体の視覚イメージは，第三者からの観察像といえる．ところで，体性感覚に伝えられるさまざまな感覚情報は整理され，身体のある一定の状況が割り出される．体性感覚による身体情報は，前述のボディーシェーマであり，意識上で認識されない．視覚情報と体性感覚情報の2つの身体情報が結び付いた時，はじめてボディーイメージとしての意味がもたらされる．例えば，胎児期7週ごろから胎児は触覚刺激に対して明確な反応を示すことが知られている[24]．これに対して視覚器官は，胎児期18週ごろ形成されるが，実際に視覚情報が意味をなすのは出生後である．つまり，体性感覚の成熟が先行し，視覚は遅れて発達する．この2つの感覚は生後はじめて結び付く．このようにボディーイメージは出生後時間をかけて完成する．その発達過程に関して整理することにする．

Piaget[40]は,乳児の動作模倣に関して報告している.生後10カ月の乳児の顔前で,検者が目を開閉させてみせたところ,対象児は,まず手の開閉動作を行い,続いて口の開閉動作,最後に目の開閉動作を行った.Piaget[40]は,この動作模倣の過程がボディーイメージ発達の過程を物語っていると述べている.まず,視覚による情報として検者の眼の開閉動作が意識され,「開閉」として理解される.ところが,自らの目の開閉を自ら視覚的に確認することはできないので,視覚的に確認可能な,自らの手で「開閉」を動作として再現した.その後,眼同様に視覚的に自らの動きを観察できないが,哺乳動作のため開閉を意識することができていた口で「開閉」を再現した.そして,最後に自らの目で「開閉」を再現する段階に至る[41].模倣動作は,ボディーイメージを利用して視覚的に捉えた身体像を,自らの身体で再現する行動と理解できる.この意味において模倣の発達過程が,ボディーイメージの発達を示すものと考えられる.Piagetの実験は,視覚による「開閉」という抽象イメージが,目の開閉という身体部位を伴った具体的なイメージへ結び付いていく過程を示している.Piagetは0〜2歳の時期が模倣発達には重要であるとし,模倣発達を6段階に整理している(**表2**)[42].Piagetによれば,新生児において観察される,模倣のような動きは反射的なものであり,生後6カ月ごろまでは自他未分化な状態にある.これは真の模倣ではない.6カ月ごろから手足など,自分で視覚的に確認できる範囲で,他者の動きを観察し,同時に四肢を動かす,即時模倣が観察されるようになる.8カ月ごろになり,

表2 Piagetによる模倣発達の6段階 (文献40)より引用)

発達段階	時 期	模倣の内容	例
第1段階	生後数日	反射を使用することによって,後の模倣を準備はするが,まだ模倣はない	他の赤ん坊が泣き出すと同様に泣き出す
第2段階	生後1〜4カ月	反射シェーマは消失して,散発的模倣の段階になる.この時,模倣される見本は乳児がすでにできる運動	大人が乳児の発した声と同じ音を発すると,それを模倣する
第3段階	生後4〜8カ月	すでに自分の発声となった音声や,すでに行った,あるいはみたことのある運動を組織的に模倣する	大人が手の開閉を繰り返すと模倣する.大人がやめると一緒にやめる
第4段階	生後8〜12カ月	すでに自らが行っている運動だが,自分ではみることのできない運動を模倣(顔模倣)	大人が両目を開閉するのをみて,乳児はゆっくり組織的に両手を開閉する.その後,自分の口を開閉する
第5段階	生後12〜18カ月	新モデルを組織的に模倣する	大人が鎖の端を持って時計をつるすのを注意深くみて,大人がそれを下に置くと模倣する
第6段階	生後18〜24カ月	表象的模倣が始まり,模倣がさらに発達する(人間と同様,事物の活動も模倣する)	口を開閉してマッチ箱の開閉を模倣

自ら視覚的に確認することができない部分である口や目の動きが模倣可能となる．さらに1歳を過ぎてからは，見本をみてから時間をおき，その見本が目の前にない状態で模倣する，遅延模倣が可能になる．

こうしたPiagetの説に対して，1977年にMeltzoffとMooreは，生後12〜21日の新生児では，口唇突き出し，開口，舌挺出など，顔の模倣が観察されると発表した（**図5**）[24]．このことは，新生児は視覚に受容した情報を身体で再現する能力をもっていることを意味している．その後，開口と舌挺出に関しては生後数日で観察され，胎齢36週時でも観察されると報告している[42]．この新生児模倣は，視覚的な情報である他者の運動を，即時自己の運動に結び付けるなんらかの機能が，発達の非常に早期から存在していることを示唆している．この機能について，視覚-触運動覚の共感覚が関連しているという報告もある[23]．

ヒトではこうした観察と運動を直接結び付けるシステムが存在し，これにより新生児の模倣動作が起こると考えられる．こうした新生児期の模倣は，生後2カ月ほどでいったん消失し，その後8〜12カ月ごろに再び模倣が観察されるようになる．この時期から現れる模倣はPiagetの報告と一致している．月齢に伴うこれらの変化は，運動発達においても観察されるU字型現象であり，模倣という動作が時間経過の中で，消滅期間を経て2回登場する．これは一見類似した模倣動作であるが，その現象には異なるシステムが作用していると考えられる．新生児期の模倣は，観察した他者の運動によって自動的に引き起こされ，この段階で自己と他者の区別はされていない．8〜12カ月で出現する模倣は自動的に行われるものではなく，他者の動作を認識したうえで自らこれを再現しようとする行為と考えられる．この時期，こうした高度な模倣を行うためにはボディーイメージが構築されていることが必要である．つまり，模倣の過程で他者を観察することにより得られる動作の視覚的イメージを分析し，同様の視覚的イメージを自らの動作に置き換える．その上で，自らの姿勢・肢位を視覚イメージと一致するものへ変化させる．自らの姿勢・肢位と視覚イメージの一致こそがボディーイメージであり，正確に動作模倣するためには高い精度のボディーイメージの構築が不可欠である．新生児期の原始的な模倣動作は，他者と自己を区別していない．そのため，他者の肢位に関する視覚イメージを自己の肢位に関する視覚イメージへ置き換える段階が含まれていない．

ところで，ASD児では模倣の発達過程に異常が指摘されている．ASD児の動作模倣障害を示す動作として「逆バイバイ」がある．つまり，掌を児自身に向けて「バイバイ」と手を振る行動である[43]．ASD児は，自らがみたままを再現していることになる．つまり，母親がASD児に向け手を振る「バイバイ」をみたまま機械的に再現している．ここには他者と自己の区別が存在しない．「逆バイバイ」では視覚情報としての母親の手の動きに対し，ASD児は自らの手を視野に入れ，母親と自己の手を並べたうえで，視覚情報だけを頼

りに2つの動きを模倣しているにすぎない．ここでは視覚イメージとしての自己の手の動きと体性感覚による内部感覚情報のすり合わせが行われていない．

　ASD児のこうした模倣障害は，ミラーニューロンに機能障害があると考えられている[43]．ミラーニューロンの賦活は，単なる運動観察によって引き起こされた，運動に対応した脳の賦活ではなく，賦活の背景に観察の対象が何を目的としているかが含まれている[43]．つまり，他者と自己を区別したうえで，動作模倣を行う不可欠なシステムと考えられる．杉山ら[44]の報告では，ASD児では定型発達児と比較して，運動観察中の脳の賦活が優位に低値であると報告している．

　ボディーイメージの発達の過程で，模倣は不可欠な要素である．ボディーイメージの構築には，視覚情報としての身体と体制感覚情報としての身体が結び付く必要がある．初期段階として，新生児の模倣動作により，視覚イメージと動作の関連づけが開始される．その後，いったん初期の模倣動作は消失し，1歳ごろに出現する模倣は，自らの動作を客観的な視覚イメージに置き換え，さらに体性感覚と関連づけることにより遂行される．ASD，ADHDでは，模倣の未熟さが知られているが，これはボディーイメージ構築のつまずきを示すといえる．

3）運動イメージ

　本書では「ボディーイメージ」を「視覚イメージによる身体認識」と定義した．ボディーイメージは，姿勢・四肢の状態を視覚の助けを得ずに，視覚イメージとして認識することである．ただ，ボディーイメージという言葉の中に，主体的な運動については説明されてない．この点はあいまいであり，静止した状態の身体認識と定義されているわけではない．さまざまな視点において変化する身体に関する認識と解釈できる．この意味で，時間的に変化する身体認識も含み，運動する身体も認識の対象となりうる．

　ところで，「運動イメージ」という概念がある．こちらは明確に主体的な運動を認識することを示している．「ボディーイメージ」と「運動イメージ」の関係を明確に説明することは容易ではない．一見類似しているが，「ボディーイメージ」が受動的な感覚として捉えられてきたのに対して，「運動イメージ」は能動的な運動出力準備のためのイメージを扱うために，まったく異なる概念とされている．ただし，「運動イメージ」は能動的な運動のイメージであるが，運動を伴わず，視覚の助けを得ない視覚イメージを利用することで成立する．ここで扱う視覚イメージは，受動的な体性感覚を基盤として「ボディーイメージ」を基に構築されており，「ボディーイメージ」の確立なしに「運動イメージ」を操作することはできない．「運動イメージ」は，視覚イメージと体性感覚が結び付いた「ボディーイメージ」を利用し，身体の状態を確認しつつ，筋出力想定により身体の視覚イメージを変

化させる過程といえる．つまり，「運動イメージ」は日常生活で蓄積された「ボディーイメージ」による記憶を手がかりとして，視覚イメージ上で運動のシミュレーションを行うことといえる．

発達障害児では運動の稚拙さがみられ，この点を「ボディーイメージ」の未熟さで説明したが，さらに一歩進め，能動的な「運動イメージ」の問題として説明することも可能である．そこで，「運動イメージ」について整理することにする．

「運動イメージ」とは過去の運動経験を短期記憶（working memory）に移し，その記憶を内像（mental representation）に投影する心理的行動とされている．運動イメージを想起すると，その運動制御に関連する運動野が，実際の運動と同じように賦活することが知られている[45]．このため運動イメージは実際の身体運動を伴わない，動作のリハーサルと考えられている．運動イメージが新しい運動の習得や，運動の精度向上に有用であることは広く知られている．運動イメージは，実際に運動を実行した時と同様の可塑的な脳皮質変化をもたらすとされており，学習やリハビリテーションに導入されている．

運動に関連する脳活動の連携は，以下の流れとなる．脳において運動を意図すると，前頭連合野から運動の指令が出る．そうすると，補足運動野と運動前野におけるプログラム作成，小脳や基底核における調整・協調を経て，一次運動野に投射される．これを受けて一次運動野が賦活し，筋収縮の最終出力が行われる（**図6**）[46]．運動イメージ中の脳活動を分析した研究では，補足運動野，運動前野，一次運動野などに賦活が観察されたと報告している[39]．運動イメージは，実際の運動を伴うことはなく，認知活動である．認知活動で

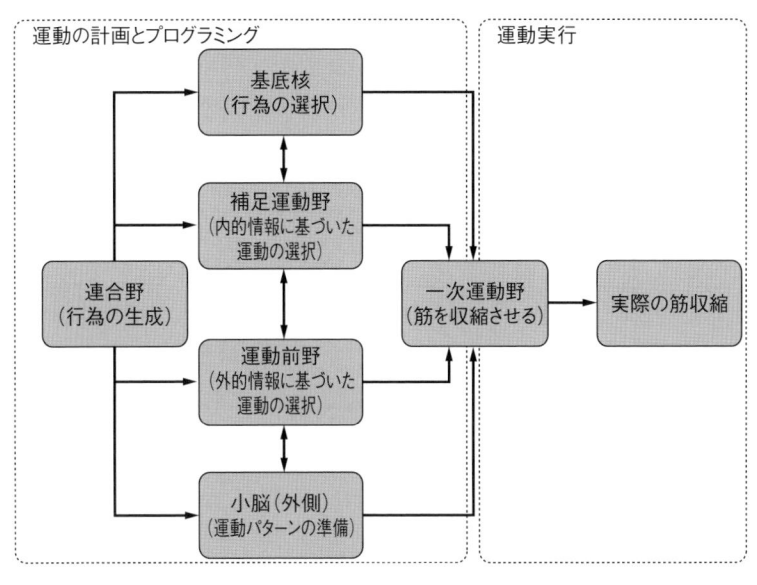

図6　運動に関わる脳領域の外観図（文献46）より引用）

ある運動イメージ想起により，これら運動に関わる脳部位が賦活したことは，認知としての運動イメージが実際の運動と結び付いていることを示している．運動イメージは，視覚イメージとして認識される自らの身体運動である．ところで，前述した運動に関わる脳機能であるが，脳には運動が正確に行われたかを確認するシステムが存在する．遠心性コピー（エフェレンスコピー；efference copy）である．例えば，一次運動野から筋に対して遠心性出力が行われることで筋が収縮し，これにより関節運動が起こる．この時，筋へ出力されるのと同じ情報が脳内の照合システムへ送られる．これが遠心性コピーである．照合システムでは体性感覚からフィードバックされた情報と，遠心性コピーの比較が行われる．つまり，一次運動野からの出力により，筋収縮が起こり肢位変化するが，この時，意図どおりに肢位が変化しているか，体性感覚からのフィードバック情報と比較が行われる．結果として誤差があれば，一次運動野に情報を送り，出力情報の修正が行われる．一次運動野からの出力情報は個々の筋，あるいは筋線維に対して行われるが，総体として関節運動，肢位変化，姿勢変化として捉えることが可能である．この総体としての情報が遠心性コピーである．これは姿勢・肢位の情報であり，通常，意識上で認識されることはないので，前述の定義でいえば，ボディーシェーマに近いものと考えられる．もちろん体性感覚からのフィードバックも同様にボディーシェーマ形式と考えられる **(図7)**[41]．運動イメージは，実際の運動を伴わない形で身体運動を視覚イメージとして想起する行為である．前述のように運動イメージで一次運動野に賦活が観察されていることから，運動イメージによって遠心性コピーが作成されている可能が高い．ここで行われる脳内の情報交換を整理すると，実際の運動では，①運動想起，②出力プログラムの作成，③出力と同時

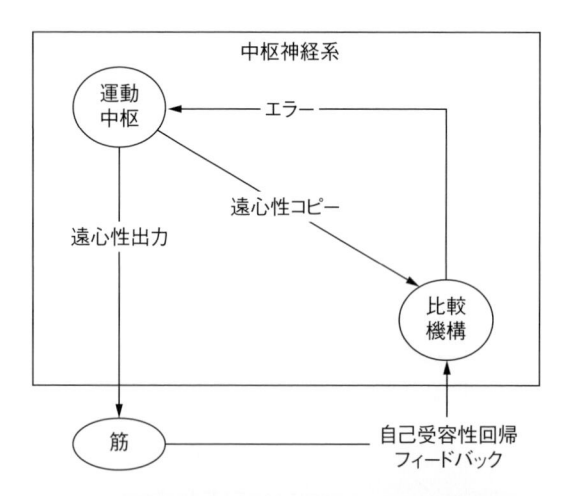

図7 身体運動を実行させるための脳の情報処理に関する模式図．知覚運動ループとも呼ばれる
（文献41）より引用）

に遠心性コピーの作成，③身体運動の発現，④体性感覚フィードバック，⑤遠心性コピーと体性感覚フィードバックとの照合となる．運動イメージでは，①運動イメージの想起，②出力プログラムの作成，③遠心性コピーの作成である．ここでやりとりされる情報は，動きを伴うボディーシェーマといった形式をとる．出力プログラム，遠心性コピー，発現した身体運動，体性感覚フィードバックは，すべて同一のボディーシェーマにより重ね合わすことが可能である．一側上肢を動かすような単純な運動であっても，多数の筋活動の協調が必要であり，出力プログラムはボディーシェーマに重なる情報に整理されている必要がある．運動イメージは，このボディーシェーマを視覚イメージより認識可能にした状態と考えられる．発達障害児では，運動イメージの想起が苦手な場合が多い．また，前述のように運動に稚拙さが目立つことは事実である．このことから，運動イメージの操作能力と実運動プログラムの作成能力に強い関連性が示唆される．

4）人称の異なる運動イメージ

　運動イメージは2つに分けられる．一つは自らの運動をイメージするので，一人称的イメージといわれる．一人称的イメージは，筋感覚的イメージ（kinesthetic motor imagery）とも呼ばれる．もう一つは，他者の運動をみているようなイメージで，三人称的イメージといわれる．三人称的イメージは，視覚的運動イメージ（visual motor imagery）とも呼ばれる．一人称的イメージが，筋感覚的イメージと呼ばれる理由は，身体運動を筋収縮状態から捉えようとしているからである．しかし，一人称的イメージであっても視覚的イメージを否定するものではない．ボディーイメージでも解説したが，われわれは通常，身体の状態を視覚イメージの助けなしに想起することは困難である．一人称的イメージでは，自らの身体を自ら視覚的に確認する映像としてイメージされる．三人称的イメージは，他者の運動を観察するイメージなので，当然映像としてイメージされる．

　一人称的イメージは自らの運動と強く関連づけられており，前述のように一次運動野の賦活を促す効果が大きいとされている．三人称的イメージは，客観的に他者の運動を観察しているだけの状態か，他者の運動を自己が理解し，自己の運動として認識することができるかにより脳の反応が異なる．これは，前述した動作模倣にも関連する．発達障害児では動作模倣が苦手である場合が多いが，運動イメージにおいても，三人称的イメージにおいて想起に困難感が伴う可能性がある．

　どちらの人称で認知されるかは，イメージする運動の種目にも依存することが考えられる．例えば，「目前のカップに手を伸ばす」といった課題であれば，自然に一人称的イメージとして想起される．これに対して，体操競技未経験者にバク転や後方宙返りをイメージしたとしたら三人称的イメージでしか想起することができない．体操選手であれば，一人

称的イメージで後方宙返りを想起することができるかもしれない．つまり，運動イメージは，過去の経験を頼りに動作映像を構築するので，運動経験がある動作は一人称となりうるが，運動経験がない動作は三人称となり，一人称にはなりえない．

　運動イメージが脳からの出力プログラムや遠心性コピーと重なることを述べたが，出力プログラムや遠心性コピーもまた過去の運動経験をもとに構築されるので，運動経験の動作種目に関する運動イメージで運動野の賦活を促すことは考えにくい．逆に，日常的に経験されるような動作種目であれば，三人称的イメージであってもイメージを分析し，自らの運動に置き換えて再構築することで，運動野の賦活を促すことが可能と考える．

　これまでに人称の異なる運動イメージに関して，さまざまな研究がなされている．いくつか紹介する．菊池[47]は，ASD児とダウン症児を対象として，異なる映像から自己を認識できるか実験している．目前の大型モニターに対象児自身が映し出されている状態で，3種類の条件を提示した．①時間的遅延なく，対象児の動作がモニターに「鏡像」として映し出される．②時間的遅延なく，対象児の動作がモニターに「反転像」として映し出される．③2秒の遅延を待って，対象児の動作がモニターに「鏡像」として映し出される．この結果，ダウン症児では映像が自己であるとの認知が，条件①，②，③の順で低下するのに対して，ASD児ではどの条件でも差がなかった．この結果は，ASD児では他者と自己の認識が確立していない可能性が示唆された[48]．

　國平ら[49]は，動作模倣について定型発達児と自閉症児を比較している．検者と対象児の位置に関しては，①検者と対象児が向かい合わせの位置，②検者と対象児が横に並ぶ位置の2条件とした．動作の提示をする際，①鏡映像条件，②非鏡映像条件の2条件で行った．この結果，定型発達児，自閉症児ともに，検者の位置に関わりなく，非鏡映像条件で模倣が困難だった．また，条件ごとに定型発達児と自閉症を比較すると，鏡映像では差がなかったが，非鏡映像条件では自閉症児は間違いが多かった．自閉症児は定型発達児に比較して，イメージを反転し理解するメンタルローテーション能力が低いことが示唆された．鏡映像の模倣では，検者の動作を分析，理解する過程が必要ではなく，単純に視覚刺激に身体運動を同調させることで模倣可能である．自閉症児が検者を他者として認識していない可能性も示唆される．

　メンタルローテーションは回転して提示された映像を脳内で操作し，正位像をイメージする心的活動である[35]．メンタルローテーション課題に四肢など身体部位の刺激を使用すると，実際の四肢の機能が反映することや，脳内の運動関連領域が賦活することが知られている[41]．

　三人称的イメージ構築には，前提として他者と自己が明確に区別されている必要がある．自己の身体から，分離した存在として他者が存在することが認識できなければ，三人

称のイメージをもつことができない．前述の菊池，國平らの研究では，どちらもASD児において他者が明確に理解されていないことを示している．

　三人称的イメージ構築に関する次の課題は，動作の分析である．他者のどの部位がどの方向に動いているのか理解する必要がある．ASD児では，鏡像に対しては反応するが，非鏡像では反応できない．これはメンタルローテーション課題となっており，他者の動作を脳内で回転し，自己と同じ方向に置き換え理解することの問題として捉えられる．

　三人称的イメージ構築の最終段階は，他者の運動を自己の運動に置き換えることである．この段階では，自己の運動経験を手がかりにする必要がある．経験のある運動であれば比較的容易であるが，経験のない運動ではパーツとしての運動を組み上げ，総体としてのイメージを構築する必要がある．

　逆に自己の運動イメージとしては，一人称的イメージから三人称的イメージへ客観性が段階的に向上する．歩行というような日常的な動作であれば，通常われわれは一人称的イメージと三人称的イメージのどちらでも想起することが可能である．一人称的イメージでは，自己を視覚的に確認する映像イメージとして歩行をイメージする．三人称的イメージでは，自己の歩行動作を第三者的視線から全体像として捉えた映像イメージとなる．自己の運動を詳細に確認する方法として，運動を第三者的な視線で確認する方法がある．野球選手が，自らのバッティングホームやピッチングフォームを動画撮影し，確認することがある．音楽家が自らの演奏を録音，あるいは撮影し確認することがある．これは運動イメージの客観化である．運動の一人称的イメージは，過去の運動経験から構築されるイメージであり，厳密には，客観的な評価とずれていることが多い．われわれはプロのアスリートや音楽家ほどの精度がないにしても，自己の運動について一人称的イメージと三人称的イメージの双方をもっている．このイメージの2つの間の差が大きいほど，実際の運動は客観的には稚拙となる．他者の運動から得られた三人称的イメージを自己の運動である一人称的イメージへの変換については前述したが，この逆もありうる．つまり，自己の運動に関する一人称的イメージの三人称化である．われわれは，運動経験の中で一人称的イメージと三人称的イメージを育て，この2つのイメージをやりとりすることで，運動の精度を高めている．

　発達障害児では三人称的イメージの想起が苦手であることと，運動の稚拙さを併せて考えると，自己の運動の三人称化が未開発である可能性が示唆される．自己の身体認知を進め，運動機能を向上させる方法として，運動イメージの三人称化を進めることの有用さが考えられる．

4 ▶▶ 姿勢制御障害

1）姿勢制御の整理

　発達障害では，粗大運動の稚拙さが指摘されている[16,47]．ところで粗大運動は，随意的な四肢の運動に，姿勢が適切に対応することが求められる．ヒトの体は多数の関節により成り立っており，これらは意識されることなく制御され，姿勢は安定した状態に保持されている．一側上肢を挙上するなど，簡単な運動であっても体幹の筋は姿勢を保つために，即座に反応する．ヒトの姿勢はもともと安定性が低い．特に立位姿勢では，約 30 cm^2 ほどの基底面の上に，150 cm 以上の体が立っている．片側とはいえ上肢の質量は大きく，挙上すると，これによりバランスは崩れ，すべての筋が反応して姿勢制御しなければ，容易に重心は基底面から外れて転倒してしまう．このように意識されないが，姿勢制御は常に行われており，四肢・体幹のすべての筋が統合して活動している．ヒトが外乱などで転倒しそうになる時，体幹筋を緊張させる，下肢を踏み出すなどして転倒を防ぐ反応が姿勢制御であり，バランス反応とほぼ同様の意味をもっている．バランスが悪いなどと表現することがあるが，これは姿勢制御が未熟であると言い換えることも可能である．

　姿勢制御は出生時には未熟な状態にあり，その後，成長する中で急速に完成される機構である．成長過程において姿勢制御の成熟が遅れると，姿勢が不安定である，転びやすいなどの症状となって現れる．発達障害では粗大運動における不器用さとともに，バランスの悪さが指摘されている．

　松田ら[50]は軽度発達障害児を対象として，バランス能力について調査を行った．具体的には，発達障害児の立位バランス能力を重心動揺計にて定量的に評価した．対象は発達障害児群 17 名（平均5.4歳），定型発達児 17 名（平均5.4歳）であった．この両群を比較した結果，開眼・閉眼時とも発達障害児群と定型発達児群よりも単位面積軌跡長，矩形面積，外周面積，実効値，実効値面積，X 方向動揺速度の平均値に有意差を認めた．開眼時では X 軸上での重心動揺変化・動揺速度が大きく，閉眼では Y 軸上での重心動揺変化・動揺速度が大きかった．特に，閉眼時で開眼時より定型発達児，発達障害児ともに，重心動揺は増大する傾向にあったが，発達障害児群においての変化が顕著で，開眼との間に有意差があった項目が多くみられた．これは静止立位の重心動揺の評価結果であるが，定型発達児群と比較して発達障害児群で動揺が大きく，姿勢制御の未熟さが示唆された[50]．

　姿勢制御は無意識に行われるために，本人が自覚することは少ない．姿勢制御における障害が重篤な場合は，座位や立位姿勢保持を獲得することができず，歩行できない．このように重篤な姿勢制御障害は脳性麻痺などでみられる．発達障害は，基本的に歩行を獲得

するので，重篤な障害とはいえない．ただ未熟であり，このことで姿勢保持が不安定になり，さまざまな運動に支障をきたしている．この意味で発達障害の運動の特徴を理解するうえで，姿勢制御の発達過程を詳細に知ることが必要である．

2）運動発達

　ヒトは生後約12カ月で立位保持が可能となり，歩行が可能な状態にまで段階的に変化する．この12カ月の変化は，一般的に変化の道筋が知られている．ところで，こうした姿勢制御の変化は，姿勢反射の成熟に裏打ちされている．

　姿勢保持は全身の関節が固定され，完全に静止した状態の維持ではない．変わり続ける姿勢状態に全身の関節が対応し続ける結果である．姿勢保持のための筋活動は，非常に複雑で，意識的に行うことはできない．全身の筋活動は，意識することなく重心の変化に対して自動的に行われており，この反応機構が姿勢反射である．姿勢反射は出生から経時的に変化し，協調して働く形へ完成されていく．この変化は中枢神経系の成熟過程に沿うものであり，正常発達における変化の様子を基準として，対象児の成熟程度を評価することができる．また，姿勢反射は，さまざまな反射・反応を含む広い概念であり，原始反射，立ち直り反応，平衡反応に分類することができる（図8）[51]．

a．原始反射

　原始反射は，出生後早期に出現し，やがて表面的には観察されなくなる反射である．一定月齢を過ぎても，なお観察される場合は中枢神経系の異常が疑われる．また，原始反射は成長して生活していく中では意味をもたなくなってしまう反射である．しかし，出産の瞬間，母親の産道を抜けるための，あるいは出産直後に哺乳し生命維持するために必要な反射とされている．

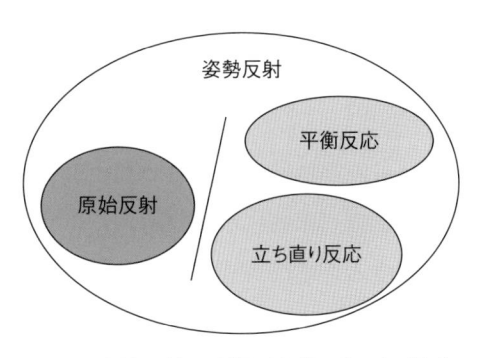

図8　姿勢反射の分類（文献51）より引用）

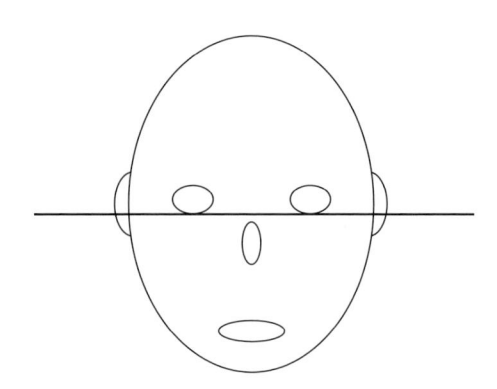

図9 立ち直り反応（文献51）より引用）

b．立ち直り反応

　立ち直り反応は，空間において頭部を正常な位置に保つように反応する．ヒトの場合，頭部の正しい位置とは垂直となり口裂が水平となる状態である．重力下において，平衡は視覚，迷路，体性感覚からの情報により確認される．特に重要な情報は視覚と迷路からもたらされる．ところで，視覚と迷路は頭部に存在する．視覚と迷路が確実に，平衡に関する情報を得るためには，頭部がまず三次元空間において安定することが必要となる．立ち直り反応は，三次元空間における頭部の位置を安定化させるために働く．新生児は背臥位で過ごすことが多いが，立ち直り反応の成熟とともに，腹臥位と寝返りが可能となり，定頸が完成する．この反応が欠如すると，空間で頭部を垂直に保つことができない(図9)[52]．

　定頸は突然可能となるわけではなく，生後8カ月をかけて徐々に完成する．背臥位と腹臥位における頭部の状態を計測すると（図10），月齢とともに安定化の変化を確認することができる．図11は月齢と定頸の状態を示している[54]．屈曲群は，背臥位から上体を引き上げた時に頭部と体幹を直線的に保持可能な角度であり，伸展群は腹臥位で頭部を挙上できる可能な角度である[53]．総合点は，この両角度から主成分分析により算出した総合点である[50]．このように定頸は一定の時間をかけて完成するが，これは立ち直り反応が生後成熟する過程を示している．

c．平衡反応

　平衡反応は，座位・立位といった姿勢を保持するために働いている．例えば，立位において後方から外力が加わると，下腿三頭筋に収縮が起こり，つま先立ちになって重心線を前足部に移し，転倒を防ごうとする．また，前方よりの外力では，足趾背屈，足関節背屈が起こり，重心線を後方に移す．さらに側方よりの外力では，外力が加わった側の反対側の下肢へ体重移動が起こる．この時，体重が移動した側の足関節は内反し，足部の外側で

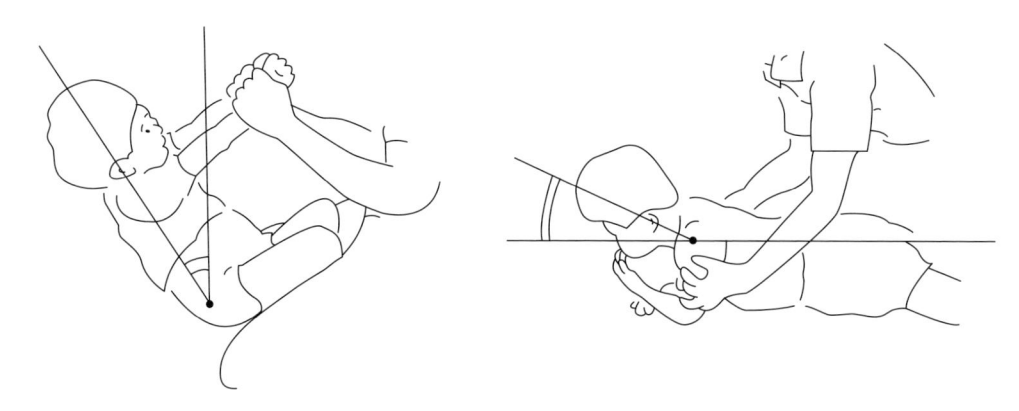

a. 屈筋群の測定法　　　　　　　　　　b. 伸筋群の測定法

図10　測定法（文献53）より引用）

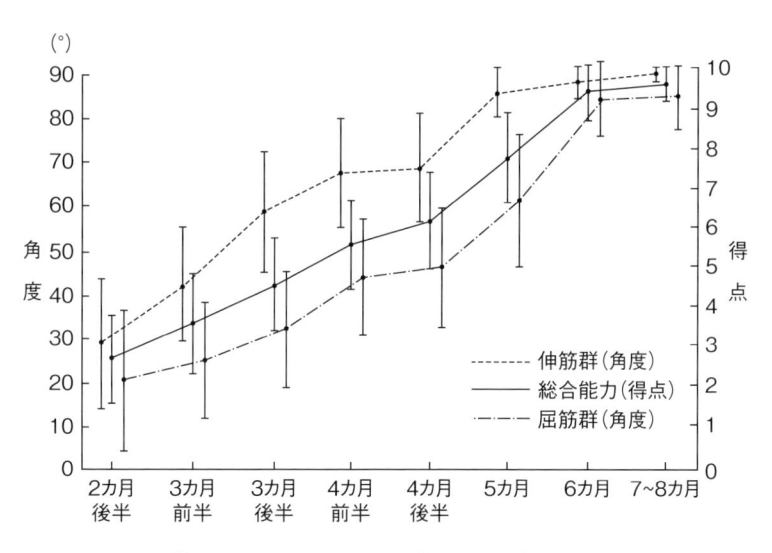

図11　月齢と頸のコントロール能力の関係（文献53）より引用）

体重を受けて転倒を防ごうとする．外力が大きく，さらにバランスが崩れた時は，四肢を踏み出して転倒を防ぐ．平衡反応は臥位，座位でも観察される．バランスが崩れた時に，肢位を変化させることで，基底面外に重心線が外れることを妨げ，これにより転倒を防ぐ反応と定義される．なお，平衡反応は座位・立位など姿勢ごとに定義される**（図12）**[51]．

平衡反応における感覚器は，立ち直り反応と同様，視覚，迷路，体性感覚である．もちろん，視覚と迷路からの情報は姿勢保持に重要であることには違いはないが，体性感覚も姿勢保持には大きな役割を果たしていることが知られている．

渡邊ら[55]は，健常成人を対象として足部冷却が，立位バランスに及ぼす影響を分析している．この結果，立位重心動揺を計測した場合，足部冷却後では総軌跡長，矩形面積にお

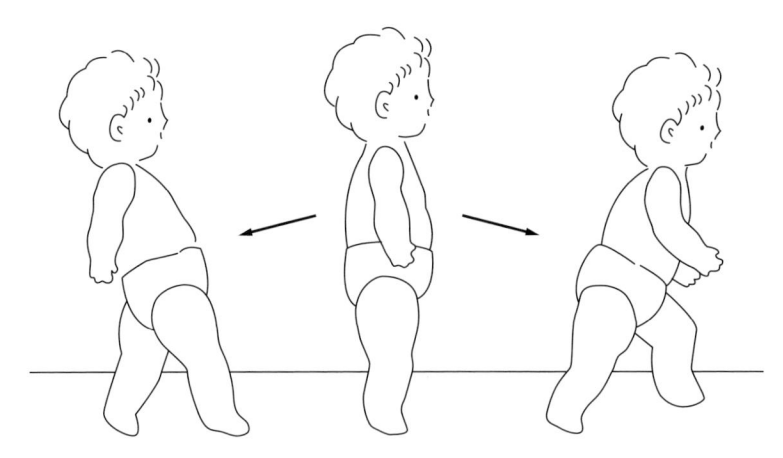

図 12　立位平衡反応（文献51）より引用）

いて，冷却前と比較して有意に拡大することが示された．また，ファンクショナルリーチテストでも，冷却後に有意に値は減少した．

峯松ら[56]は，高齢者を対象とし，足底へ振動刺激を与えた場合のバランス機能の変化を分析している．この結果，立位重心動揺では振動刺激後，総軌跡長，外周面積，RMS（Root Mean Square）面積，RMSが有意に縮小した．また，10 m自然歩行時間，time up and go testの値は有意に減少した．

足部の感覚は，立位平衡反応に強く関連していることが知られている．特に足底の圧覚と足関節底屈・背屈筋の固有受容器は，重心が基底面のどの位置に落ちているかを知る手がかりとなっている．前述の冷却刺激は，足部の感覚の感度を低下させることで立位バランスが悪くなることを示している．逆に足部への振動刺激は，足部感覚を一時的に活性化しており，このことで立位バランスと歩行の成績が向上したことを示している．これらの結果は，体性感覚に問題を抱える発達障害における姿勢制御低下を理解するための糸口となりうる．

3）月齢に伴う姿勢変化

新生児期は，背臥位で過ごすことが多い．頭部の立ち直りはなく，引き起こすと，頭部は後方に残る．覚醒時，四肢にはランダムな屈曲・伸展運動が観察される．

生後3カ月では，腹臥位にすると，頭部を挙上することが可能となる．生後4カ月ごろには，さらに脊柱を伸展させ，前腕で上体を支持することが可能となる．生後5カ月ごろは，側臥位・腹臥位へと寝返りが可能となり始める．生後6カ月では，座位をとらせると両手を体の前について数秒座れることが可能となる．ただし，床から上肢を挙上することはできない．一側のみ短時間挙上することがあるが，バランスを崩してしまう．脊柱は伸

展せず円背となる．バランスを崩すと容易に転倒してしまう．生後8カ月では，座位で脊柱を伸展することが可能となる．座位は安定し，両上肢を自由に操作することが可能となる．両手でおもちゃを持って遊ぶことができる．バランスを崩すことも少なくなるが，まれに後方に転倒することがある．生後10カ月では，転倒することはなくなる．体幹を回旋して後方のおもちゃにリーチすることも可能になる．骨盤は前傾・後傾中間位となり，脊柱のS字カーブが明確となる．さまざまな形での起座位が可能となり，体幹を回旋および一側上肢を伸展させて起き上がることも安定して行える．また，四つ這い移動を活発にすることが可能となる．座位から四つ這い位の姿勢変換を体幹の回旋を交えてスムーズに行える．さらに膝をついた四つ這いから足底をついた高這いへと変化し，階段を四つ這いで昇ることができ始める．台などにつかまって起立することが可能となる．しゃがみ込むこともできるようになり，座位，四つ這い，起立の姿勢変換を活発に行う．台などにつかまり伝い歩きが可能となる[51]．生後12カ月では，台などにつかまることなく，座位から四つ這い位を経て，起立することが可能になる．また，独歩が可能となる．この時，両上肢を頭部横に挙上したハイガードの姿勢をとる．歩隔は肩幅よりやや広く，ワイドベースとなる．歩行時，体幹の回旋はみられず，側方動揺の大きい不安定な歩行となる．バランスを崩しやすく，尻もちをついたり，転倒することも多い．生後14カ月では，屋外でも活発に歩行する．歩行に伴う体幹の回旋がみられるようになり，歩容は安定するが，まだときおりバランスを崩し転倒することもある．両上肢を腰横に広げるミッドガードの姿勢をとることが多い[51]．生後18カ月では，さらに歩行は安定し，バランスを崩しても転倒することはなくなる．手すりなどにつかまれば，一人で階段昇降が可能となる．生後24カ月では，走行および両足ジャンプが可能となる．生後36カ月は，片足立ちが可能となる．

4）歩行獲得後の姿勢制御

姿勢をどのようにして保つのかについて，姿勢反射との関係で説明した．この機構は，さまざまな感覚器からの情報をいったん中枢に伝達し，この情報を解釈・整理した後に末梢の運動器を反応させる連係から成り立っている．つまり，感覚器および中枢・運動器のループとなっている．末梢の感覚器から姿勢に関する情報を中枢神経へ伝達する部分をフィードバックと呼ぶ．これに対して，中枢から末梢へ遠心性神経線維が連続しており，この連続した関係をクローズドループと呼ぶ．姿勢反射による姿勢制御は，基本的にこのフィードバック制御を意味している．ところで，姿勢反射は静的な姿勢の保持，あるいはゆっくりとした動きに応じた姿勢の制御方法と考えられている．フィードバック制御が姿勢保持に重要な役割を果たすことは明らかである．しかし，フィードバック制御には最低限でもわずかな処理時間を必要とする．このために，速い動きに伴う姿勢保持には異なる

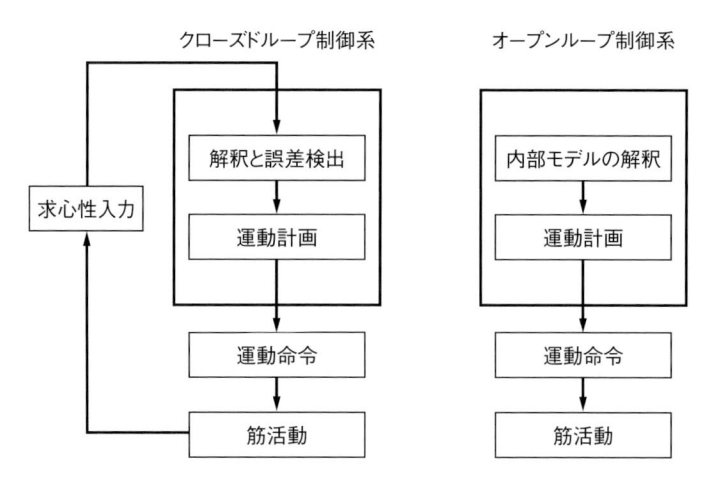

図13 クローズドループとオープンループ（文献57）より引用）

制御機構が必要である．乳児がはじめて立ち上がる時，あるいは子どもが新たなスポーツ技術を取得しようとした場合などは，フィードバック制御が全面的に関わっていることは間違いない．動作に習熟するに従い，末梢からのフィードバックなしに運動器が反応するようになる．この反応は，動作に従い次の瞬間姿勢に何が起きるのか予測し，運動器が活動していると考えられる．この反応を予測制御という意味合いでフィードフォワード制御，あるいは閉じられたループが形成されていないという意味からオープンループ制御と呼ぶ（**図13**）[57]．

フィードフォワード制御は，運動プログラムが中枢神経に用意されており，運動は感覚のフィードバックなしに行われる．ここで行われる一連の運動プログラムは，意識されることなく遂行される．これらの運動プログラムは，はじめから用意されているものではなく，運動経験やトレーニングによって形成される．運動プログラムの蓄積には小脳が関与していると考えられている．例えば，幼児がはじめてサッカーボールを蹴る動作を行う時，ゆっくりとした動作でなければ行えない．蹴る動作は不安定で，動作の途中でたびたび運動の微調整を必要とする．この状態はフィードバック制御に依存した動作と考えられる．こうした動作では，動きに合わせて全身の筋が協調して活動する必要がある．また，蹴る動作は軸足で立ちながら反対側の足を振り上げ，ボールを蹴るという一連の姿勢変化を伴っている．各動作でバランスを保ち転倒を防ぐため，感覚フィードバックにより体幹および四肢の筋活動を調節する．ただし，フィードバックに頼ると一定以上の速さでは運動することができない．同じ動作を繰り返し経験すると，一連の姿勢変化に伴う筋活動が運動プログラムとして小脳に蓄積される．運動プログラムが形成されると，感覚フィードバックを遮断した状態でも動作が遂行可能となる．フィードバックを必要としなくなる

と，運動はよりスムーズで敏速に遂行可能となる．

発達障害は，姿勢調節と運動の未熟とされている．具体的には，体操や球技といった粗大運動を苦手とする傾向が指摘されている[5]．また，日常的な活動量の低さ，定緊張，姿勢の悪さ，転びやすさなどが指摘されている[6]．運動タイミングの障害など，さまざまな運動に関する障害も報告されている[7]．発達障害におけるこうした特徴は，フィードバック制御とともにフィードフォワード制御の不具合が一要因と考えられる．

5）脊柱を支える要素

発達障害ではバランスの悪さ，運動の稚拙さとともに，姿勢の悪さの指摘が多い．この点も姿勢制御の未熟さを示すものといえる．ところで，姿勢制御は多数の筋が協調して働くことで成り立っている．中枢における制御機構はすでに述べたが，これを筋の側面からみると，筋がいかに効率よく保持のために働いているかということが問題となる．

近年，姿勢の安定という視点から体幹の安定性保持メカニズムに関する報告が多くみられている．これらは体幹筋の活動が適切でない場合，脊柱は不安定となり，姿勢が崩れるといったものである．発達障害児は，立位であっても座位であっても，脊柱を中間位に保つことが困難であることが多い．円背，あるいは机にもたれた座位になってしまうことが多い．こうした症状は，体幹筋が適切に活動していないことが原因と解釈できる．

そこで，体幹安定化のために働く筋について整理する．体幹筋は，その解剖学的な配置で「ローカル筋」と「グローバル筋」に分類することができる．ローカル筋は隣接した数個の分節内に起始と停止があるのに対して，グローバル筋は起始と停止が離れている（**図14**）[58]．これらの分類は背部筋で考えるとわかりやすい．広背筋，腸肋筋，最長筋はグローバル筋であり，多裂筋はローカル筋と考えられる．腹部筋では腹直筋，内外腹斜筋はグローバル筋と考えられる．これら筋群は運動学的特徴も異なっている．ローカル筋は隣接

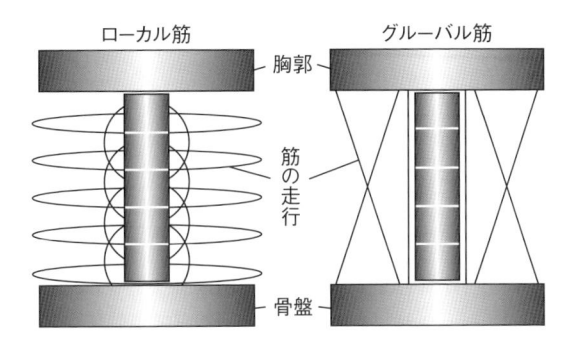

図14 ローカル筋とグルーバル筋（文献58）より引用）
ローカル筋は数個の分節内に起始と停止があり，グルーバル筋は起始と停止が離れている

した脊椎の動きを安定化させる働きをもっており，脊柱を部分的に硬直化させる．これに対してグローバル筋は，複数の脊椎あるいは脊柱の全体にモーメントとして作用する．グローバル筋は起始と停止の位置が離れている分，脊柱に作用するモーメントは大きい．

　脊柱の安定を考える時，ローカル筋あるいはグローバル筋のどちらか一方のみで説明することはできない．それぞれ役割が異なっており，これらが協調して働く必要がある．

　分類としては，表在筋と深部筋といった分類もある．表在筋は皮下表層に存在する筋であり，深部筋はその深部に存在する筋である．表在筋はグローバル筋，深部筋はローカル筋に一致する．体幹筋では，腹直筋および内外腹斜筋，脊柱起立筋は表在筋，腹横筋および多裂筋は深部筋と考えられる．これ以外に大腰筋，腰方形筋も深部筋である．

5 ▶▶ 協調運動障害

1）発達性協調運動障害

　発達障害児において，運動のぎこちなさや不器用さが指摘されている．もともと運動発達には個人差があり，学齢期には運動の得意な児と苦手な児の差も明らかになってくる．しかし，こうした個人差のレベルを超え，学習や日常生活に支障を及ぼすレベルで，運動に問題を示すことがある．このような症状を示す概念としてDCDがある．DCDが認知されるに至る以前，こういった運動のぎこちなさを示す概念として，いくつかの用語の変遷がみられた．まずMBD（微細脳機能障害症候群）がある．MBDは，現在使われていないが，現在の発達障害を示す概念であった．MBDが示す症状の中で，非常に微妙な所見を微細神経学的徴候としているが，これらはDCDの症状と重なる部分が多い[59]．clumsiness（不器用），協応運動困難児は，DCDとほぼ同様の概念として現在も使われている．注意障害・運動知覚障害は運動面の問題だけではなく，注意や感覚の問題にまで広げた概念である．ADHD，LD，DCDが隣接した障害であり，お互い重なる部分が多いことから，これらをまとめて捉えた概念といえる．この概念は北欧では長く使われている．また，発達性失行，総合運動障害，知覚運動統合障害，運動学習困難などの用語は，DCDとほぼ同じ意味で使用されている[59]．

　DSM-Ⅳでは，315.00：読字障害，315.1：算数障害，315.2：書字表出障害，315.31：表出性言語障害，315.32：受容-表出混合性言語障害，315.39：音韻障害，315.4：DCDの順に整理されている．このように，DSM-ⅣにおいてもLDに隣接した障害として分類している．

　ところでPDDは，現在ではASDに置き換えられた概念であり，自閉的傾向を主な症状としている．脳性麻痺のように明らかな随意運動の障害は観察されない．ただし，PDD

(ASDを含む概念)における運動機能面として,体操や球技といった粗大運動を苦手とする傾向が指摘されている[5]. また,姿勢の悪さ,転びやすさなども指摘されている[6]. こうした運動の稚拙さ,不器用さはDCDの症状と重なる部分である. DSM-Ⅳに示される,「PDDの基準を満たすものは除外する」に関しては,どちらの診断を優先するかといった解釈が妥当である. ADHDとPDDに関しても,双方の基準を満たす場合はPDDを優先し,診断名とする. 診断名の優先順位では基本的に,重いものを優先するとされている. この方法に従うと,社会性の障害であるPDD(ASD)を含む概念が,診断において一番優先順位が高い.

世界的診断基準である世界保健機関(WHO:World Health Organization)のICD-10では,運動機能の特異的発達障害(SDDMF:Specific Developmental Disorder of Motor Function)という疾病分類がほぼDCDと一致する. 診断基準は,以下である.

①標準化された微細または粗大な協調運動の検査における評点が,その小児の年齢の基準をもとにして期待される水準から,少なくとも2標準偏差以下である.
②基準①の障害のために,学業成績あるいは日常生活の活動に明らかな支障をきたしている.
③神経学的障害の所見はない.
④主要な除外基準:標準化された検査を個別に試行してIQが70以下.

ICD-10におけるSDDMFの基準では,PDDを除外するといった項目は存在しない. ただし,「神経学的障害の所見はない」という項目から脳性麻痺は除外される.

ここでDCDと他の疾患との関連性について整理しておくことにする. DCDの発生率は5〜11歳の子どもの6%に達するといわれている[60]. 他の疾患との関係でみると,ADHDの約30〜50%,LDの約50%に併存するとされている[61]. ADHDと運動知覚障害を併せ持つ,DAMP症候群(Deficit of Attention, Motor Control and Pereception)という概念がある. ADHDとDCDの併存は,DAMP症候群のほかに,DCD plus, different subtype of ADHDという捉え方もある[57]. 日本におけるDAMP症候群を推定調査した結果,発生率は1.3%と推計された. なお,ADHD単独は4.2%,DCD単独は3.8%であった[57].

DSM-Ⅳにおけるアスペルガー症候群の診断基準には「不器用さ」という項目がある. またICD-10にも「著しく不器用であることが普通である」という記載がある. このようにASD(PDD)とDCDが併存することは臨床的には周知の事柄であり,これらを独立した疾患として捉えることに違和感がある. これらの矛盾から,2013年発表のDSM-5では,ASDとDCDの併存を認める形で改訂がなされた[62].

最近の脳科学研究では,「社会性」も「協調性」も自己を基準に他者や周囲の環境を認識

する過程が必要とされている．このことは社会性の障害であるASDと協調性の障害であるDCDに共通の因子が隠されていることを示唆している．例えば，ASDでは運動制御や運動学習時の内部モデル構築に，視覚情報よりも固有感覚情報に頼る傾向が示されている．固有感覚情報への依存が高いほど，模倣や社会性の障害が重篤である．このことはASDにおける社会性の障害に，内部モデル構築の問題が関連していることが考えられる．このことを踏まえると，ASDとDCDを分けて考えることは困難である．

2）発達性協調運動障害にみられる症状

　協調運動とは，複数の筋を統合して活動させることで，まとまった動作を行うことである．DCDでは，まず運動発達の遅れとして認識される．その後，歩行を獲得し，定型発達に追いついたかにみえるが，持っているものを落としやすい，不器用，字を書くのが下手，動作がぎこちない，動作がゆっくり，バランスが悪いなどの問題点が明らかとなる．以下に，成長の伴いみられる問題点をまとめる[61]．

【乳幼児期】
- ミルクの飲みが悪い，よくむせる．
- 離乳食をあまり食べない，食べるのが遅い．
- 身体がやわらかいといわれることがある．
- 発達が遅いといわれることがある．
- ハイハイ獲得が遅い，ハイハイの仕方がおかしい．
- 立位獲得が遅い．
- 歩行獲得が遅い．
- 言葉がわかりにくい．

【学齢期】
- ボタンなどの着衣，靴ひもを結ぶのが苦手．
- 消しゴムで字を消す時に，紙がぐしゃぐしゃになる，破けてしまう．
- 字が乱雑，マス目からはみ出してしまう．
- 筆圧が強すぎる，あるいは弱すぎる．
- リコーダー，鍵盤など，楽器操作が苦手．
- リズム感がない．
- よく物を落とす．
- よく人にぶつかる．
- なんでもないところでよく転ぶ．
- 姿勢よく長時間座っていられない．

- 雑巾がうまく絞れない，スクリューキャップが開けられない．
- キャッチボール，ドリブルなどの球技，バドミントン，縄跳び，鉄棒，体操などが苦手．
- スキップができない．
- スポーツが苦手．
- 食事の際，箸，フォーク，ナイフなどがうまく使えない．
- 自転車に乗れない．

【成人期】
- 髭剃り，メーキャップなどが苦手．
- 料理など手先の細かい作業が苦手．

ただし，すべてのDCDが同じような症状や加齢変化をするものではない．ひと口に不器用といっても，「すばらしいアスリートだが，字がとても汚い」とか，「運動はまったく苦手だが，手先が非常に器用で，繊細な作品を作り上げる芸術家」の存在があり，不器用さには多様性があることが想像される[62,63]．

ところで，協調運動がどのようなプロセスによって行われているか，脳機能との関係で報告されている．それによれば，協調運動の統合は脳より行われ，そのプロセスは前頭前野，基底核，小脳など複数の脳部位が関わっているとされている[62]．このことからもDCDが局在する脳機能の障害ではなく，サブグループがあることが推察される．ICD-10における運動のSDDMFでは，F82.0：粗大運動障害，F82.1：微細運動障害に分けている．DAMP症候群を含めて，ADHDなど他の発達障害の併存の有無によるサブタイプ分類も提唱されている[56]．また，DCDとほぼ同義語のMND（軽度神経機能障害）では単純MNDと複雑MNDに分け，さらに姿勢・筋緊張障害型，軽度のディスキネジア型，微細運動障害型，軽度の脳神経障害型の8のサブタイプに分類している[62,63]．

3）協調性のメカニズム

協調性とは複数の要素が協同し，効率的に課題を遂行する状態である．運動においては，運動に関わる筋が適切な組み合わせで，適切な時間，適切な強さで活動し，円滑で効率的な運動が実行される時，協調性があると表現される[63]．運動の協調性を広義に捉えると，運動神経系，感覚神経系，筋・骨関節系など運動発現の要素すべてが効率的に働くことを意味する．一方，狭義での捉え方もあり，狭義の協調性は小脳を中心とした，運動調節系の働きを意味することが多い．

協調運動障害も広義では，運動に関わるさまざまな要素の機能不全により協調性が低下

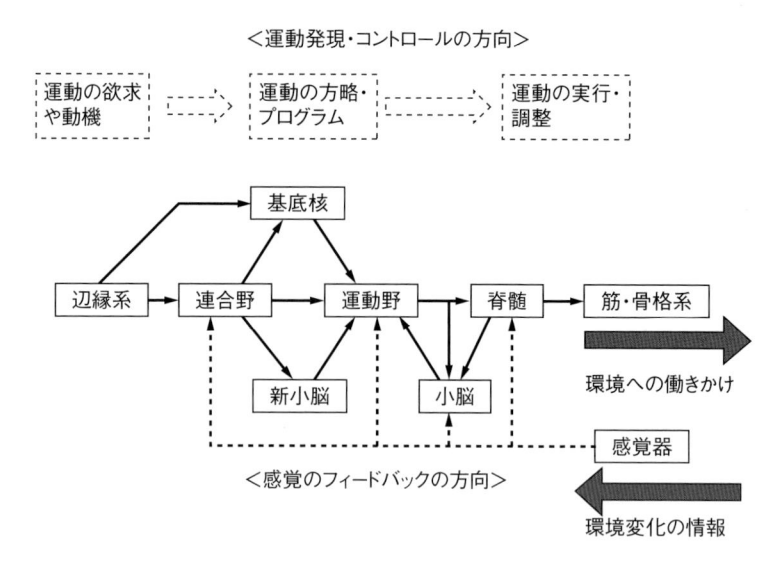

図 15　運動発現のモデル図 （文献 64) より引用）

した状態を意味する．一方，狭義の協調運動障害は小脳およびその入出力系の機能不全を意味し，運動失調と同義である．

　運動の発現は，運動の欲求・動機形成があり，これが運動の方略・プログラム形成を促し，運動が実行される．運動の欲求・動機形成は大脳辺縁系で行われ，運動方略の形成は大脳連合野，運動プログラム形成は運動野，大脳基底核，小脳，運動の実行は脊髄神経，末梢神経，筋が関わっている．さらに実行された運動の結果が感覚系をとおしてフィードバックおよび照合されて運動が修正される(**図15**)[64]．この循環システムのどこかに不具合が生じると，広義の協調運動障害となる(**表3**)[64]．協調性の部位間によって分類すると，①動筋と拮抗筋の協調性，②肢節内の協調性，③肢節間の協調性，④頭部・体幹を基盤とした四肢の協調性，⑤目と手の協調性に分けることができる(**表4**)[64]．

　また，協調運動障害を粗大運動と微細運動に分けて捉えるとすると，粗大運動は姿勢制御に大きく依存しており，姿勢制御の不安定さが協調運動障害の要因となっていることが考えられる．つまり，不随意性の要素が大きく影響しており，無意識の協調性が反映している．これに対して微細運動は，もちろん姿勢制御の上に成り立っているが，静的な姿勢制御が一定程度安定して完成していれば可能である．むしろ随意的な手先の制御が重要な要素であり，動筋と拮抗筋の協調性，あるいは肢節内の協調性を反映している．

　協調運動を広義または狭義に捉えるとしても，その中心には小脳がある．小脳は運動の調節制御の中心としての役割をもっており，小脳の不調は直接的に，協調運動障害の原因となる．また，小脳へのフィードバック機構，あるいは小脳からの遠心性機能に問題があれば小脳の調整制御が十分な役割を果たせない．このため，現象として協調運動障害を呈

5. 協調運動障害

表3 運動発現からみた協調運動障害の原因別分類 (文献64)より引用)

障害部位	説　　明
中枢性運動麻痺によるもの	上位運動ニューロン障害による筋出力の低下，選択的運動（分離運動）の困難，筋緊張の亢進などが生じ，目的とする運動が拙劣になる状態
末梢性運動麻痺・筋力低下によるもの	末梢神経や筋の機能不全により筋力が低下した状態で，協調性に関しては個々の筋の筋力低下と動筋と拮抗筋間の筋力のアンバランスが問題となりやすい
小脳系の機能低下によるもの	運動コントロールの要を担う小脳自体，およびその直接の入出力系の機能不全によるもので，協調性運動機能障害の根幹をなす
大脳基底核系の機能低下によるもの	筋緊張の異常，不随運動の出現，運動の開始や遂行の異常が生じ，運動の協調性が低下する状態
感覚系の機能低下によるもの	外界の状況や運動の結果の情報が中枢神経にフィードバックされないために，適切な運動の修正ができない状態
骨関節系の機能低下によるもの	関節の緩み，関節の痛みなど，筋の収縮による張力が適切に骨格系へ伝達できず運動の協調性が低下する状態

表4 協調運動の部位間別の分類 (文献64)より引用)

名称（注目する関連部位）	説　　明
動筋と拮抗筋の協調性	関節運動を行う時の基本要素は動筋と拮抗筋の協調性である．最も基本となる協調関係で，動筋と拮抗筋の活動レベルを調節することで，運動の速さ，運動時の関節の硬さ，関節の固定位置などを調節することができる
肢節内の協調性	安定した姿勢での片手動作や片脚の運動など，一側の上肢または下肢の協調性を意味する．四肢遠位部の正確な運動には近位関節の固定性が必要になり，近位部と遠位部の役割分担に基づいた関連性が問題となる
肢節間の協調性	左右の上肢，左右の下肢，上肢と下肢の間の協調性を表す．両手を使用する作業，歩行時の左右脚の交互運動とそれに合わせた上肢の腕振り，運転中の上肢によるハンドル操作と下肢のアクセルとブレーキの操作など，日常生活の中では多くの動作が四肢の協調性のある運動によって成り立っている
頭部・体幹を基盤とした四肢の協調性	座位や立位での作業，起居・移動動作など，四肢・体幹全体の関連性が重要になる運動．特に体幹は体重の約半分を占め，骨盤帯を介して下肢と，肩甲帯を介して上肢と機能的に連結しているため，重要である
目と手の協調性	視覚で確認しつつ上肢の作業を行う場合など，目と手の関係が重要な運動．上肢の関わる肢節内，肢節間の多くの動作において，目と手の協調性が不可欠である

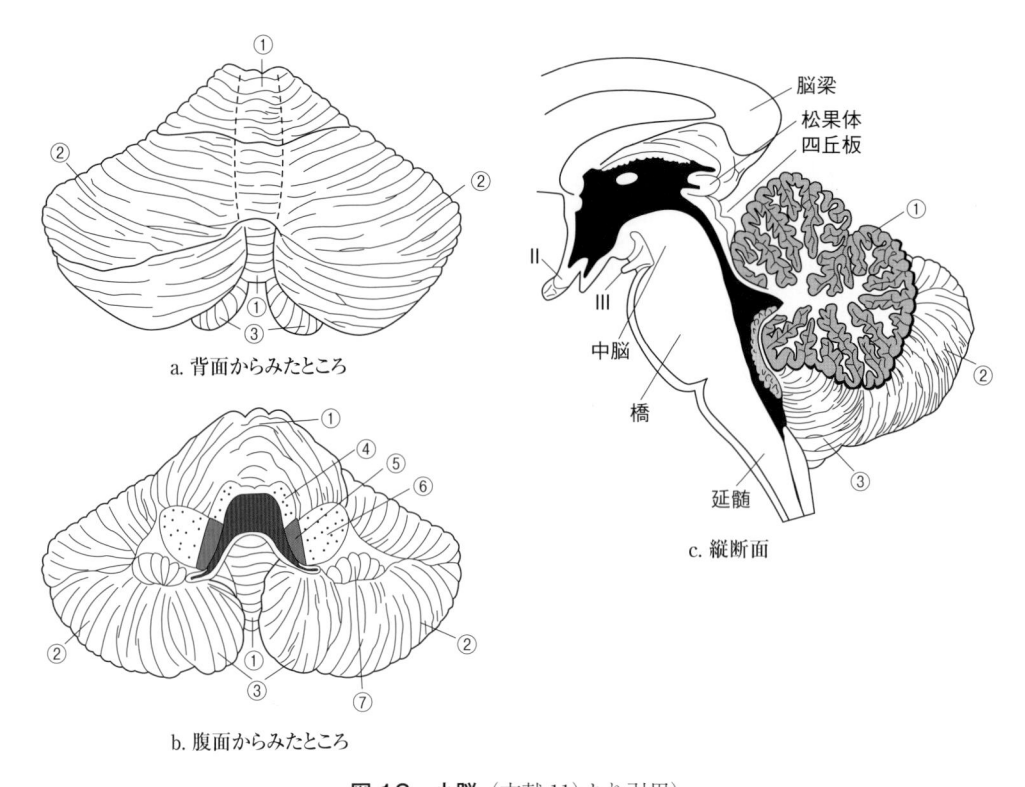

図16 小脳（文献11)より引用)
①小脳虫部, ②小脳半球, ③小脳扁桃, ④上小脳脚, ⑤下小脳脚, ⑥中小脳脚, ⑦片葉

a. 背面からみたところ
b. 腹面からみたところ
c. 縦断面

することとなる.

　ここで，小脳機能について整理する．小脳は中央に中部，左右に小脳半球が位置している．小脳内では，神経細胞は小脳皮質，歯状核，室頂核，栓状核，球状核，中位核などに含まれる．小脳と他の脳部位との連絡は，上小脳脚，中小脳脚，下小脳脚によって行われる．上小脳脚は中脳と，中小脳脚は橋と，下小脳脚は延髄と連絡する **(図16)**[11].

　小脳は機能的には3つに分かることができる．虫部とそれの隣接する前葉と後葉の半球中間部を脊髄小脳という．主に筋紡錘など体性感覚情報を，脊髄を経由して受け取り，室頂核と中位核に出力し，姿勢と運動の制御に関与している．脊髄小脳は旧小脳に分類される．前葉と後葉の半球外側部は大脳小脳（橋小脳）という．反対側の運動野・感覚野・連合野などからの大脳皮質情報について橋核を経由して受け取る．そして歯状核へ出力し，ここから視床VL核と中脳赤核に投射し，運動のプランニング，四肢の随意運動調整や認知・情動・言語などに関与する．大脳小脳は新小脳に分類される．片葉小節葉を前庭小脳という．前庭情報について前庭神経を通して受け取る．されにここからの出力により，頸部筋や眼筋を制御の運動核を制御し，平衡の維持，姿勢調整や眼球運動調整に関与する．前庭小脳は古小脳に分類される[62]．以下に，小脳障害によって引き起こされる症状につい

てまとめる.

a．運動失調

運動時に複数の筋を適正に協調して活動することができなくなる．いわゆる運動協調不全であり，これが運動失調である．失調の内容は，以下である．

①測定過大と測定異常：上肢伸展位から示指を鼻尖部に付けるように指示すると，いきすぎてしまい顔にあたってしまう．スムーズな動きができない．

②反復拮抗運動不能：主動作筋・拮抗筋を交互に活動させる運動．例えば，前腕回内・内外が素早く行えない．再現性が低く，試行ごとに変動が大きい[65]．

③運動分解：複数の関節を協調的に運動させることができず，単関節運動に分解して行う．例えば，頭上の指を鼻へ動かす場合，最初に肩関節を内転・内旋させ，次に肘関節を屈曲させる．

④速い断続運動：四肢の直線的な動きがスムーズに行えず，突然の停止と開始を繰り返す，ガタガタした動きになる．

⑤固定すべき関節の固定不良と随伴運動：運動時に固定機能が働かず，固定されるべき関節が，動くべき関節とともに動いてしまう．例えば，前腕回内・回外運動時に，固定されるべき肘関節屈曲・伸展が伴ってしまう．

⑦協働収縮不能：特に離れた関節間の協調不全を指す．例えば，体を後方へそらす場合，正常では膝関節が屈曲するが，小脳疾患では膝関節屈曲がみられない[65]．

b．筋緊張低下

筋緊張低下とは，受動的な動きに対して抵抗が小さい．小脳障害ではⅠa終末とα運動ニューロン間の単シナプス，多シナプス経路の抑制が強まっている可能性が示唆される．また正常では，小脳核細胞は10 Hzの自発発火があり，視床を介して脊髄の運動ニューロンを促通しているが，小脳障害ではこの促通が消失することが筋緊張低下に影響していることも考えられる[65]．

ところで，発達障害では小脳障害に関する報告が多い．前述したが，自閉症ではプルキンエ細胞の減少を指摘する報告が多く，プルキンエ細胞のサイズが定型発達児に比較し24%小さいとの報告もある[9]．ADHDでは，脳の後下虫部・小葉，小脳虫部，脳梁膨大部，総大脳容積，小脳，尾状核において有意に低容積との報告がある[10]．

DCDが発達障害に併存する可能性が高いことは前述した．DCDにみられる，運動の特徴が小脳障害に起因する運動の特徴と一致する点が多いこと．また発達障害に関する研究

で，小脳に微細な異変が多く報告されている点を併せて考えると，DCDの背景に小脳障害が強く関連していることが推察される．DCDにみられる運動特性が，前述の広義の協調運動障害と捉えるべきか，それとも狭義に捉えるべきか断言することはできない．前述のごとくDCDが症候群であると捉えるのであれば，広義と狭義の協調運動障害が混在した状態と考えられることが自然である．症状発現において，小脳脳障害の影響が大きいが，これとともに体性感覚よりの入力異常も関連する．

文献

1) 岩永竜一郎：自閉症スペクトラム障害児の療育と支援．日本生物学的精神医学誌 **24**：252-256, 2013
2) 岡田 俊：ADHDと脳．*Brain Medical* **24**：19-23, 2013
3) ニキリンコ，他：自閉っ子，こうゆう風にできてます！花風社，2010
4) Gerland G（著），ニキリンコ（訳）：ずっと「普通」になりたかった．花風社，2008
5) 一箭良枝，他：運動を苦手とする広汎性発達障害における運動発達調査―幼児期2例を対象として．日本障害者スポーツ学会誌 **22**：86-90, 2013
6) 渡邊雄介，他：広汎性発達障害児に対する足底振動刺激が立位バランスに与える影響．第46回日本作業療法士学会抄録集，2012
7) 堀 正士：注意欠陥多動性障害と身体運動．臨床精神医学 **40**：1143-1149, 2011
8) 山下裕史朗，他：日本人のADHD小児を対象とした機能障害調査．小児科臨床 **63**：125-137, 2010
9) 新井信隆：脳の微小形成不全と発達障害．医学のあゆみ **239**：621-626, 2011
10) 岡田 俊：ADHDと脳，Brain Medical 24 (4), 19-23, 2013
11) 杉浦和朗：イラストによる中枢神経系の理解．医歯薬出版，1985
12) 倉谷 誠：小脳診断の進め方．臨床と研究 **42**：1965
13) Magoun HW：The Waking Brain. CC Thomas, Springfield, 1963
14) 岩村吉晃：体性感覚について．*Sportsmedicine* **1111**：6-11, 2009
15) 安栄悟，他：感覚障害と関係する神経．*BRAIN NURSING* **29**：54-58, 2013
16) 中村隆一，他：基礎運動学 第6版．医歯薬出版，2012
17) Penfild W, et al：The Cerebral Cortex of Man. MacMillan, New York, 1950
18) 真島英信：生理学改訂第17版．文光堂，1983, p199
19) 岩村吉晃，他：生存と自己表現のための知覚．協同医書出版，2000
20) 東 晴美，他：自閉症スペクトラム障害と診断された小児の周産期の危険因子．日本未熟児新生児学会誌 **25**：51-63, 2013
21) 平田祐子，他：AD/HDの神経生理学および画像研究による検討―Atomoxetineの脳機能への影響．*Therapeutic Research* **33**：1361-1369, 2012
22) 泰羅雅登：頭頂葉の機能．臨床脳波 **51**：507-515, 2009
23) 鍵谷方子，皮膚刺激と心身の健康．心身健康科学 **10**：14-17, 2014
24) 平山 諭，他：脳科学からみた機能の発達．ミネルヴァ書房，2013
25) 明和政子：新生児の発達―運動・感覚．臨床リハ **22**：547-553, 2013
26) 平澤恭子：発達神経学からみたdevelopmental care. 日本周産期・新生児医学会雑誌 **4**：1025-1028,

2007
27) Meltzoff AN, et al：Imitation of facialand manual gesture by human neonates. *Science* **198**：75-78, 1977
28) 川久保友紀：発達障害の脳科学．臨床リハ **22**：74-77，2013
29) Schilder P：the image and appearance of the human body. Kegan Paul, Oxford, 1935
30) Klemperer E：Changes of body image in hypoanalysis. *J Clin Exp Hypnosis* **2**：157-162, 1954
31) Gerstman J：Psychological and phenomenological aspects of disorders of the body image. *J Nerv Met Dis* **126**：499-512, 1958
32) 谷池雅子：科学的視点をもって発達障害を支援する．小児保健研究 **72**：173-176，2013
33) 衡藤裕司：ボディ・イメージとその類似概念．大分大学教育福祉科学部紀要 **21**：325-333, 1999
34) 岩村吉晃：からだの感覚．スポーツ心理学研究 **38**：27-29，2010
35) 橋本照男，他：自己身体像認知．分子精神医学 **11**：71-72，2011
36) Head H：Aphasia and kindred disorders of speech. Cambridge University Press, Cambridge, 1926
37) Ayres A：Sensory integration and learning disorders. Western Psychological Services, Los Angeles, 1973
38) Frosting M：Movement Education Theory and Practice. Follett Educational Corporation, 1970
39) 立花義遼：身体重心像について．武蔵野美術大学研究紀要 **11**：79-89，1978
40) Piaget J：LaFormation dusymbole chezl'enfant. Delachaux et Niestl?, Paris, 1945
41) 樋口貴広：運動支援の心理学―知覚・認知を生かす．三輪書店，2013，pp160-164
42) 石川 丹：模倣の心理発達．小児科臨床 **61**：1071-1077，2008
43) 永井知代子：模倣の発達．*BRAIN MEDICAL* **18**：14-20，2006
44) 杉山登志郎：自閉症スペクトラムとは．分子精神医学 **1**：264-268，2011
45) 信迫悟志，他：運動観察における意図推定の付与がミラーニューロン活動に与える影響―fMRIを用いた検討．理学療法科学 **24**：191-199，2009
46) 冷水 誠：運動の神経科学過程としての運動イメージ．森岡 周，他（編）：イメージの科学―リハビリテーションへの応用に向けて．三輪書店，2012，pp101-121
47) 菊池哲平：自閉症児におけるソーシャルブレイン障害の解明．*Human Developmental Reseachi* **26**：51-62，2012
48) 谷川慎治，他：運動イメージは運動のタイミングをシミュレートしているか．*J Rehabili Health Sci* **5**：7-12，2007
49) 國平 搖，他：自閉症児・健常児間における模倣の質的相違について―国立特殊教育総合研究所分室一般研究報告書．自閉性障害のある児童生徒の教育に関する研究 **7**：49-56，2005
50) 松田雅弘，他：軽度発達障害児と健常児の立位平衡機能の比較について．理学療法科学 **24**：129-133，2012
51) 新田 收：人はどのようにして歩行を獲得するのか．新田 收，他（編）：小児・発達期の包括的アプローチ．文光堂，2013，pp15-30
52) 金重紅美子，他：広汎性発達障害の診断・評価について．*Phama Medica* **30**：9-13，2012
53) 新田 收，：乳幼児の定頸に及ぼす原始・姿勢反射の影響．姿勢研究 **10**：127-134，1990
54) 堀 正士：注意欠陥多動性障害と身体運動．臨床精神医学 **40**；1143-1149，2011
55) 渡邊修司，他：冷却刺激による足底感覚低下が立位バランスに及ぼす影響．臨床福祉ジャーナル **8**：82-86，2011
56) 峯松 亮，他：高齢者に対する足底振動刺激がバランス機能に与える影響．理学療法学 **38**：128-

129, 2011
57) Gregory S Kolt, et al：Physical Therapies in Sport and Exerxise. Churchill Livingstone, Edinburgh, 2003
58) Bergmark A：Stability of the lumbar spine. A study in mechanical engineering. *Acta Orthop Scand Suppl* **230**：1-54,1989
59) 岡　明：発達性協調運動障害．小児科臨床　**61**：2552-2256，2008
60) American Psychiatric Association（著），高橋三郎，他（訳）：DSM-Ⅳ-TR—精神疾患の診断・統計マニュアル 新訂版．医学書院，2004
61) 中井昭夫：発達性協調運動障害．臨床精神医学　40 増刊号：335-338，2011
62) 桜井正樹：小脳症候群とその理解．*Brain Medical* **19**：63-71, 2007
63) American Psychiatric Association（著），高橋三郎，他（訳）：DSM-Ⅳ-TR 精神疾患診断・統計マニュアル．医学書院，2002
64) 望月　久：協調運動障害に対する理学療法．理学療法京都　**39**：17-22，2010
65) 渡邊裕文：協調運動障害に対する理学療法．関西理学　**6**：15-19，2006

第 3 章

障害構造と評価の考え方

1 ▸▸ 発達障害における評価

　発達障害児において，運動のぎこちなさや不器用さが指摘されている．個人差のレベルを超え，学習や日常生活に支障を及ぼすレベルであり，運動に問題を示すことがある．

　発達障害に含まれる代表的な診断名である自閉症スペクトラム障害（ASD：Autism Spectrum Disorder）は，①社会性，②コミュニケーション，③イマジネーションの障害，が主な症状と定義されている．また，注意欠陥・多動性障害（ADHD：Attention Deficit/Hyperactivity Disorder）は，①不注意，②多動性，③衝動性，が主な症状とされている．このように，発達障害に関して定義上は運動機能に関する記述はみられない．しかし，臨床的には発達障害に共通して身体機能において類似した特徴が報告されている．それは感覚入力に対する異常な反応と運動，姿勢調節の未熟さである．

　前章では発達障害に関連性の強い身体機能障害として，感覚障害，ボディーイメージおよび運動イメージの障害，姿勢制御の障害，発達性協調運動障害（DCD：Developmental Coordination Disorder）を解説した．これらの機能障害は，それぞれ独立した障害として存在するものではなく，互いに関連しあい，影響しあうことで発達障害にみられる運動機能の特徴を形成している．

　発達障害の特徴となっている運動の稚拙さについて，複数の要因が関連しあい障害が構成されている．この障害構造を図式化したものが**図1**である．中央の三角形が運動機能障害の構造を示している．運動プログラムに関して，無意識の制御と，意識による制御がお互いに支えあう形で運動を成り立たせている．無意識の制御は感覚入力を基礎とし，姿勢制御と協調運動がこの上に構築されている．意識による制御はボディーイメージ，運動イメージから成り立っている．さらに運動イメージは，新生児模倣，他者客観化，自己客観化のレベルで進化する．ところで，これら運動機能の障害は単に運動機能の障害にとどまることはない．

　一般に，われわれは障害を症状により分類することで理解しようとすることが多い．運動機能障害，知的障害，コミュニケーション障害などである．これらの障害が，筋や骨，あるいは聴覚や構音機能に起因するものであれば，当然まったく異なる障害として捉えなければならない．しかし，原因が中枢神経にある場合は容易に分けて捉えることができない．ヒトは環境の中におかれて，はじめて他者から認識されるし，同時に自己を認識することが可能となる．この場合，環境には物理的環境と人的環境が含まれる．ヒトは自らがおかれた環境からのさまざまな情報をセンサーし，これを分析・認識し，環境に対して適切に反応・対応することで存在を維持することが可能となる．特に物理的環境への対応は

図1 発達障害における障害構造

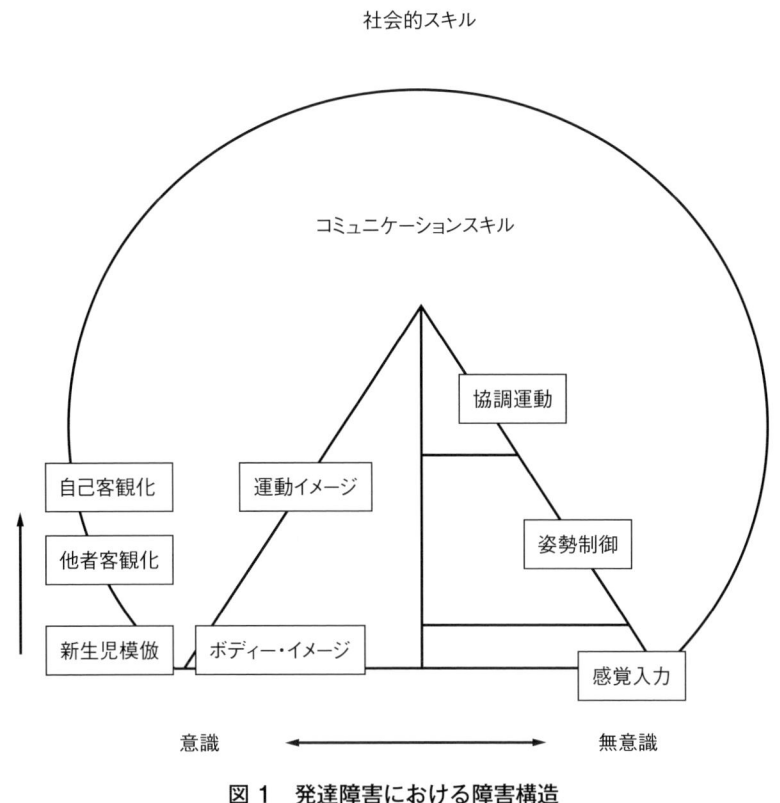

　生命維持に不可欠である．重力をはじめ物理的環境は多様であり，ヒトのすべての感覚器は情報収集に動員される．ヒトは物理的環境下において非常に脆弱な存在であり，わずかな誤認識や対応の遅れにより生命を落とすこともある．

　人的環境との関わりは，つまりはコミュニケーション，あるいは社会性ということになる．これもまた，物理的環境と同様，視覚・聴覚はもちろん，体性感覚のすべてを動員し，情報収集を行う．取集される情報は，自己に影響を与える他者が何人存在するかから始まり，他者は何を意図しているのかにまで及ぶ．自己から環境への働きかけは，言語によるものから身体運動を伴うものまで多彩であり，効果器のすべてを用いて表出している．

　発達障害の障害構造における無意識の制御機構では，自己を基準に周囲の環境をセンサーし対応するという過程をたどっており，この過程が人に対する対応，つまりコミュニケーションスキルや社会的スキルと重なり合う．また，運動イメージの発達は他者の客観化が重要な意味をもっている．他者の客観化は見方を変えると，自己と他者の分離であり，自己以外に他者を発見することでもある．コミュニケーションの基本は，他者を認識することである．このことは運動イメージ発達の初期に，コミュニケーションスキルの重要要素が含まれていることを示している．他者の認識なしにコミュニケーションは存在しな

い．発達障害児の言語的な特徴として，「オウム返し」がある．他者の問いかけに対し，まったく同じ言葉，同じイントネーションで回答する現象である．ここには，本来の意味のコミュニケーションは存在しない．運動イメージ発達の初期にみられる，新生児模倣と類似している．つまりこの時点で，自己と他者の分離が行われておらず，他者を他者として認識できていない．発達障害児，特に自閉症児が自動車や，列車の玩具に熱中する姿をよくみかける．現実の自動車や列車にも強い興味を示すが，同じように玩具にも興味を示し，何時間も眼前で列車を走らせ続ける．この時，玩具を操っているのは誰だろうか．児自身は自己を客観化できていないために，玩具を操作する自己は認識されていない．このため，現実の列車と玩具の列車の差異が認識できない．こうした現象が定型発達児でもある時期観察されるが，やがて自己の客観化が進むので，玩具を操るのは自己であり，玩具の列車と，現実の列車は同一でないことに気が付くのである．発達障害児では，自己客観化が未完成な状態が継続していると考えられる．また，成人発達障害者の社会生活における困難さである，他者の側になって考えられない，他者に共感できないといった状況は，自己の客観化で完成しておらず，人間関係を自己から環境への一方的な観察に終始しているためと考えられる．

　もともと乳幼児では，運動機能，知的機能，あるいはコミュニケーション能力といったように，機能を細分化して捉えることが困難である．機能自体未分化であり，これらの機能が一体化した環境への順応機能として働いている段階といえる．知能であっても3歳程度まで，正確に評価することはできない．コミュニケーションスキルや社会性スキルは，さらに高い年齢層ではじめて独立した能力として評価可能となるものであり，この時期の運動機能の遅れはコミュニケーションスキルや社会性スキル発達に影響していると考えられる．

　ここでもう一度，図1に戻る．運動機能の障害は比較的評価しやすいため，早期に発見されることが多い．ただ運動機能障害が軽度であり，歩行や基本動作が自立するレベルであると，障害としては見過ごされる場合が多い．発達障害児における運動器障害は軽度であり，乳幼児期には見過ごされてしまう場合も多い．ところで運動機能は成長とともに発展するコミュニケーションスキル，社会性スキルを形成することとなる．運動機能を安定して発達させることが，その後のコミュニケーションスキル成熟に必要な要素となっている．さらにコミュケーションスキルを基に社会性スキルが完成する．発達障害は，実用的なコミュニケーションを開始する2歳前後，あるいは社会性を身に付け始める3歳ごろになり，はじめて障害が明らかとなる．しかし，コミュニケーション障害や社会性の障害の前に，運動機能障害が隠れている可能性が高い．なぜならば，コミュニケーションスキルや社会性スキルは運動機能を基盤として成り立つからである．

臨床現場において，発達障害児は「言葉が出ない」「目が合わない」といった保護者からの相談により，出会うことが圧倒的に多い．すでに歩行は獲得しており，保護者は運動機能に問題を感じていない．成育歴を尋ねると，少し遅れたが1歳すぎて歩くようになった，手のかからないおとなしい子だった，手をつないで歩こうとしない，椅子に座っている時の姿勢が悪く，すぐにテーブルに寄りかかってしまう，転びやすいなど，運動機能に関する問題点が見過ごされている場合が多い．これらの症例では，運動発達の面で大きなマイルストーンである歩行獲得はクリアしている．しかし，触覚過敏，姿勢保持が不安定，協調運動が未完成といった点が問題点としてあげられる．発達障害では多くの場合，このような運動面の問題が見過ごされ，コミュニケーションが問題とされる年齢に達して，はじめて見出される．ヒトの発達は運動面がやや先行し，これを追うようにして，言語，コミュニケーションスキル，社会性スキルが発達する．このことから，コミュニケーションスキルの問題として発達障害が見出されたとしても，もう一度，運動機能に関して詳細に評価し，問題点を把握する必要がある．姿勢が不安定なままでは，正確に環境情報を把握することはできない．環境情報には，物理的要素も人的環境も含まれ，コミュニケーションスキルにとっても安定した姿勢・協調運動が基礎機能となっている．

　また，言語獲得に至らない発達障害児に対し，言語を用いてコミュニケーション指導をすることは容易ではない．そこで視点を変え，運動模倣を通じて，他者の認知，自己の客観化を指導することで，コミュニケーション発達を促す方法が考えられる．この方法は，言語をもたない児に対し，一つの有用な手法となりうる．これらの立場から本書では，発達障害児にたいする評価方法と運動療法について解説する．これは直接的には，発達障害児に特徴的に観察される，運動機能の低さに対するアプローチである．しかし同時に，コミュニケーションスキル，さらには社会性スキル構築に必要な，基礎機能へのアプローチであり，発達障害がもつ本質的な問題点へのアプローチでもある．

　本章では障害構造に基づき，「感覚入力」「姿勢制御」「協調運動」「ボディーイメージ，運動イメージ」に分けて，それぞれの評価について解説する．

2 ▶▶ 感覚入力の評価方法

　ヒトは環境からさまざまな情報得ることで，自己を認識し，環境と折り合いをつけることで生存を可能としている．体性感覚は全身に分布し，個体がおかれた環境情報や，個体自身の四肢の状態を感知する．定義としては最も狭義の身体感覚に相当し，「身体の表層組織（皮膚や粘膜）や，深部組織（筋，腱，骨膜，関節嚢，靱帯）にある受容器が刺激され

て生じる感覚」とされている．これに加え特殊感覚である前庭感覚，味覚，嗅覚，聴覚，視覚によって環境情報は入力される．

そこで感覚入力についての評価は，表在感覚，深部感覚，前庭感覚，味覚，嗅覚，聴覚，視覚について基本的に問診あるいは行動観察によって行う．以下に，問診と行動観察の項目を示す．また，**表1**に感覚入力評価表を示す．

1）表在感覚

a．表在感覚に関する問診項目
・腹這いの状態を嫌がることがあった．
・抱かれることを嫌がることがあった．
・手をつないで歩くことを嫌がることがあった．
・手づかみで食べることを嫌がることがあった．
・砂場で遊ぶことを嫌がることがあった．
・着衣にこだわりがあった，または衣服の素材にこだわりがあった．
・転ぶなどした時，疼痛を訴えないことがあった．

触覚過敏がある場合，発達過程において，腹臥位を嫌がることがある．運動発達では，生後5〜6カ月で寝返りを獲得し，その後，腹這い移動を獲得する．ところが腹臥位をとろうとしない児が観察される．一見，運動発達に遅れがないように思われるが，意図的に腹臥位にすると，泣くなどして姿勢保持しようとしない．これには複数の要因が考えられる．筋力が低い，あるいは緊張性迷路反射の影響が残るために，腹臥位では身体を伸展位に支えることができず，このために胸郭が圧迫され，呼吸に困難さを感じることが要因となることもありうる．同時に，腹臥位になることで体幹前面が床に接することを避けようとしている可能性もある．出生後，背臥位で過ごすことが多い乳児だが，慣れたこの姿勢から，体幹前面皮膚を強く刺激する腹臥位を避けようとする．腹這い移動をほとんど行わず，いざり移動を実用化する児が数％存在する．これらのケースでも最終的に歩行獲得することが多い．しかしこの時期，腹臥位を極端に嫌がる場合は経過を観察する必要がある．

触覚過敏がある場合は，抱かれることをあまり喜ばない，着衣にこだわりが強く，いつも同じ服を着たがる，同じ素材の衣服でないと着ようとしない，あるいは真夏でも長袖のシャツしか着ないなどが観察されることがある．

手掌，足底は特に感覚受容器の密度が高い．このため，感覚過敏も強く観察される可能性がある．食事の時に手づかみで食べようとしない，あるいは手が汚れることを嫌がり，食物が手掌に付くと神経質に拭きとろうとするなどが観察される．また，手をつなごうと

表1　感覚入力評価表

氏名　　　　　年齢

a. 表在感覚に関する問診項目	はい	いいえ	b. 表在感覚に関する行動観察項目	はい	いいえ
1. 腹這いの状態を嫌がることがあった			1. 椅子座位で足底を床につけて座ろうとしない		
2. 抱かれることを嫌がることがあった			2. 歩行時，つま先歩きになることがある		
3. 手をつないで歩くことを嫌がることがあった					
4. 手づかみで食べることを嫌がることがあった					
5. 砂場で遊ぶことを嫌がることがあった					
6. 着衣にこだわりがあった，または衣服の素材にこだわりがあった					
7. 転ぶなどした時，疼痛を訴えないことがあった					
a. 深部感覚に関する問診項目	はい	いいえ	b. 深部感覚に関する行動観察項目	はい	いいえ
1. 転ぶことがたびたびある			1. 四肢操作が円滑に行われない		
2. テーブルの上の食器を倒す，コップを落とすといったことがよくある			2. 歩行中，踵接地がなく，足底の全面接地となる		
3. テレビの幼児番組で体操しているのをみても模倣をしない			3. スキップができない		
			4. 関節角度の再現ができない		
a. 前庭感覚に関する問診項目	はい	いいえ	b. 前庭感覚に関する観察項目	はい	いいえ
1. 転びやすい			1. 閉眼立位保持時のふらつきが大きい		
2. その場で回り続ける遊びを好む			2. 歩行時，走行時に側方動揺が大きい		
3. 揺れを極端に怖がる			3. ジャンプで容易にバランスを崩す		
a. 味覚と嗅覚に関する問診項目	はい	いいえ	b. 味覚と嗅覚に関する観察項目	はい	いいえ
1. 強い偏食がある			1. 味覚，嗅覚へのこだわりがある		
2. 特定の匂いにこだわりがある					
3. 匂いが引き金でパニックに陥ることがある					
4. 極端に強い味つけに対して無反応					
a. 聴覚と視覚に関する問診項目	はい	いいえ	b. 聴覚と視覚に関する観察項目	はい	いいえ
1. サイレンの音など，特定の音に対してパニックになることがある			1. 聴覚，視覚刺激に極端に反応する		
2. 特定の音にこだわりがあり，聞き続けることがある					
3. 光など特定の視覚刺激でパニックになることがある					
4. 屋外で目に入ったものに反応し，突然駆け出していくことがある					
小計					

合計

しないなども，触覚に問題がある可能性がある．砂場遊びも同様であり，手掌に砂が付くことを嫌がり，砂場で遊ぼうとしない．靴の中に砂が入ることも非常に嫌がり，裸足で遊ぶようなことは拒否するなどが観察されることがある．

こうした感覚過敏が疑われる反応とは逆に，強い刺激に対して反応が極端に小さい場合がある．転んでも泣かない，痛そうにもしないなどは，感覚異常を示す兆候と考えられる．育児の面からは，おとなしく，泣くことも少なく，乳授期育てやすかったといった，といった感想を保護者がもつ場合もある．

b．表在感覚に関する行動観察項目
・椅子座位で足底を床につけて座ろうとしない．
・歩行時，つま先歩きになることがある．

行動観察は問診で聞きとることが困難なため，保護者が見過ごしてしまうような姿勢と運動の特性に関して記録する．

足底は手掌同様に感覚受容器の密度が高い．このため，新生児では刺激に対する反応は強く現れる．足底刺激に対する逃避反射，足底把握反射，陽性支持反応などもこうした足底刺激に対する反応として観察される．これらの反応は，定型発達児においても出生後の一定期間観察されるので，新生児では異常を意味する兆候とはいえない．ただし，こうした明らかな反応は次第に観察されなくなり，足底把握反射は月齢10カ月で現れなくなる．つまり，新生児は定型発達であっても出生後，足底の感覚入力に対する反応は強く現れる．この反応が月齢とともに安定化し，運動発達はより高度なレベルへ進む．発達障害ではこうした反応の安定化が遅れるために，感覚過敏の残存として観察されると考えられる．

対象児を観察する中で，足底感覚過敏を示す特徴として，足底を床につけることを嫌がる傾向が観察されることがある．椅子座位で座位は安定しているが，足部を挙上する，座面に胡坐座位となるなどして，足底をつけようとしない．こうした特徴は，独歩獲得後も観察される場合があり，独歩獲得が足底感覚の安定を示すとは言い切れない．独歩獲得後の歩容を観察すると，足関節を底屈し，足底を接地しないまま，つま先で歩く特徴を示すことがある．もちろん脳性麻痺にみられるような，関節可動域制限や伸長反射の極端な亢進はみられない．ゆっくり歩かせる，足底接地を意識させるなどすると，歩容が改善することもある．しかし，早歩きなどすると，足関節底屈傾向が出現する．これらの現象は足底感覚過敏の可能性を示す特徴と考えられる．

2）深部感覚

a．深部感覚に関する問診項目

・転ぶことがたびたびある．
・テーブルの上の食器を倒す，コップを落とすといったことがよくある．
・テレビの幼児番組で体操しているのをみても模倣をしない．

　深部覚は運動覚に強く関連している．このために深部覚に不具合があり，過敏あるいは鈍麻があると随意，不随意に関わりなく運動の制御の正確性が失われる．このため歩行獲得後も，ほとんど障害物がない平坦な床面で転倒する，あるいは上肢操作を誤り，食器を取り落すといった動作が観察される．また，ボディーイメージ，運動イメージが未熟となるために動作模倣が容易にできない．動作模倣に関する詳細は，ボディーイメージ，運動イメージの評価方法にて後述する．

b．深部感覚に関する行動観察項目

・四肢操作が円滑に行われない．
・歩行中，踵接地がなく，足底の全面接地となる．
・スキップができない．
・関節角度の再現ができない．

　四肢動作の円滑さ，歩容を観察する．運動覚が低下しているとすると，四肢の操作は未熟となり，円滑さを欠くことにある．また，独歩獲得後も転倒することが多い．歩容としては，足底の全面接地となることが多く，バタバタと歩く．スキップなど動作の難易度が少し高まると対応できない．開眼し動作の再現を行わせた時，正確性に欠ける．

　これらの運動制御の問題は，運動覚の問題が根底に存在するが，姿勢制御，協調運動，ボディーイメージ，運動イメージの問題に発展する．

3）前庭感覚

a．前庭感覚に関する問診項目

・転びやすい．
・その場で回り続ける遊びを好む．
・揺れを極端に怖がる．

　前庭覚は平衡機能に強く関連しており，姿勢制御の重要なセンサーとなっている．このため，前庭覚の状態は姿勢制御に反映するといえる．問診としては，転びやすさからバラ

ンス機能を予測する．また，前庭覚に関する特徴として発達障害では，その場で回り続ける遊びをとめどなく行う場合がある．これは自ら前庭覚を刺激し，なんらかの快刺激として受けとめている可能性が高い．あるいは回転運動による刺激に集中することで，他の環境刺激を遮断している可能性もある．定型発達児では回転運動を続けると不快となり，平衡保持が不可能となる．逆にわずかな揺れを強く拒否したり，パニックに陥ることがある．これは前庭覚が過剰に反応している結果とも考えられる．

b．前庭感覚に関する行動観察項目

・閉眼立位保持時のふらつきが大きい．
・歩行時，走行時に側方動揺が大きい．
・ジャンプで容易にバランスを崩す．

前庭覚の状態を知るためには，基本的なバランス評価が必要である．静的なバランス評価として，立位姿勢保持を開眼および閉眼にて行い，そのふらつきを評価する．動的バランスとしては，歩行，走行，ジャンプ，ボールキックなどの動作に伴う安定性を評価する．これらは姿勢制御の項目となるので，方法の詳細は姿勢制御の項にて後述する．

4）味覚と嗅覚

a．味覚と嗅覚に関する問診項目

・強い偏食がある．
・特定の匂いにこだわりがある．
・匂いが引き金でパニックに陥ることがある．
・極端に強い味つけに対して無反応．

味覚，嗅覚に関する特異性は，あまり目立たず，気づかれないことがある．しかし，日常生活の様子を問診すると，さまざまな問題点が明らかとなることが多い．特に摂食面で問題行動が多い．多くは極端な偏食であり，同じおかずしか口にしない，白米しか口にしないといった場合もある．まったく外食できず，どんな時も弁当を持参するといった例もある．また特定の匂いにこだわりがあり，長時間一つの匂いを嗅ぎ続けるといった例もある．逆に通常では気にならない程度の匂い対して強く反応し，パニックを起こす例もある．あるいは味覚にはまったく興味を示さず，非常に強い辛さなどに無反応な場合もある．

b．味覚と嗅覚に関する観察項目

・味覚，嗅覚へのこだわりがある．

摂食に関わる問題点は，時間をかけた生活指導の対象となる．ただし，極端なこだわりが嗅覚にある場合，評価あるいは指導を行う環境に順応する時間を要する場合がある．対象児の行動を観察し，部屋の匂いなどが障害になっていないか評価する．

5）聴覚と視覚

a．聴覚と視覚に関する問診項目
・サイレンの音など，特定の音に対してパニックなることがある．
・特定の音にこだわりがあり，聞き続けることがある．
・光など特定の視覚刺激でパニックになることがある．
・屋外で目に入ったものに反応し，突然駆け出していくことがある．

発達障害では，聴覚，視覚刺激に対しても特徴的な反応を示す．前述したように，これらの刺激から選択的に情報を得ることができず，常に環境からさまざまな刺激を並列で受けとっている状態である．このために，日常生活でさまざまな問題を起こしていることが考えられる．この点について問診し，どのような刺激に反応するか分析する．

b．聴覚と視覚に関する観察項目
・聴覚，視覚刺激に極端に反応する．

評価場面において，会話しているセラピストに対する注意と，セラピストの窓の外を横切る自動車が，同等の刺激として受け入れられてしまう．このため，会話が突然途切れ，部屋の外へ飛び出してしまうような行動が起きる．聴覚についても同様である．このため，聴覚，視覚の刺激となる事柄が，対象児がおかれた環境内にどれだけ存在するか確認し，特に何に反応するか具体的に観察する．

3 ▶▶ 姿勢制御の評価方法

ヒトは多数の関節から成り立っている．複雑な構造であり，身体を重力に反して立体的に維持することは容易ではない．姿勢保持は静的な立位であったとしても，物体のように完全に静止することがない．常に揺れながら姿勢を保持している．つまり，姿勢制御は変わり続ける体重心位置に対し，全身の関節が対応し続ける結果である．こうした関節運動を支える筋活動は，非常に複雑で自動的に行われる．自動化した姿勢制御機構は，経時的に変化し，協調して働く形へ完成されていく．この変化は中枢神経系の成熟過程に沿うも

のである．ただし，正常な姿勢制御には姿勢の状態をモニターする感覚入力，効果器としての筋が，正常に機能していることが前提となる．つまり，感覚入力，中枢，筋の一部にでも障害が存在すると，姿勢制御は不安定化する．なお，姿勢制御は静的バランスから動的バランスへと進化する．

そこで姿勢制御は，静的バランスと動的バランスに分けて評価する．複数の筋の強調した活動，適切なタイミングは中枢神経コントロールであり，全体としては中枢神経制御機構の評価となる．同時に，筋が適切に活動しているかも把握する．特に体幹筋に着目し，表在筋と深部筋，左右および腹筋と背筋の活動に偏りがないか評価を行う．筋活動の評価は，姿勢制御の効果器として十分に機能しているかといった側面から，筋力，筋持久力についても評価対象とする．なお，**表2**に姿勢制御の評価表を示す．

1）静的バランスの評価

静的バランス評価では，姿勢につても観察し，記録する．発達障害児では筋低緊張であること，一定の姿勢にこだわってしまうことなどから，特徴的な姿勢をとることが多い．具体的には，円背，両肩の前方突出，頭部前歩突出などである．またX脚，偏平足，膝関節軽度屈曲位あるいは反張膝なども観察されることがある．

a．立位バランス（図2）

【手　順】
①閉眼にて10〜15秒ほど立位保持させる．
②足間を5cmほど離して開眼立位とし，肩を少し押してバランスを崩す．

【評　価】
手順①と②に対して発達障害児では不安定で側方へ倒れそうになる．手順②に対して定型発達児でも6歳以下では足の踏み出し，上肢外転が観察される．7歳以上では体幹の動きのみで迅速に元の姿勢へ戻る．

b．片足立ち（図3）

【手　順】
①左右それぞれの脚一側で立位保持させる．

【評　価】
定型発達児では5歳で10〜12秒，6歳で13〜16秒ほど保持可能である．なお，発達障害児ではこれを下回る．

3 姿勢制御の評価方法

表2 姿勢制御の評価表

		氏名　　　　年齢
静的バランス評価	**評価**	**コメント**
1. 立位バランス		
・閉眼静的保持		
・外乱あり		
2. 片足立ち保持		
・右足	秒	
・左足	秒	
動的バランス評価	**評価**	**コメント**
1. 片足跳び	回	
2. 直線歩行		
3. スクワット		
4. 座位側方傾斜		
5. バード・ドッグ		
6. 体幹屈曲	秒	
7. 体幹伸展	秒	
8. サイドブリッジ	秒	
・右下	秒	
・左下	秒	

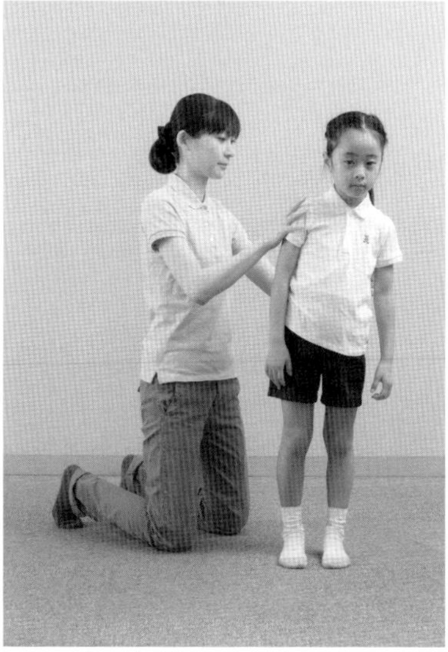

図2　肩を少し押してバランスを崩す

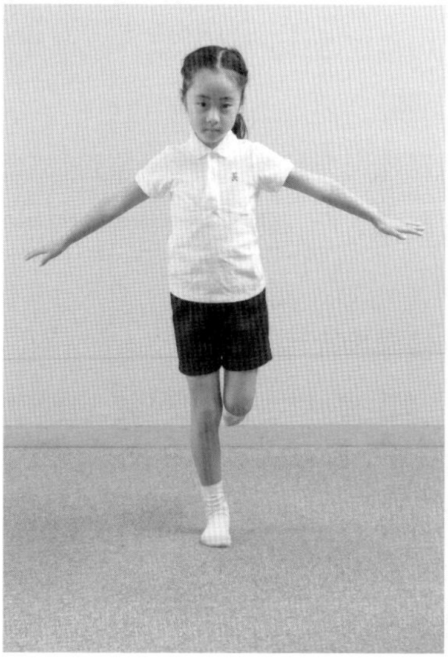

図3　片足立ち

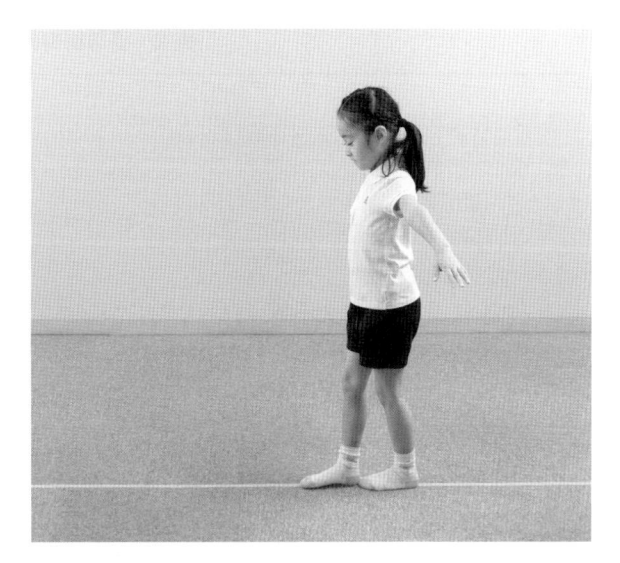

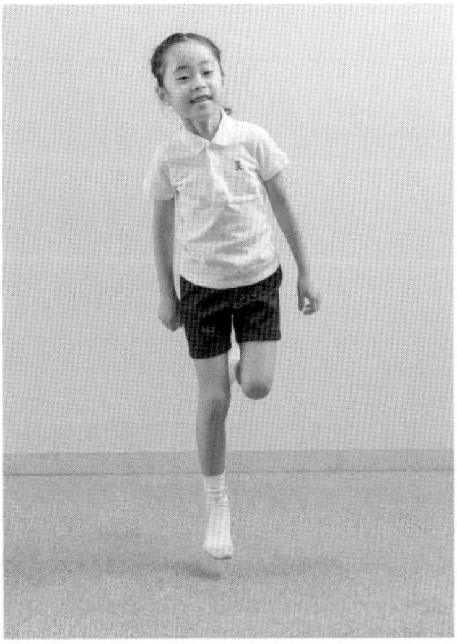

図4　片足跳び　　　　　　　　　　　　図5　継脚歩行

2）動的バランスの評価

a．片足跳び（図4）
【手　順】
①その場で20回，片足跳びをさせる．
【評　価】
定型発達児では4歳で5〜8回，5歳で9〜10回，6歳で13〜16回，7歳以上では20回以上可能である．発達障害児では安定して姿勢保持ができず，片足跳びも連続できない．

b．直線歩行（図5）
【手　順】
①6歳までは普通に20歩の歩行させる．7歳以上では継足歩行で20歩の歩行させる．
【評　価】
9歳までは1〜3回程度それても正常とする．なお，発達障害児ではこれを下回る．

3）予備評価

a．スクワット
【手　順】
①両足を肩幅に開いて立つ．

3 姿勢制御の評価方法

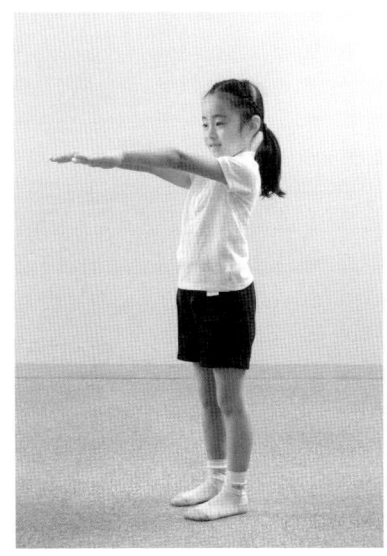

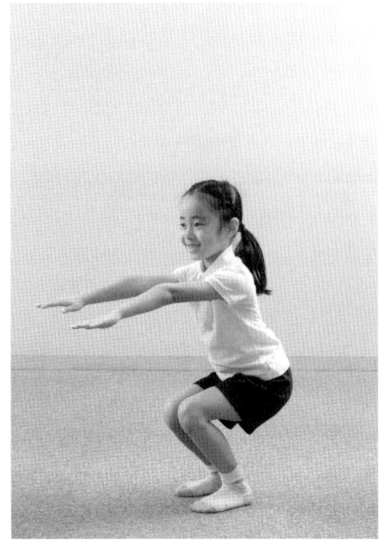

a．準備肢位　　　　　　　　　　b．検査肢位
図6　スクワット

②両上肢を真っ直ぐ胸の前へ伸ばす（**図6a**）．
③大腿部が床と平行になるように膝関節を屈曲してスクワットする（**図6b**）．
【評　価】
以下の姿勢は不合格とする．
①深くしゃがめない，両膝の間隔が小さくなる，膝先が足先より前へ出る．
②両上肢が下がる．
③円背となる．

b．座位側方傾斜
【手　順】
①脚のつかない台に座る（背もたれなし）．
②両上肢を肩の高さにして真横へ伸ばす（**図7a**）．
③床と両腕の平行を保持したまま，体幹を傾斜させ，指先を一側へ向かい，できるだけ伸ばす（**図7b**）．
【評　価】
以下の場合は不可とする．
①ほとんど体が傾けられない．
②両上肢と床の平行が保てない（**図7c**）．

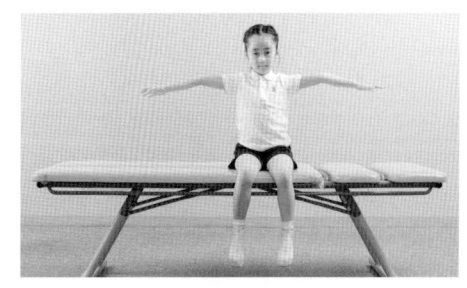

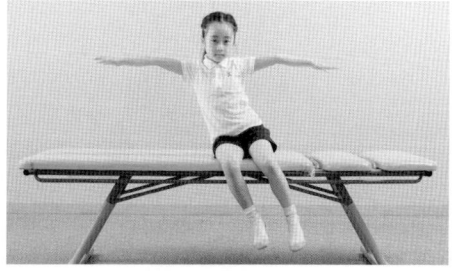

a. 準備肢位　　　　　　　　　　b. 検査肢位

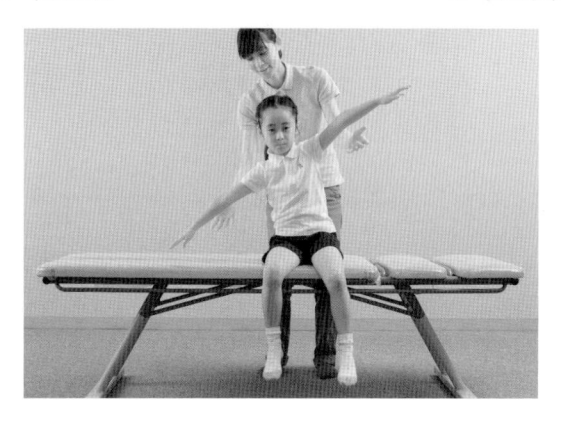

c. 失敗肢位

図7　座位側方傾斜

c．バード・ドッグ

【手　順】

①四つ這い位をとる（**図8a**）．
②一側上肢を挙上し，床と平行に真っ直ぐに前方へ伸ばす（**図8b**）．
③上肢を戻し，逆側下肢を真っ直ぐに後方へ伸ばす．
④一側上肢と逆側下肢を同時に床と平行にして挙上する（**図8c**）．

【評　価】

手順①〜④のどこまでバランスを崩さず可能か記録する．

4）体幹筋の評価

　体幹の安定化には，脊柱を支える筋がバランスを保って活動する必要がある．体幹筋の評価では体幹屈曲・伸展，および左右のサイドブリッジ保持時間から持久力のインバランスを算出する方法を採用している．ここで評価しているのは，屈曲筋群と伸展筋群，左右の体側筋群のバランスという，相対した筋群比較だけではない．また，それぞれの持続時間は表在筋と深部筋の活動バランスと関連しており，持続時間が短い場合は，これらの活

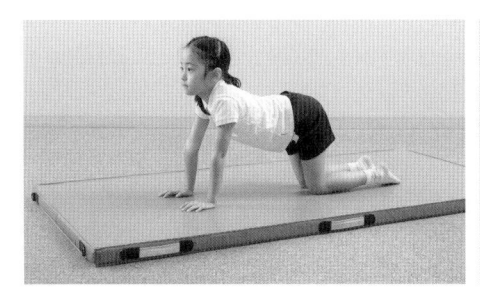

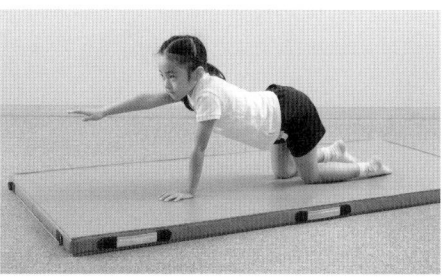

a．準備肢位　　　　　　　　　　b．第1検査肢位

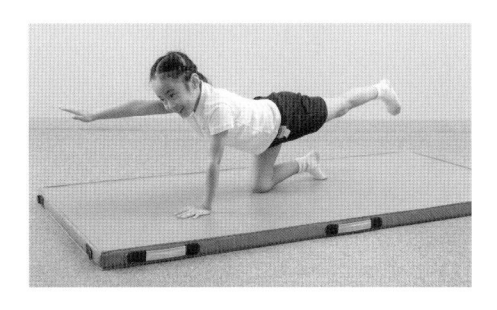

c．第2検査肢位

図8　バード・ドッグ

動バランスの悪さを示唆している．表在筋は大きな筋出力をもっているが，タイプⅡ線維が主体であり，疲労しやすい．これに比べて深部筋はタイプⅠ線維の比率が高いとされており，疲労しにくい．姿勢保持に関わる筋には，弱い力で長時間働き続けることが求められる．このため，姿勢保持に関しては深部筋の活動が重要であり，体幹筋の評価において，姿勢保持時間が短いことは，深部筋が十分に機能していないことを示唆している．

a．体幹屈曲
【手　順】
①膝関節屈曲位で約60°の背もたれに背中をつける．上肢は胸の前で組む．
②足部を検査者が保持する（図9a）．
③姿勢はそのままで，背もたれを10 cm後方へ移動させる（図9b）．
④姿勢が保持できず背中が背もたれについたら終了とする．
⑤その際の姿勢保持時間を秒単位で計測する．

b．体幹伸展
【手　順】
①治療用ベッド，あるいはテーブルなどのしっかりした台の上に腹臥位をとらせる．

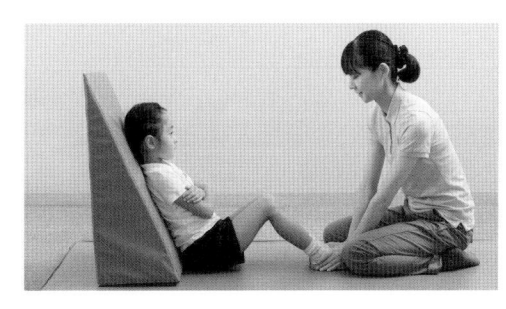

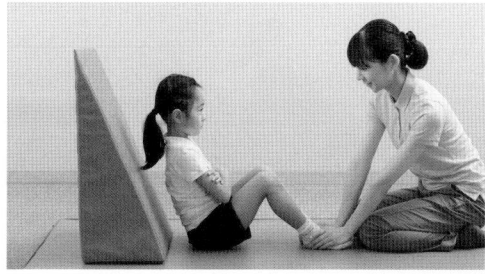

a．準備肢位　　　　　　　　　b．検査肢位

図9　体幹屈曲

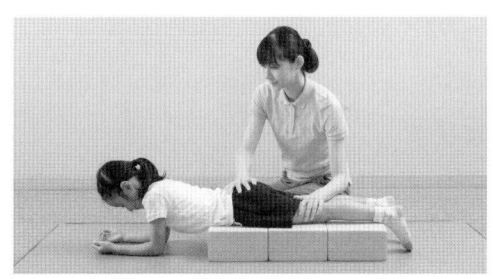

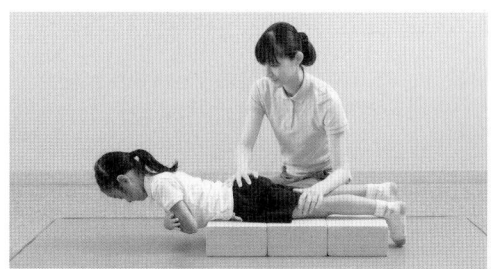

a．準備肢位　　　　　　　　　b．検査肢位

図10　体幹伸展

②上前腸骨棘より上体が台の前方へ出るようにし，骨盤と下肢を検査者が保持する（**図10a**）．
③脊柱が屈曲・伸展中間位となるように指示し，この姿勢をできるだけ維持させる（**図10b**）．
④上体が水平より下がったら終了する．
⑤その際の姿勢保持時間を秒単位で計測する．

c．サイド・ブリッジ

【手　順】
①側臥位をとらせる．
②上側の足部は下側の足部の前へ出す．
③上側の手は下側の肩に置く（**図11a**）．
④下側の肘関節を90°屈曲させ，前腕は体幹前方とし，骨盤を挙上して脊柱と下肢が一直線になる姿勢をできるだけ維持させる（**図11b**）．
⑤骨盤が下がったら終了とする．

a. 準備肢位　　　　　　　　　　b. 検査肢位

図11　サイド・ブリッジ

⑥その際の姿勢保持時間を秒単位で計測する．
⑦同様に反対側を計測する．

【評価】

測定値が以下の場合，体幹筋持久力バランスが悪いと評価する[16]．

① 体幹屈曲÷体幹伸展＞1.0
② 左サイドブリッジ÷右サイドブリッジ：左右を入れ替えて計算し，左右の差が0.05以上である場合
③ 右サイドブリッジ÷体幹伸展＞0.75
④ 右サイドブリッジ÷体幹伸展＞0.75

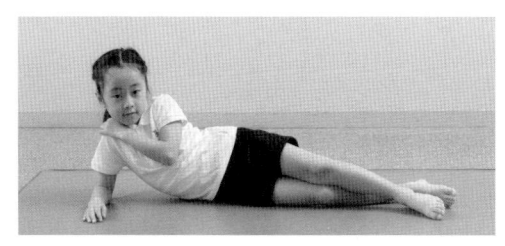

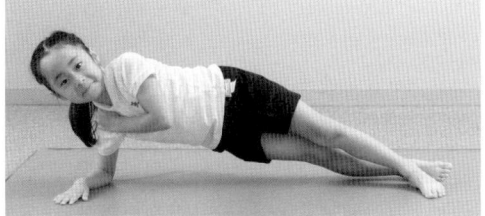

4 協調運動の評価方法

　運動発達を出生後の経過から分析すると，いくつかの要素に分けて捉えることが可能である．要素には，①運動を発現する力，②運動を維持する力，③運動を調整する力が含まれる．協調性は運動を調整する力であり，幼児期は協調性発達において重要な期間であり，この時期に大きく変化する．協調性は基本的な運動技術を獲得するために必要であり，幼児期は，さまざまな運動を経験させることが有用である．

　幼児期は運動要素としての運動を育てる時期であり，スポーツを重視する時期ではないともいえる．スポーツ技術の向上に重点がおかれると，動作に偏りが起こり，狭い範囲の動作獲得にとどまってしまう．例えば，幼児の指導場面においてボール遊びが取り上げられることが多い．遊びを十分に経験することで，「投げる」「受ける」「蹴る」などの運動技能が獲得される．その後，これらの技能を組み合わせることで，ドッジボール，サッカーなどのゲームへと展開させるべきである．つまり，ゲームをするために必要な技術としてボール遊びをするのではなく，さまざまなボール遊びを実施したうえで，ゲームへと発展

パターン1

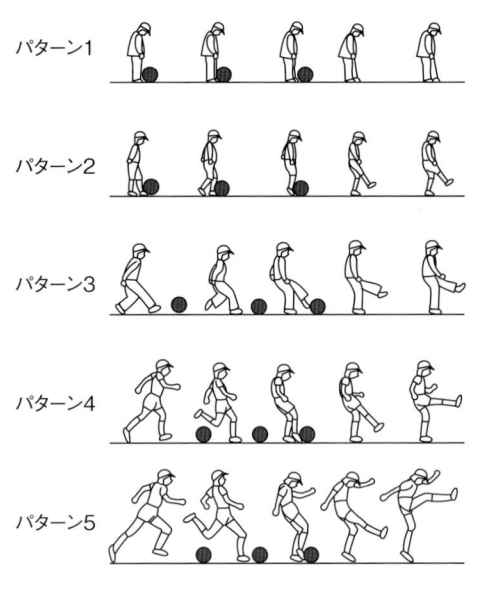

パターン2

パターン3

パターン4

パターン5

図12 静止ボールキック運動の動作発達

させることに意味がある[18,19].

　幼児期の運動発達を評価する場合，その過程が客観的に記録される必要がある．従来の運動能力検査では，パフォーマンスの経年的変化に着目したものが多い．また，課題とする運動が獲得される時期について評価するものも存在する．しかし，こうした評価方法では，幼児期の運動発達を詳細に捉えられることはできない．課題運動ができるか，できないかではなく，いかに運動が協調し，円滑であるかを記録する必要がある．この点を評価する方法として，運動様式に着目する方法がある．幼児は，はじめは基本運動の獲得において，きわめて未熟なフォームをしている．これが数年の間に洗練されたフォームへと変化する[19].

　投球動作を例にとると，投球動作は月齢15カ月で100%可能となる．最初の投球動作は，硬直した腕による下手投げが一般的である．片手の上投げは，2〜3歳ではうまくできるものはほとんどなく，4歳では20%がうまく投げられるようになり，5歳では74%，6歳では84%が比較的高い水準に達する[20]．宮丸ら[20]は幼児期に観察される，捕球動作，キック動作の変化についてもまとめている**（図12）**.

　具体的な評価は，主に上肢運動に着目した基本的協調運動評価と，ボールを使った動作で評価する幼児協調運動評価の2つで行う．基本的協調運動評価は，小脳失調による協調運動障害のための評価方法に基づいており，成人における協調性評価を応用したものである．これに対して幼児協調運動評価は，発達運動学的に幼児の基本動作を分析し，動作の円滑さ，四肢が協調して運動しているかを評価するものである．なお，**表3**に基本的運協

表3 基本的協調運動評価表

	はい	いいえ	コメント
1．開口手伸展現象			
・手指，手首が伸展する			
2．前腕回内・回外運動			
・肩関節・肘関節の運動が伴う			
・鏡像運動が観察される			
3．指鼻試験			
4．指指試験			
・振戦がある			
5．指対立試験			
A．同じ指を触れて進まない			
B．同じ指を何度か繰り返してから進む			
C．折り返し時に同じ指に触れる			
＊鏡像運動が観察される			

調評価表を示す．

1）基本的協調運動の評価方法

a．開口手伸展現象

【手　順】

①椅座位で，両手を伸展位の状態で検者は保持し，リラックスさせる（図13a）．

②口を大きく開けるよう指示する（図13b）．

③しっかり閉眼させる（図13c）．

④舌を出すよう指示する．

【評　価】

発達障害児では手指・手首が伸展する．8歳を過ぎてこの現象が観察される場合は未熟さのサインとなる．

b．前腕回内・回外運動

【手　順】

①椅座位で肘関節を体幹から少し離し，肘を90°程度屈曲した姿勢をとらせる（図14a）．

②一側ずつ前腕回内・回外運動を指示する（図14b，c）．

【評　価】

8歳を過ぎて，前腕回内・回外運動に肩関節・肘関節の運動が伴う，あるいは反対側に

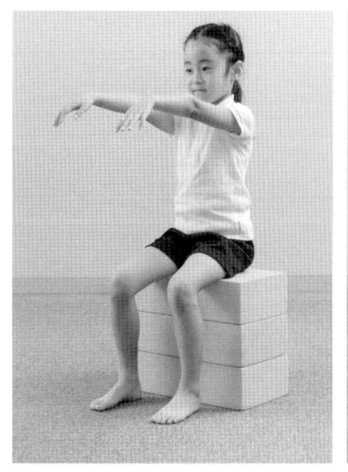

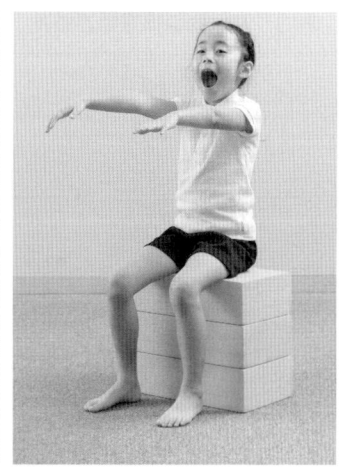

a. 準備肢位　　　　b. 開口の検査肢位　　　c. 閉眼の検査肢位

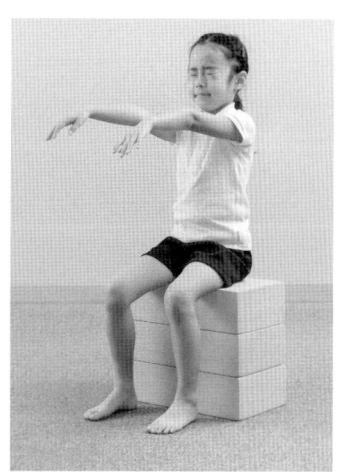

図13　開口手伸展現象

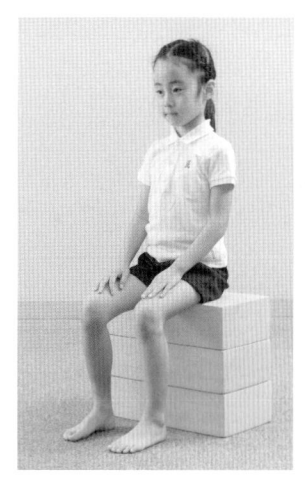

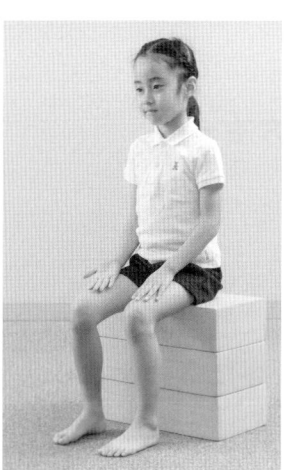

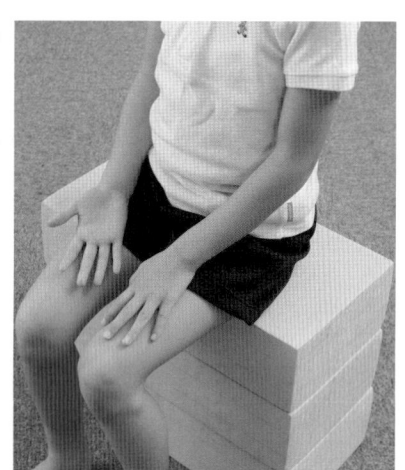

　　a. 準備肢位　　　　b. 検査肢位1　　　　　c. 検査肢位2

図14　前腕回内・回外運動

回内・回外運動など鏡像運動が観察される場合はDCD児が疑われる．

c．指鼻試験

【手　順】

①被検児の鼻と検者の指の間を被検児の示指で行き来させる（**図15a～c**）．

【評　価】

通常は5歳以上であれば，正確に閉眼で行える．6歳以降，開眼で行えない場合はDCD

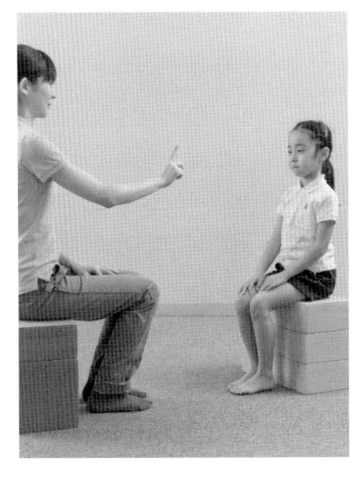

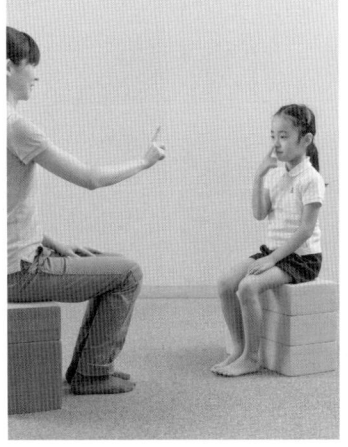

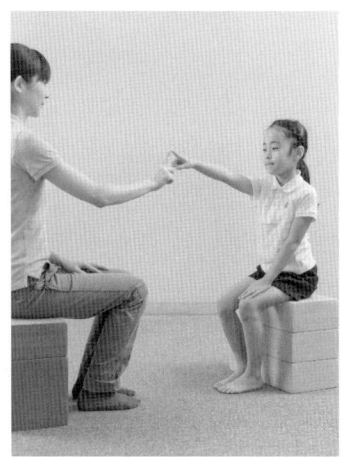

a. 準備肢位　　　b. 検査肢位1　　　c. 検査肢位2

図15　指鼻試験

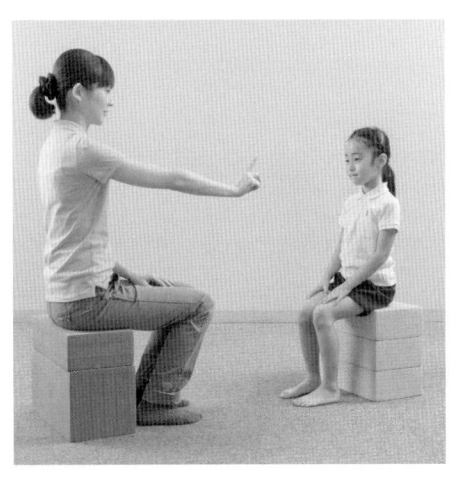

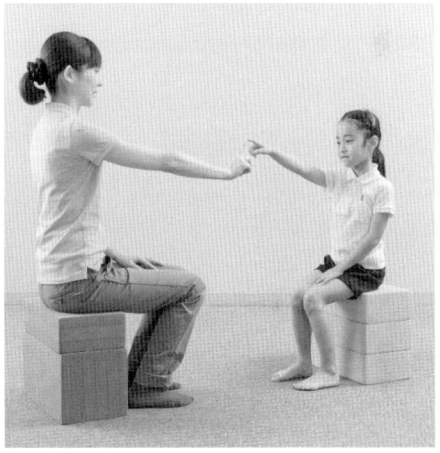

a. 準備肢位　　　b. 検査肢位

図16　指指試験

児が疑われる．

d．指指試験

【手　順】

①被検児の示指で近くにおいた検者の示指をふれさせる（図16a, b）．

②6歳以降では閉眼で行わせる．

【評　価】

振戦の有無を観察する．振戦が観察される場合はDCDが疑われる．

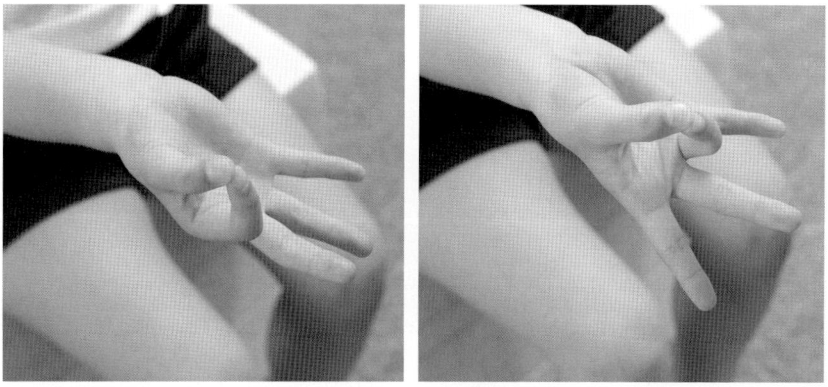

a. 検査肢位1　　　　　　　　　b. 検査肢位2

図17　指対立試験

e．指対立試験

【手　順】

①6歳以上で行う．

②示指と母指がふれた状態から，母指と小指へ順次指を変える（**図17a**）．

③小指から示指へ折り返す（**図17b**）．

【評　価】

対立運動の円滑さ，指移行の円滑さ，反対側指の鏡像運動の有無を観察する．①同じ指を触れて進まない，②同じ指を何度か繰り返してから進む，③折り返し時に同じ指に触れる，④円滑に移行する，の4段階で評価する．

2）幼児協調性の評価方法（N式幼児協調性評価尺度）

幼児協調性の評価方法は，大小のボールを用いた投球動作，捕球動作およびキック動作を以下の手順で評価することで，協調性の程度を評価する．評価結果は点数化し，総合点として記録する．なお，**表4**に幼児協調性の評価表を表す．

a．バレーボールによる投球動作

【準　備】

①バレーボールを用意する．

②検者は3m離れて立つ．

【手　順】

①被検児「バレーボールをこちらへ投げて」と指示する．

表4 幼児協調性の評価表

		氏名　　　年齢
1．バレーボールによる投球動作	得点	コメント
投球フォームA		
ⅰ）下手投げ		
ⅱ）下手投げ投球距離		
ⅲ）下手投げ投球コントロール		
ⅳ）上手投げ		
ⅴ）上手投げ投球距離		
ⅵ）上手投げ投球コントロール		
2．テニスボールよる投球動作	得点	コメント
ⅰ）バックスウィング		
ⅱ）上肢および体幹の動き		
ⅲ）下肢の動き		
ⅳ）投球距離		
ⅴ）投球コントロール		
3．バレーボール捕球動作：バウンドなし	得点	コメント
ⅰ）捕球フォーム1		
ⅱ）捕球フォーム2		
4．バレーボール捕球動作：バウンドあり	得点	コメント
ⅰ）捕球フォーム1		
ⅱ）捕球フォーム2		
5．テニスボール捕球動作：バウンドなし	得点	コメント
ⅰ）捕球フォーム1		
ⅱ）捕球フォーム2		
6．静止したバレーボールのキック動作	得点	コメント
ⅰ）バックスウィング		
ⅱ）体幹		
ⅲ）キック距離		
ⅳ）キックコントロール		
7．動くバレーボールのキック動作	得点	コメント
ⅰ）バックスウィング		
ⅱ）体幹		
ⅲ）キック距離		
ⅳ）キックコントロール		
合計		

②下手投げの場合は，バレーボールを両手で持ち，腕を下から上へ振り，体幹前方からボールを投げ出すよう指示する．

④これを3回繰り返し，3回目を評価する

⑤「下手投げ」「下手投げ投球スピード」「下手投げ投球コントロール」「上手投げ」「上手投げ投球スピード」「上手投げ投球コントロール」の，どの動作であるかを確認する．

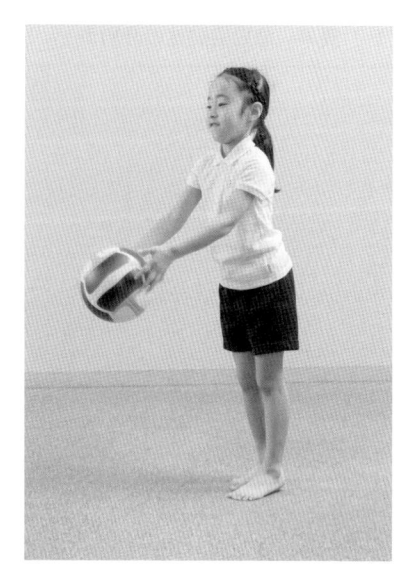

図18 下手投げ

ⅰ）下手投げ（図18）
【動作後の評価】
①不可：0点.
②体幹はほとんど動かず，上肢の動きのみでボールを押し出す：1点.
③体幹屈曲から体幹伸展を伴って，体幹前方から投球する：2点.
④体幹を大きく屈曲し，体幹伸展の動きと体幹回旋を伴って，ボールを体幹側方から投球する：3点.

ⅱ）下手投げ投球距離
【動作後の評価】
①不可：0点.
②バレーボールは被検児の足元に落ちる，あるいは1mほど前方に落ちる：1点.
③検者の足元に届く：2点.
④十分なスピードをもって検者のもとへ届く：3点.

ⅲ）下手投げ投球コントロール
【動作後の評価】
①不可：0点.
②バレーボールは検者に向かい90°以上異なった方向へ投球される：1点.
③バレーボールは検者に向かい90°以下であるが異なった方向へ投球される：2点.
④バレーボールは検者に向かって投げられる：3点.

a．準　備　　　b．振り上げ　　　c．放　出

図 19　上手投げ

iv）上手投げ

【手　順】

　バレーボールを両手で持ち，体幹上方から頭部上方へ挙上し，両腕を上から下へ振り，バレーボールを投げ出す（**図 19**）．

【動作後の評価】

①不可：0点．

②体幹はほとんど動かず，上肢の動きのみで頭部上方からボールを押し出す：1点．

③体幹伸展から体幹屈曲を伴って，頭部上方から投球する：2点．

④体幹を大きく伸展し，体幹屈曲の動きと体幹回旋を伴って，ボールを頭部側方から投球する：3点．

v）上手投げ投球距離

【動作後の評価】

①不可：0点．

②バレーボールは被検児の足元に落ちる，あるいは1mほど前方に落ちる：1点．

③検者の足元に届く：2点．

④十分なスピードをもって検者のもとへ届く：3点．

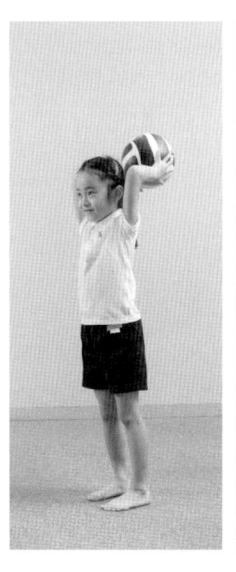

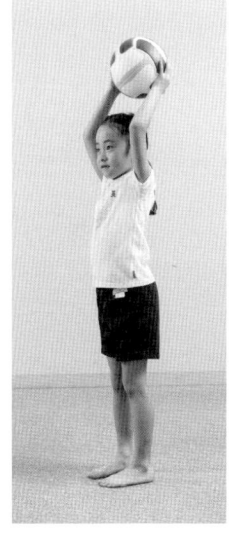

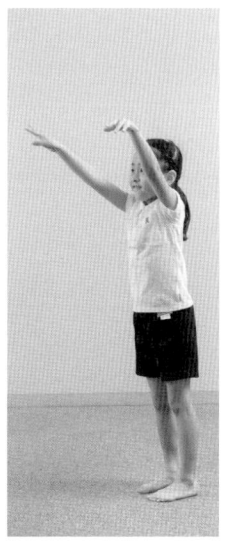

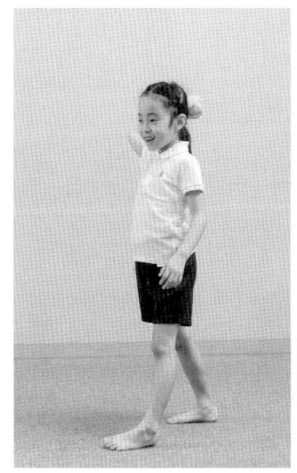

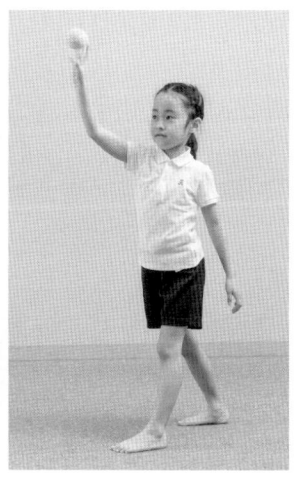

図20　テニスボールによる投球動作

　a．準　備　　　　b．放　出

ⅵ）上手投げ投球コントロール
【動作後の評価】
①不可：0点．
②バレーボールは検者に向かい90°以上異なった方向へ投球される：1点．
③バレーボールは検者に向かい90°以下であるが，異なった方向へ投球される：2点．
④バレーボールは検者に向かって投げられる：3点．

b．テニスボールによる投球動作（図20）
【準　備】
①テニスボールを用意する．
②検者は5m離れて立つ．
【手　順】
①被検児に「片手でテニスボールをこちらへ投げて」と指示する．
②3回繰り返し，3回目を評価する．
③「バックスウィング」「上肢および体幹の動き」「下肢の動き」「投球スピード」「投球コントロール」の，どの動作であるかを確認する．
ⅰ）バックスウィング
【動作後の評価】
①不可：0点．
②バックスウィングは観察されない：1点．

③肩関節伸展，肘関節屈曲するが，上体は動かない：2点．
④体幹を回旋して，肩を後方へ引く：3点．

ⅱ）上肢および体幹の動き
【動作後の評価】
①不可：0点．
②体幹はほとんど動かず，上肢の動きのみで頭部側方からボールを押し出す：1点．
③体幹伸展から体幹屈曲を伴って，頭部上方から投球する：2点．
④体幹を大きく伸展し，体幹屈曲の動きと体幹回旋を伴って，ボールを頭部側方から投球する：3点．

ⅲ）下肢の動き
【動作後の評価】
①不可：0点．
②下肢は動かない：1点．
③バックスウィングに合わせて片足を前方へ踏み出し，膝関節は屈曲しない：2点．
④バックスウィングに合わせて片足を前方へ踏み出し，膝関節を屈曲し，体幹を伸展する：3点．

ⅳ）投球距離
【動作後の評価】
①不可：0点．
②ボールは被検児の足元に落ちる，あるいは1mほど前方に落ちる：1点．
③検者の足元に届く：2点．
④十分なスピードをもって検者のもとへ届く：3点．

ⅴ）投球コントロール
【動作後の評価】
①不可：0点．
②ボールは検者に向かい90°以上異なった方向へ投球される：1点．
③ボールは検者に向かい90°以下であるが，異なった方向へ投球される：2点．
④ボールは検者に向かって投げられる：3点．

c．バレーボール捕球動作（バウンドなし）
【準　備】
①バレーボールを用意する．
②検者は3m離れて立つ．

a. 準備肢位　　　　　　　　　　b. 検査肢位

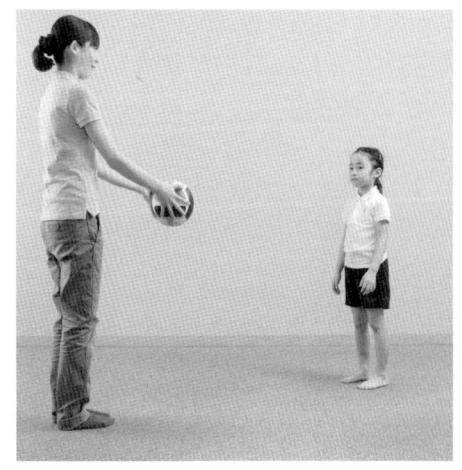

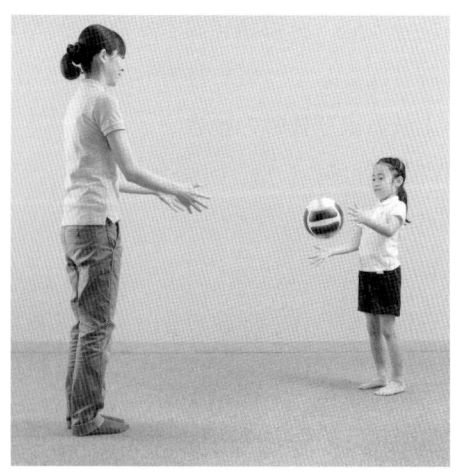

図21　バレーボール捕球動作（バウンドなし）

【手　順】

①被検児に「ボールを投げるので取って」と指示する（**図21a**）．

②バウンドなしで被験者に届くようボールを投げる（**図21b**）．

③3回繰り返し，3回目を評価する．

④「捕球フォーム1」「捕球フォーム2」の，どの動作であるかを確認する．

ⅰ）**捕球フォーム1**

【動作後の評価】

①不可：0点．

②被検児に「両手を体の前に出して」と口頭指示し，検者がそこへ投げ入れれば捕球する：1点．

③両手と胸で捕球する：2点．

④両手で捕球し，そのまま胸との間で確保する：3点．

⑤両肘関節を伸展し，体幹前方で捕球する：4点．

ⅱ）**捕球フォーム2**

【動作後の評価】

①不可：0点．

②体幹と下肢は動かない：1点．

③体幹屈曲するなど，捕球に合わせて体幹を動かす：2点．

④捕球に合わせて下肢を前方，あるいは側方へ踏み出す：3点．

d．バレーボール捕球動作（バウンドあり）

【準　備】

①バレーボールを用意する．

②検者は3m離れて立つ．

【手　順】

①被検児に「ボールを投げるので取って」と指示する．

②ワンバウンドで被験者に届くようボールを投げる．

③3回繰り返し，3回目を評価する．

④「捕球フォーム1」「捕球フォーム2」の，どの動作であるかを確認する．

ⅰ）捕球フォーム1

【動作後の評価】

①不可：0点．

②被検児に「両手を体の前に出して」と口頭指示し，検者がそこへ投げ入れれば捕球する：1点．

③両手と胸で捕球する：2点．

④両手で捕球し，そのまま胸との間で確保する：3点．

⑤両肘関節を伸展し，体幹前方で捕球する：4点．

ⅱ）捕球フォーム2

【動作後の評価】

①不可：0点．

②体幹と下肢は動かない：1点．

③体幹屈曲するなど，捕球に合わせて体幹を動かす：2点．

④捕球に合わせて下肢を前方，あるいは側方へ踏み出す：3点．

e．テニスボール捕球動作（バウンドなし）

【準　備】

①テニスボールを用意する．

②検者は3m離れて立つ．

【手　順】

①被検児に「ボールを投げるので取って」と指示する．

②バウンドなしで被験者に届くようボールを投げる．

③3回繰り返し，3回目を評価する．

④「捕球フォーム1」「捕球フォーム2」の，どの動作であるかを確認する．

i）捕球フォーム１

【動作後の評価】

①不可：０点．

②被検児に「両手を体の前に出して」と口頭指示し，検者がそこへ投げ入れれば捕球する：１点．

③両手と胸で捕球する：２点．

④両手で捕球し，そのまま胸との間で確保する：３点．

⑤両肘関節を伸展し，体幹前方で捕球する：４点．

　ii）捕球フォーム２

【動作後の評価】

①不可：０点．

②体幹と下肢は動かない：１点．

③体幹屈曲するなど，捕球に合わせて体幹を動かす：２点．

④捕球に合わせて下肢を前方，あるいは側方へ踏み出す：３点．

ｆ．静止したバレーボールのキック動作

【準　備】

①バレーボールを用意する．

②検者は３ｍ離れて立つ．

【手　順】

①被検児に「ボールを蹴って」と指示する．

②ボールは静止した状態で行う（図22a）．

③３回繰り返し，３回目を評価する（図22b）．

④「バックスウィング」「体幹」「キックスピード」「キックコントロール」の，どの動作であるかを確認する．

　i）バックスウィング

【動作後の評価】

①不可：０点．

②バックスウィングは観察されず，ボールを前方へ押す：１点．

③股関節伸展，膝関節屈曲をするが，上体は動かない：２点．

④蹴り足をいったん一歩後方へ下げる：３点．

⑤ボールの後方へ下がり，支持脚を一歩ボール横へ踏み出し，蹴り脚は大きく後方へ引かれる：４点．

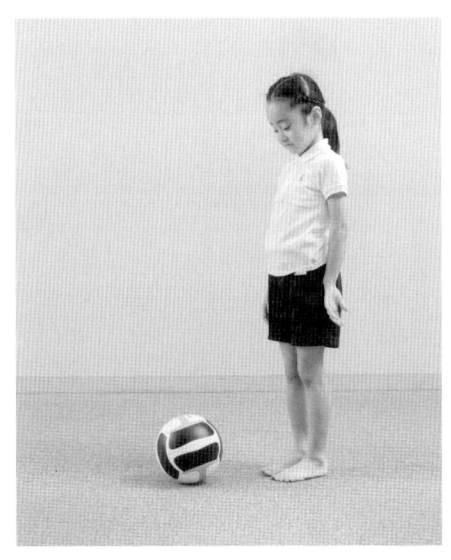

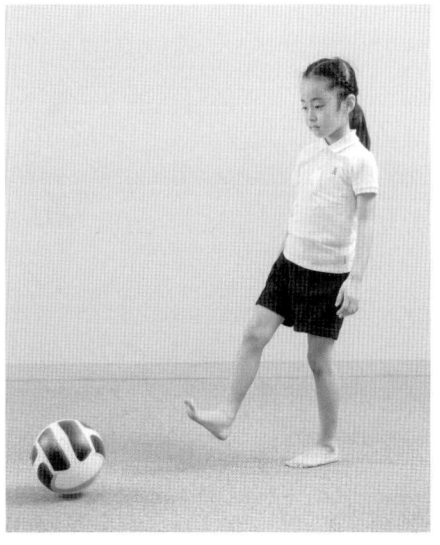

a. 準備肢位　　　　　　　　b. 検査肢位

図22　静止したバレーボールのキック動作

ii）体幹
【動作後の評価】
①不可：0点.
②体幹はほとんど動かず，ボールを蹴る：1点.
③体幹屈曲を伴ってボールを蹴る：2点.
④体幹回旋を伴ってボールを蹴る：3点.

iii）キック距離
【動作後の評価】
①不可：0点.
②動作後のボールは，被検児の足元にあるいは1mほど前方に転がる：1点.
③検者の足元にボールが届く：2点.
④十分なスピードをもって検者の元へボールが届く：3点.

iv）キックコントロール
【動作後の評価】
①不可：0点.
②ボールは検者に向かい90°以上異なった方向へキックされる：1点.
③ボールは検者に向かい90°以下であるが異なった方向へ投キックされる：2点.
④ボールは検者に向かってキックされる：3点.

a. 準備肢位　　　　　　　　　　　　　　b. 検査肢位

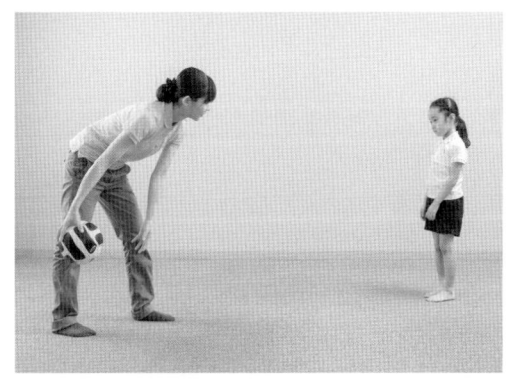

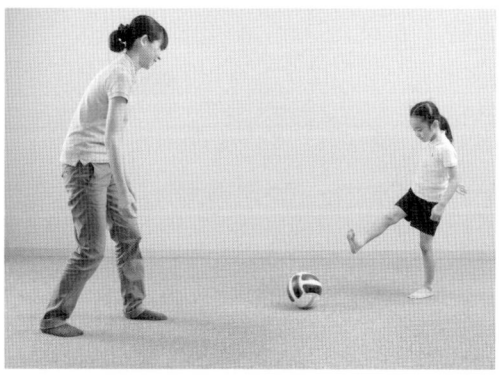

図 23　動くバレーボールのキック動作

g．動くバレーボールのキック動作

【準　備】

①バレーボールを用意する．

②検者は 3 m 離れて立つ．

【手　順】

①被検児に「ボールを蹴って」と指示する．

②ボールは検者が被験児に向かい，ゆっくりしたスピードで転がす（**図 23a**）．

③ 3 回繰り返し，3 回目を評価する（**図 23b**）．

④「バックスウィング」「体幹」「キックスピード」「キックコントロール」の，どの動作であるかを確認する．

ⅰ）バックスウィング

【動作後の評価】

①不可：0 点．

②バックスウィングは観察されず，ボールを前方へ押す：1 点．

③股関節伸展，膝関節屈曲をするが，上体は動かない：2 点．

④蹴り足をいったん一歩後方へ下げる：3 点．

⑤ボールの後方へ下がり，支持脚を一歩ボール横へ踏み出し，蹴り脚は大きく後方へ引かれる：4 点．

ⅱ）体幹

【動作後の評価】

①不可：0 点．

②体幹は，ほとんど動かさずにボールを蹴る：1 点．

③体幹屈曲を伴ってボールを蹴る：2点.

④体幹回旋を伴ってボールを蹴る：3点.

ⅲ）キック距離

【動作後の評価】

①不可：0点.

②ボールは，被検児の足元にあるいは1mほど前方に転がる：1点.

③検者の足元に届く：2点.

④十分なスピードをもって検者の元へボールが届く：3点.

ⅳ）キックコントロール

【動作後の評価】

①不可：0点.

②ボールは検者に向かい90°以上異なった方向へキックされる：1点.

③ボールは検者に向かい90°以下であるが，異なった方向へ投キックされる：2点.

④ボールは検者に向かってキックされる：3点.

この幼児協調性評価尺度は筆者らが中心となり開発された．3～8歳の定型発達児を対象とした検討により，年齢と総得点の間に高い相関が確認された．8歳で総得点は，ほぼ満点の80点となるが，3～6歳までの協調性の急激な変化を捉えることが可能な尺度である[21]．なお，同年齢のASD児では獲得点数は低く，定型発達児の標準偏差を大きく逸脱する．

定型発達児46名を対象にし，2014年に幼児協調性の評価の信頼性・妥当性の検討を行った．この結果，内的整合性に関してCronbach's α 係数は0.96，テスト再テストによる再現性に関してICC（1.1）は0.95，妥当性に関してPearsonによる年齢との関連性は0.85（$p<0.05$）であった．なお，平均点は4歳48点，5歳62点，6歳65点，7歳75点，8歳80点であった．

5 ▶▶ 運動イメージの評価

運動イメージは，過去の運動経験によって保持された情報を，記憶を頼りに意識的なレベルで想起・再生されたもので，絵画的な特性をもっている[23]．つまり，視覚イメージとなることでイメージは明瞭性が向上する．さらに運動イメージの統御可能性について，西田ら[23]は，「描かれた運動パターンのイメージを，指示に従って付加変換，再構成する能

力」と定義している．

　西田ら[23]はこうした研究を背景に，運動イメージの統御可能性テスト（CMI-T：Contollability of Motor Imagery Test）を試作している．これは，イメージの中で身体部位を指示された方向に順次変化させ（5変化），最終的に構成されたポーズを，5枚の写真の中から選ぶというものであった．CMI-Tは健常大学生279名を対象とした調査で，15点満点中，平均10.33点であった[23]．臨床研究では，変形性関節症群，あるいは高齢者群では若年群に比較して獲得点数の低下が報告されている[24]．

　運動イメージを得点化する尺度として，CMI-Tは優れている．ただし，オリジナルCMI-Tは成人を対象としており，健常大学生であっても正答率が47.3～85.7％となっている．本尺度は，健常な成人を対象として，運動イメージの統御可能性を図ることを目的にしている．このため難易度が高く，成熟過程にある幼児に適応することはできない．そこで筆者らは，西田らが示した運動イメージの統御可能性を応用し，幼児における運動イメージの発達を評価する尺度を開発した．

　幼児運動イメージテストは，4つの基本姿勢から姿勢と四肢に関して，2つの要素をイメージの中で変化させるよう口頭で指示する．この指示に対し，自らの身体を変化させることなく，最終的な姿勢かどうなったか提示されたカードから正解を選ぶことで採点する．最終的に総得的から対象児の運動イメージの成熟度を評価する．このテストによる得点は，定型発達児により標準化されており，予測年齢から大きく逸脱する場合，運動イメージ発達の遅れが疑われる．また，言語理解の遅れなどのために口頭指示が困難な場合は，カード提示に対する動作模倣と対象児の反応を記録する．

　具体的には，カードは立位（背面からのイメージと側面からのイメージ），四つ這い位，座位，臥位を基本肢位とする．これに予備姿勢カードとして片足立ち位のカード5枚を基本姿勢カードとする．はじめは，机上には何も示さない．まず口頭で基本姿勢の一つを告げ，頭の中で姿勢を想像するよう指示する．指示例として「頭の中できをつけをしている格好を想像してみて」などを伝える．次にその姿勢から四肢または体幹について2回の姿勢変化をするよう口頭指示する．姿勢変換の例として，①きをつけの格好が想像できたら，そこから両脚を前後へ開いた格好を想像させる，②想像できたら今度は，そこから両手を真横へ上げた格好を想像させる，③身体は想像するだけで動かさないよう指示する，などである．この時，姿勢変化の要素は，要素1「両脚を前後に開く」と要素2「両手を真横へ上げる」である．その後，机上に5枚のカードを並べる．カードは姿勢変化を2つの要素に分け，5種類の組み合わせとなっており，正解は1枚しかない．5枚は，①正解イメージ，②要素2のみ不正解，③要素1.2不正解，④要素1のみ不正解，⑤かく乱課題（要素1.2とは関係のない第3の要素が含まれる）．この並べられたカードから正解が選択できれ

ば5点を与える．援助が必要だった場合は順次減点する．

対象児が口頭指示を理解できない場合は，対象児の運動イメージ成熟度が，①新生児模倣，②他者客観化，③自己客観化のどの段階にあるか観察的に評価する．例えば，基本姿勢カードの一枚を示した時，口頭指示なしに姿勢を模倣する反応が観察される場合，「新生児模倣」段階にとどまっている可能性がある．また，口頭指示には反応し，正解を得ようとするが，この時，自らの身体を動かすことで変化姿勢を確認し要素する場合，対象児は「他者客観化」の段階にとどまっている可能性が高い．カードは他者の姿勢として理解できるが，自己の姿勢を客観的にイメージできず，自らの身体を動かすことで確認しようとする．

幼児運動イメージテストは，自己の客観化イメージの成熟度を測っている．発達として，それ以前の段階にとどまる場合は，口頭指示による姿勢変換レベルとしてカードを用いずに評価を行う．カードの場合と課題は同一とするが，口頭指示に従い対象児が自らの姿勢を変化させて回答する形とする．この段階は自己の客観化が不完全な段階と評価し，点数の記録はカードによる評価とは別に扱う．さらに，口頭指示が困難な対象児に対しては，基本姿勢カードを1枚ずつランダムに表示し，対象児の反応を観察する．無言のまま模倣するようであれば，新生児模倣の段階にとどまる可能性がある．

1）幼児運動イメージ評価〔N式幼児運動イメージテスト（図24）〕

a．口頭指示によるカード選択レベル

【準　備】
①机を間にして，被検児と検者は向き合う．
②机の上には何ものせない．

【手　順】
①被検児に「これから話すように体を動かすことを想像してみてください」と指示する．
②「座ったままで，体は動かさないで，想像してください」と指示する．

【出題1】
①課題を一度，ゆっくりと出題する．
②例えば，「きをつけの姿勢をしています（真っ直ぐに立っています）．両脚を前後へ開きます（要素1）．両手を真横へ上げます（要素2）」と指示する．
③「これから並べるカードの中にこの姿勢はありますか．ある場合は指を差してください」と指示する．
④カード5枚を机の上に並べる（カードは，その都度シャッフルする）．

a. 検査肢位1

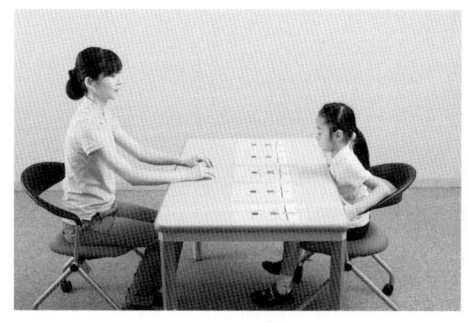

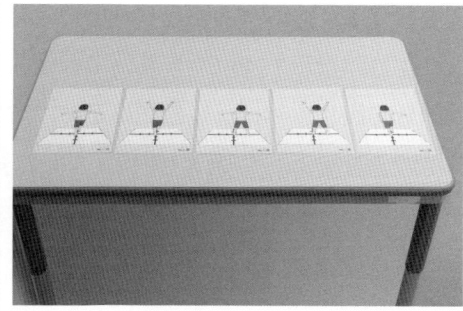

b. 絵カード

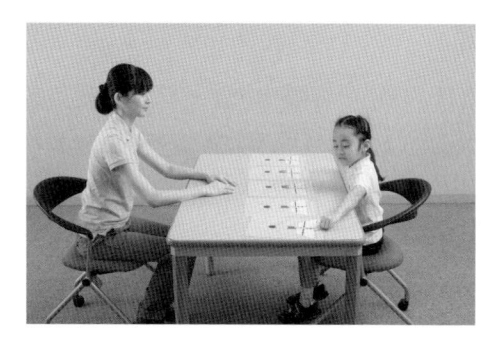

c. 検査肢位2

図24　幼児運動イメージテスト

【評価1】
a．30秒以内に要素1，2ともに正解した場合：5点（評価終了）．
b．要素1または2のみ正解：暫定3点（3点以下にはならい）．
c．要素1,2ともに不正解を選択．
d．30秒以内に回答がない．

【出題2】
①評価1におけるb～dに対して，もう一度，同様の課題を指示する．

【評価2】
a．30秒以内に要素1，2ともに正解した場合：4点（評価終了）．
b．要素1または2のみ正解：2点（評価終了）．
c．要素1,2ともに不正解を選択．
d．30秒以内に回答がない．

【出題3】
①評価1におけるc，dに対して，要素1のみゆっくり指示する．
②例えば，「きをつけの姿勢をしています（真っ直ぐに立っています）．両脚を前後へ開

表5 幼児運動イメージ・評価カード一覧（N式幼児運動イメージテスト）

	基本姿勢	課題		正解	要素2 不正解	要素1.2 不正解	要素1 不正解	攪乱課題
No.1	立位（後方からの画像）	両脚を前後へ開き，両手を真横へ上げる	要素1	両脚を前後に開く	両脚を前後に開く	両脚を横へ開く	両脚を横へ開く	両脚を前後に開く
			要素2	両手を真横へ上げる	両手を真上へ上げる	両手を真上へ上げる	両手を真上へ上げる	片手を真横へ上げる
No.2	立位（側方からの画像）	体を前へ傾け，両手を前へ伸ばす	要素1	体を前へ傾ける	体を前へ傾ける	頭を上へ向ける	頭を上へ向ける	首をこちらへ向ける
			要素2	両手を前へ伸ばす	両手を後方へ伸ばす	両手を前へ伸ばす	両手を後方へ伸ばす	両手を前へ伸ばす
No.3	四つ這い（お馬さんの姿勢）	顔をこちらに向け，片手を前へ伸ばす	要素1	顔をこちらへ向ける	顔をこちらへ向ける	顔を下へ向ける	顔を下へ向ける	顔をこちらへ向ける
			要素2	片手を前方へ伸ばす	片足を後ろへ伸ばす	片手を前方へ伸ばす	片足を後ろへ伸ばす	片手を横へ上げる
No.4	長座位（足を延ばし座る）	両膝を曲げて，こちらを向く	要素1	両膝を曲げる	両膝を曲げる	片膝を曲げる	片膝を曲げる	両膝を曲げる
			要素2	こちらを向く	上を向く	こちらを向く	上を向く	片手を前へ伸ばす
No.5	背臥位（天井を向いて寝る）	頭を上げて，両足を上げる	要素1	頭を上げる	頭を上げる	顔がこちらを向く	顔がこちらを向く	頭を上げる
			要素2	両足を上げる	両手を上げる	両足を上げる	両手を上げる	片足を上げる

きます（要素1）」と指示する．

【評価3】

a．30秒以内に正解した場合：2点（評価終了）．

b．不正解を選択．

c．30秒以内に回答がない．

【出題4】

①評価3におけるb，cに対して，もう一度，同様の課題を指示する

【評価4】

a．30秒以内に正解した場合：1点（評価終了）．

b．不正解を選択：0点（評価終了）．

c．30秒以内に回答がない：0点（評価終了）．

なお，課題は5種類，立位2，四つ這い1，座位1，臥位1，計5種類，25点満点である．表5に絵カードの内容一覧を示す．巻末には絵カードを提示する．

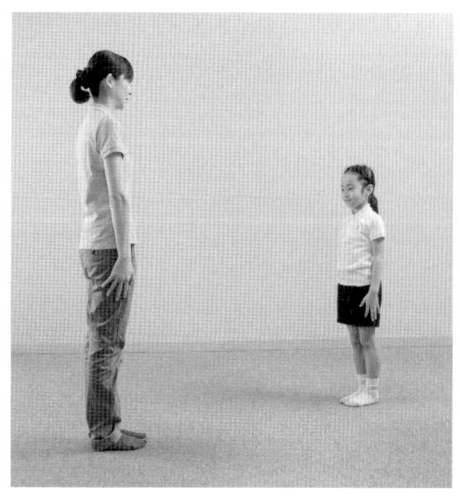

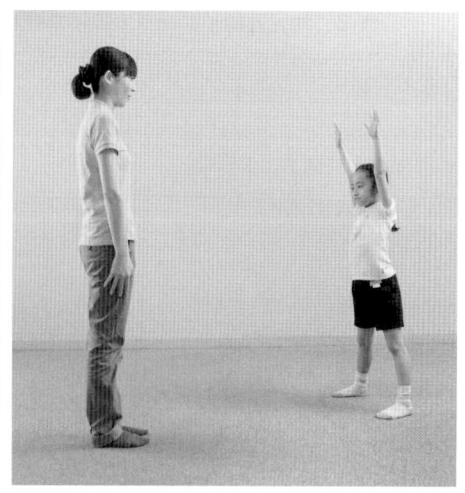

a.　準備肢位　　　　　　　　　　　b.　検査肢位

図 25　口頭指示による姿勢変換レベル

b. 口頭指示による姿勢変換レベル

【準　備】
①被検児と検者は向き合う．
②机の上には何ものせない．

【手　順】
①被検児に「これから話すように体を動かしてください」と指示する．

【出題1】
①課題を一度，ゆっくりと指示する．
②例えば，「きをつけの姿勢をしています（真っ直ぐに立っています）．両脚を横へ開きます（要素1）．両手を頭の上げます」と指示する（要素2；図25）．
③「今，話した格好をしてみてください」と指示する．
④被検児の姿勢を評価する．

【評価1】
a．30秒以内に要素1，2ともに正解した場合：5点（評価終了）．
b．要素1または2のみ正解：暫定3点（3点以下にはならい）．
c．要素1.2ともに不正解を選択．
d．30秒以内に回答がない．

【出題2】
①評価1におけるb〜dに対して，もう一度，出題1と同様な課題を指示する．

【評価2】
 a．30秒以内に要素1,2ともに正解した場合：4点（評価終了）.
 b．要素1または2のみ正解：2点（評価終了）.
 c．要素1,2ともに不正解を選択．
 d．30秒以内に回答がない．

【出題3】
①評価1におけるc,dに対して，要素1のみゆっくり指示する．
②「きをつけの姿勢をしています(真っ直ぐに立っています)．両脚を前後へ開きます(要素1)」と指示する．

【評価3】
 a．30秒以内に正解した場合：2点（評価終了）.
 b．不正解を選択．
 c．30秒以内に回答がない．

【出題4】
 a．評価3におけるb,cに対して，もう一度，出題3と同様な課題を指示する．

【評価4】
 a．30秒以内に正解した場合：1点（評価終了）.
 b．不正解を選択：0点（評価終了）.
 c．30秒以内に回答がない：0点（評価終了）.

なお，課題は5種類，立位2，四つ這い1，座位1，臥位1，計5種類，25点満点である．

c．動作模倣のレベル

【準　備】
①被検児と検者は向き合う．

【手　順】
①基本姿勢カードを1枚ずつランダムに表示し，被検児の反応を観察する．

【評　価】
 a．反射的に姿勢をまねるようであれば，新生児模倣の段階にとどまる可能性がある．
 b．模倣した姿勢の正確性などを記録する．

幼児運動イメージテストは，筆者らが中心となり開発した．3～8歳の定型発達児を対象とした検討により，年齢と総得点の間に高い相関が確認された[25]．なお，同年齢のASD児では獲得点数は低く，定型発達児の標準偏差を大きく逸脱する．定型発達児46名を対象視

表6 幼児運動イメージテストの評価表

		氏名　　　　　年齢
A．口頭指示による絵カード選択レベル	得点	コメント
課題1．立位1		
課題2．立位2		
課題3．四つ這い		
課題4．座位		
課題5．臥位		
合計点		
B．口頭指示による姿勢変換レベル	得点	コメント
課題1．立位1		
課題2．立位2		
課題3．四つ這い		
課題4．座位		
課題5．臥位		
合計点		
C．動作模倣のレベル		コメント

し，幼児運動イメージテストの信頼性，妥当性の検討を行った．この結果，内的整合性に関してCronbach's α係数は0.83，テスト再テストによる再現性に関してICC(1.1)は0.85，妥当性に関してPearsonによる年齢との関連性は0.78（p＜0.05）であった．平均点は4歳13点，5歳18点，6歳20点，7歳22点，8歳25点であった．なお，運動イメージテストキットは荒川区地域産業活性化研究補助金により商品化されている．問い合わせは，東京アドハウス（http://www.ad-house.net/index2.html）．表6に幼児運動イメージテストの評価表を示す．

文　献

1) 明和政子：新生児の発達―運動・感覚．臨床リハ　**22**：547-553，2013
2) 望月　久：協調運動障害に対する理学療法．理学療法京都　**39**：17-22，2010
3) 新井信隆：脳の微小形成不全と発達障害．医学のあゆみ　**239**：621-626，2011
4) 岡田　俊：ADHDと脳．Brain Medical　**24**：19-23，2013
5) 一箭良枝，他：運動を苦手とする広汎性発達障害における運動発達調査―幼児期2例を対象として．日本障害者スポーツ学会誌　**22**：86-90，2013
6) 渡邊雄介，他：広汎性発達障害児に対する足底振動刺激が立位バランスに与える影響．第46回日本作業療法士学会抄録集，2012
7) 堀　正士：注意欠陥多動性障害と身体運動．臨床精神医学　**40**：1143-1149，2011

8) 山下裕史朗, 他：日本人のADHD小児を対象とした機能障害調査. 小児科臨床　63：125-137, 2010
9) 宮崎雅仁, 他：軽度発達障害（注意欠陥多動性障害（ADHD）/高機能広汎性発達障害（HFPDD））の体性感覚機能. 臨床脳波　49：505-510, 2007
10) 中尾召三：眼球運動の脳幹機構（Ⅰ）―水平共役眼球運動. 臨床脳波　30：296-304, 1988
11) 一箭良枝, 他：運動を苦手とする広汎性発達障害における運動発達調査―幼児期2例を対象として. 日本障害者スポーツ学会誌　22：86-90, 2013
12) 渡邊雄介, 他：広汎性発達障害児に対する足底振動刺激が立位バランスに与える影響. 第46回日本作業療法士学会抄録集, 2012
13) 松田雅弘, 他：軽度発達障害児と健常児の立位平衡機能の比較について. 理学療法科学　24：129-133, 2012
14) Hodges PW, et al：Inefficient muscular stabilization of the lumbar spine associated with low back pain. A motor control evaluation of transversus abdominis. Spine　21：2640-2650, 1996
15) McGill SM：Low Back Disorders 2nd ed. Human Kinetics, 2007
16) 新田 收, 他：腰痛予防のためのエクササイズとセルフケア. ナップ, 2009
17) 望月 久：協調運動障害に対する理学療法. 理学療法京都　39：17-22, 2010
18) 三宅一郎：運動発達の科学―幼児の運動発達を考える. 大阪教育図書, 2009
19) 宮丸凱史：幼児の基礎的運動技能におけるMotor Paternの発達―幼児のJumping Patternの発達過程. 東京女子体育大学紀要　8：40-54, 1973
20) 宮丸凱史：投げの動作の発達. 体育の科学　30：464-471, 1980
21) 松田雅弘, 他：幼児のための協調運動評価尺度の開発―妥当性の検討. 第44回日本臨床神経生理学会学術大会,
22) 菊池哲平：自閉症児におけるソーシャルブレイン障害の解明. 発達研究　26：51-62, 2012
23) 西田 保, 他：運動イメージの統御可能性テスト作成の試み. 体育学研究　31：13-22, 1986
24) 山藤真衣子, 他：臨床における運動イメージの統御可能性テストの試み. 認知運動療法　3：112-120, 2003
25) 松田雅弘, 他：幼児版運動イメージ評価尺度の開発―妥当性の検討. 第44回日本臨床神経生理学会学術大会

第 4 章

運動療法の組み立て方

1 ▶▶ プログラム立案

　発達障害は，コミュニケーションや社会性に問題をもつ隣接した症候群を緩やかにまとめた概念といえる．しかも，障害程度の幅が非常に大きい．このため，プログラム立案についても対象児の状態を見極めたうえで，最適な運動療法を選択する必要がある．対象児の状態は個々に異なるので，当然ながらゴールも同一とはならない．評価方法については前述したが，これらの評価結果をもとに対象児のプロフィールを把握し，これに対応した運動療法を選択してプログラムを立案する．対象児のプロフィールを把握するには，障害構造を理解する必要がある．この点は前述したが，もう一度まとめておく．

　臨床現場において発達障害児は，「言葉が出ない」「目が合わない」といった保護者からの相談により出会うことが圧倒的に多い．これらの症例では，運動発達の面で大きな発達指標である歩行獲得はクリアしている．しかし，触覚過敏，姿勢保持が不安定，協調運動が未完成といった点が問題点としてあげられる．発達障害では多くの場合，このような運動面の問題が見過ごされ，コミュニケーションが問題とされる年齢に達して，はじめて見出される．ヒトの発達は運動面がやや先行し，これを追うようにして，言語，コミュニケーションスキル，社会性スキルが発達する．このことからコミュニケーションスキルの問題として発達障害が見出されたとしても，もう一度，運動機能に関して詳細に評価し，問題点を把握する必要がある．姿勢が不安定なままでは，正確に環境情報を把握することはできない．環境情報には物理的要素も人的環境も含まれ，コミュニケーションスキルにとっても安定した姿勢・協調運動が基礎となっている．発達障害は，複数の要因が関連し合い障害が構成されている．運動プログラムに関しては，無意識の制御と意識による制御がお互いに支えあう形で運動を成り立たせている．無意識の制御は，感覚入力を基礎とし，姿勢制御，協調運動がこの上に構築されている．意識による制御はボディーイメージ，運動イメージから成り立っている．さらに運動イメージは，新生児模倣，他者客観化，自己客観化のレベルで進化する．これら運動機能の障害は，単に運動機能の障害にとどまることはない．

　本書においては，特に発達障害を運動機能に立脚した側面からアプローチを提案している．運動機能はコミュニケーション能力や社会性に先立ち発達する．このことで運動機能は，あらゆる能力の基盤をなしている．このことを踏まえて発達障害児に対し，運動機能に焦点をあてることで機能の再構築を図ろうとするものである．

　障害構造は，感覚入力，姿勢制御，協調運動，さらに運動イメージに分けて捉える．前述の評価方法では，これらについて整理している．感覚入力に関する問題は，発達障害で

は広く観察される．特に触覚過敏は症状がわかりやすく，捉えることが容易である．症状は，幼児期から歩行を獲得後，学齢期になっても観察されることが多い．介入方法については後述するが，感覚入力はすべての運動機能の基礎をなすものなので，日常的に長く介入を続けることが必要である．

姿勢制御に関しては，基本的な姿勢保持は完成している．その中で不安定性が見出された場合に介入を行う．姿勢制御は，静的な姿勢制御から動的な姿勢制御へと発展する．特に動的な姿勢制御が安定しないと，日常生活における，あらゆる場面の動作において問題となる．同時に姿勢制御は，視野，追視に強く関連しており，このことから認知面にも深く関係しているため，コミュニケーション学習に対する影響が大きい．評価結果によって問題が明らかになった場合は，静的制御から動的制御へ段階的なプログラムを立案する．

協調運動は，複数の関節運動が，一つの目的のために効率的に運動することであり，また視覚・聴覚入力による環境情報に適応することも求められる．前述の評価では，主にボールを使った運動における協調性を評価している．投球動作，キック動作には体幹が安定し，さらに四肢の関節が協調して運動することが求められる．捕球動作，動くボールのキック動作は，動くボールを視覚で捉え，ボールの運動に合わせて四肢を協調して運動させる必要がある．評価の結果から，協調運動がどのレベルで可能か見極め，対象児のレベルに合わせてプログラムを立案する．対象児の状態はバリエーションの幅が大きいので，何がどこまでできるのかを確認し，動作を分解・単純化して課題を決定する．基本的には対象児がわずかな努力で可能な程度の課題を設定する．例えば，月齢的に幼い，あるいは障害が重度であるために，言語によるコミュニケーションが困難な対象児に対しては，言語指示に頼らず，運動としてのボールのやりとりに対象児を巻き込む形で進める．

運動イメージは，新生児模倣，他者客観化，自己客観化のレベルと進化する．前述の評価において対象児がどのレベルであるかを確認する．自己客観化の評価項目に口頭指示で回答できる場合でも，正解の精度を確認し，精度が十分でなければ，運動イメージに関する介入を行う．アスペルガー症候群で，言語理解が良好な場合，やりとりがスムーズに進むため，問題を見落としてしまうことがある．運動イメージテストは，こうした言語上のやりとりでは，正解することのできない運動イメージを評価することで，対象児の機能を見極める．問題が見出された場合は丁寧に対応し，プログラム立案する．逆に障害が重度であり，言語指示が困難な場合でも，カード表示の模倣といった，言語を介さないやりとりにより介入を開始する．

発達障害は前述のように幅広い概念であり，言語理解について高い能力をもつ者から言語によるコミュニケーションが困難な者まで含まれる．発達障害は，コミュニケーション能力，社会性の障害と定義され，言語理解の向上を目的とすることもある．しかし，現実

的には言語理解以前の状態にとどまることが多く，こうした場合，言語指示を前提とした介入は成り立たない．本書で解説する運動療法は，運動機能へアプローチするものであり，言語指示が困難な場合であっても課題設定が可能である．これはコミュニケーションの基礎となる運動機能へアプローチしているという視点からである．同時に，言語を介さないボールのやりとり，動作の模倣といったやりとりが，コミュニケーション発達の糸口となっている．運動機能にアプローチすることで，幅広い対象児へのプログラム提供が可能となっている．このことを理解して適切なプログラム立案を心がける．

2 ▶▶ 感覚入力に対する指導方法

1）指導方法の考え方

発達障害では，「雨は痛い」「プールに入る前の腰洗いが，キッチンハイター®の原液に浸されているように感じた」「殴られても，痛くない」など感覚障害に関する訴えが多い．発達障害における感覚障害は，過敏を示す例と，鈍麻を示すものが混在することも特徴となっている．過敏は感覚閾値が低下した状態，鈍麻は閾値が高くなった状態と解釈できる．発達障害児では触覚防衛が強いという報告もある[1]．また，触覚防衛に代わる概念として，感覚調整障害がある．この感覚調整障害とは，Koomarらにより1991年に定義されたもので，「感覚刺激に対して不釣り合いな過剰，過少もしくは変動する反応を示す状態」として捉えられている[4]．こうした感覚入力に対する不安定な反応は，新生児の発達過程の中で考察することができる．

新生児は，非常に弱い状態で生まれてくるために，生き延びるために強い防御機能をもっている．原始反射の一部は，その意味合いをもっており，交叉性伸展反射，屈筋逃避反射，ガラント反射，足底把握反射，手掌把握反射などは，これにあたる．これらの反射は，触覚刺激をトリガーとして引き起こされる．原始反射は生後4～10カ月で抑制され，表面的には観察されることがなくなる．発達障害児は，こうした抑制的な成熟が順調に進まないために感覚入力に対する過剰な反応が観察されるものと考えられる．感覚鈍麻に関しては，一見刺激に対する真逆の反応と思われる．しかし，過剰な感覚入力に対し，身体の防御反応として感覚閾値が上昇した状態と考えられる．つまり，強すぎる感覚入力に対して身体の恒常性維持のために感覚遮断が起きていると解釈できる．

過剰な反応に対する介入方法として脱感作がある．ヒトは刺激に対して適応する能力を有している．生理学的には恒常性維持機構（homeostasis）である．適切な刺激を効果的に与えることで刺激に適応して機能の再構築が期待できる．これは感覚を遮断するといった

極端な反応ではなく，感覚入力を受け入れながら通常機能を維持するといった順応反応である．脱感作は中枢神経系においては，記憶・学習の過程として長期増強（LTP：Long-Term Potentiation），あるいは長期抑制（LTD：Long-Term Depression）として捉えられている．これらはシナプスの可塑性によるものと考えられる[3]．

具体的な介入方法は，対象児に対して感覚入力を意識的に制御することで行う．乳幼児を対象とすることが多く，コミュニケーション障害があるために口頭指示に対する適切な反応が期待できない場合が多い．こうした条件下での介入となるため，セラピストは対象児を取り巻く環境を変化させることで感覚入力を制御する．このことで対象児からの良好な反応を引き出し，これを強化する．感覚入力の制御は，いったん入力を減少させることから始める．この段階で対象児の状態が安定することを待ち，徐々に入力を増加させ，時間をかけて通常の環境へ変化させる．経過の中で対象児が通常の環境に適応する変化を促す．

2）新生児期の介入方法

新生児期は発達の過程において，あらゆる刺激に対して過敏な時期である．感覚入力に対する適応が未熟であり，この時期の脳内変化は，その後に発達に大きな影響を残す．このため，新生児のおかれる環境は十分に配慮される必要がある．光，音刺激が過剰にならないよう注意し，安定した環境を用意する．昼夜を問わず明るい，あるいは激しい音楽が継続的に流れることは避ける．皮膚に接する衣服，寝具も刺激の少ないものを用意する．

ハイリスク新生児が入院する新生児特定集中治療室（NICU：Neonatal Intensive Care Unit）では，医療ケアのために，呼吸器，心電図モニター音などが抑制できない状態にあり，安定した環境が保証できない場合が多い．その中でも，できるだけ光，音刺激を抑制するなどの配慮を行う．また，新生児を胎児環境に近い姿勢に保つポジショニングは，適切な筋緊張が得られ，ストレス防衛の意味あいから導入されている．具体的なポジショニングは，囲い込み（nesting），包み込み（swaddling）などと呼ばれ，四肢屈曲・内転位に保持するよう周囲を包み込む．同時に自発運動は妨げないよう配慮する[5]．

3）入力調整

感覚異常は，体性感覚，特殊感覚に及ぶ．体性感覚は，さらに表在感覚と深部感覚に分類される．特殊感覚は，前庭感覚，味覚，嗅覚，聴覚，視覚が含まれる．介入に先立ち，対象児にとって受け入れやすい環境設定を行う．自閉症スペクトラム障害（ASD：Autistic Spectrum Disorder）児では，特定の動作に強いこだわりを示すことがある．ドアの開け閉めや玩具の車を動かし続ける，あるいはその場で回転し続けるなどである．一方，注意欠陥・多動性障害（ADHD：Attention Deficit/Hyperactivity Disorder）児では一つの遊

びに集中できず，次々と異なった玩具を取り出し，異なった動作を行う．ASD児の極端な集中と，ADHD児の極端な散漫は，感覚異常が原因とすると，異常な感覚入力に対する異なった反応と解釈することができる．つまり，ASD児は激しい感覚入力から自己を防衛するために，特定の刺激に固執し，他の刺激を遮断しようとしていると考えられる．これに対してADHD児では，環境からのさまざまな刺激に対し，個々に，瞬間的に反応する形となっている．この状態では，他者の働きかけに適切に反応することは困難である．

　この問題への対応として，できるだけ環境を整備し，対象児への刺激を抑制する．介入を行う場所では，対象児を1対1で向き合うようにする．月齢が低い場合は保護者も同席するが，できるだけセラピストに集中させるよう心がける．セラピストも保護者に気をとられることなく，対象児に集中する．他児が介入場面に入ることは避ける．部屋は整頓し，玩具が散乱するような状況は避ける．音楽なども最初は避ける．対象児は，われわれが見落とすような小さな刺激に対して敏感に反応していることがあるので，対象児が何に反応するか注意深く観察することが重要である．特に反応しやすい刺激は，可能な限り介入環境から排除する．

　初期の介入ではさらに徹底し，窓のない単色，できれば白い壁の部屋に対象児とセラピストが1対1で向き合うことが必要な場合もある．その後，介入の進行とともに環境は通常の状態に戻す．また，対象児が介入に集中できる時間も配慮する．短時間しか集中できない場合は，短時間の介入から開始し，時間をかけて介入時間を延長する．

4）マッサージ

　皮膚は，外界と自己を分ける境界となっており，皮膚を介して全身で環境刺激を受け止めている．このため，触覚の制御は非常に重要であり，これが不完全な状態であると，対象児は安定して生活することができない．前述のように触覚には部位により感度に差がある．感度が高いのは，口腔周囲，手掌，足底である．口腔は摂食，手掌は巧緻動作，足底は立位バランスと深く関連しており，ヒトが生命維持し，活動するうえで重要な機関である．

　発達障害では，特にこれらの部分に触覚過敏が観察されることが多い．症状としては，固形物が口腔に入ることを嫌がる，食事の時など手が汚れるのを嫌がる，つま先歩きになるなどである．また，粘土遊びや砂場遊びを嫌がったり抱かれることを嫌がる，腹ばいを嫌がるなどの全身性の触覚過敏が観察される場合もある．

　こうした対象児に対しては，マッサージを行う．ただし，マッサージの強度には十分な配慮が必要である．そこで脱感作を意識し，ごく弱い刺激から開始する．介入刺激が強いと，対象児の過剰な反応を強化してしまうだけで効果は得られない．対象児が受け入れ可能な程度の刺激にとどめる必要がある．

5）圧　迫

解説

　マッサージについては，刺激強度に十分注意を払う．基本的に軽擦法（なでる程度）にとどめるが，こうした刺激に対しても緊張が高まるなどの反応が観察される場合は，さらに刺激強度を低下させる．特に口腔周囲，手掌，足底は触覚が敏感な部位であり，軽く圧迫する程度から開始する．

指導方法

①対象児を背後から抱き，股関節・膝関節を屈曲位とし，全身の筋緊張を緩和させる．
②対象児が動く場合は，動きに逆らわず，対象児とセラピストが一体化した状態を構築する．
③対象児の足底をセラピストの手掌で包み込むように軽くつかむ．
④同様に，対象児の手掌をセラピストの手で包むようにつかむ．
⑤対象児の頬をセラピストの手掌でつつむ．

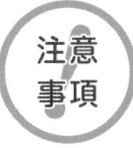

注意事項

・対象児がセラピストに抱かれることを嫌がるようであれば，椅子座位，長座位，臥位など，対象児が安定して短時間であっても静止できる姿勢をとらせ，この姿勢で手足頬への圧迫を行う．
・決して無理せず，対象児の動きに合わせる．
・保護者に指導する場合も，無理な接触や対象児の動きを抑制することのないよう注意する．
・反応が安定するまで，期間をかけて介入を繰り返す．介入は，幼児期に開始した場合でも学齢期近くまで続ける．

●●●第4章　運動療法の組み立て方

> 指導方法

足部を圧迫する

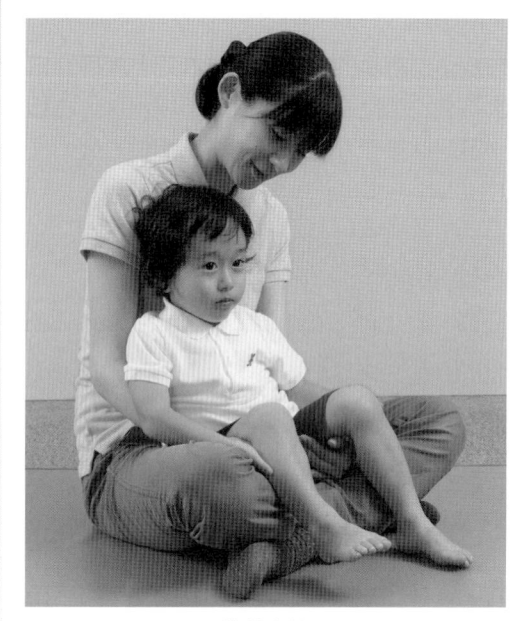

準備姿勢

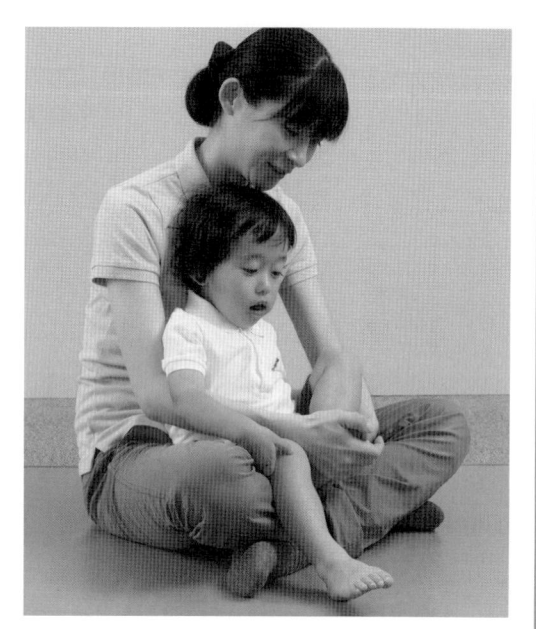

指導姿勢

指導姿勢

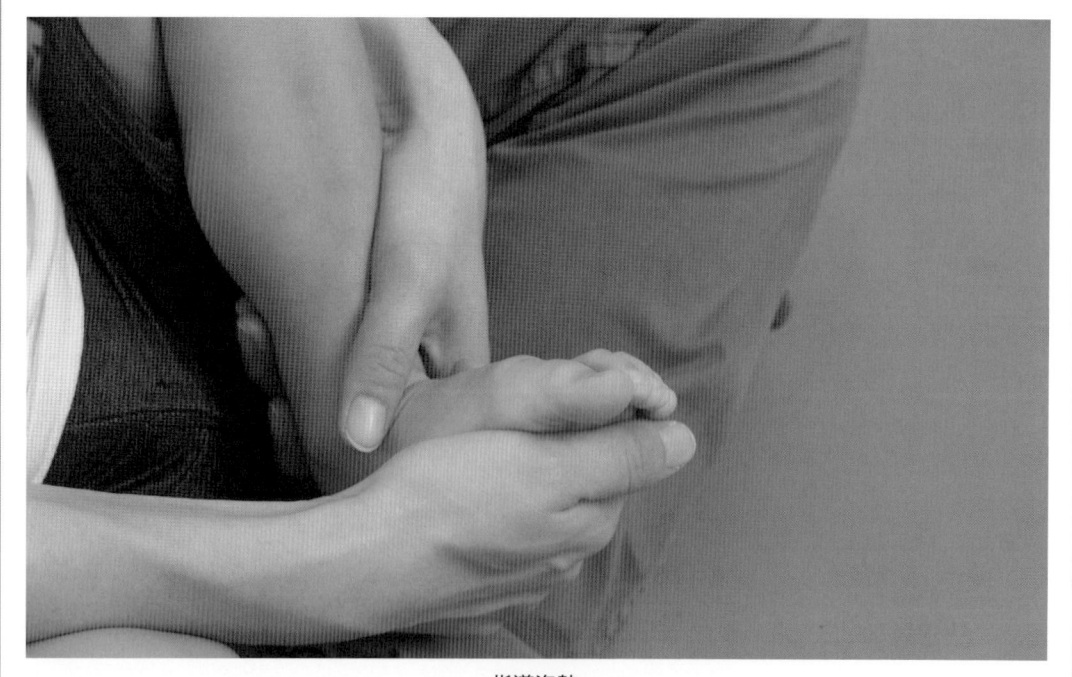

6）自己の四肢での刺激

解説

対象児が触覚刺激に対して拒否的であり，セラピストが触れることを強く拒む場合，対象児自身の四肢で，対象児の皮膚に触れる方法を用いる．

指導方法

①対象児を背後から抱き，股関節・膝関節を屈曲位とし，全身の筋緊張を緩和させる．
②対象児が動く場合は，動きに逆らわず，対象児とセラピストが一体化した状態を構築する．
③セラピストは，対象児の両足部を足背から保持し，両足底を合わせ軽く圧迫する．これを繰り返す．
④セラピストは，対象児の両手を手背から保持し，両手掌を合わせ軽く圧迫する．これを繰り返す．
⑤セラピストは，対象児の両手を手背から保持し，対象児の手掌で対象児の頬に触れる．
⑥セラピストは，対象児の両手を手背から保持し，対象児の手掌で対象児の腹部，腕，下肢などに触れる．

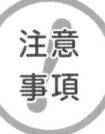

注意事項

・対象児がセラピストに抱かれることを嫌がるようであれば，椅子座位，長座位，臥位など，対象児が安定して短時間であっても静止できる姿勢をとらせ，この姿勢で手足頬への圧迫を行う．
・決して無理せず，対象児の動きに合わせる．
・保護者に指導する場合も，無理な接触や対象児の動きを抑制することのないよう注意する．
・反応が安定するまで，期間をかけて介入を繰り返す．介入は，幼児期に開始した場合でも学齢期近くまで続ける．

指導方法

対象児の両足部を把持し，両足底を合わせる

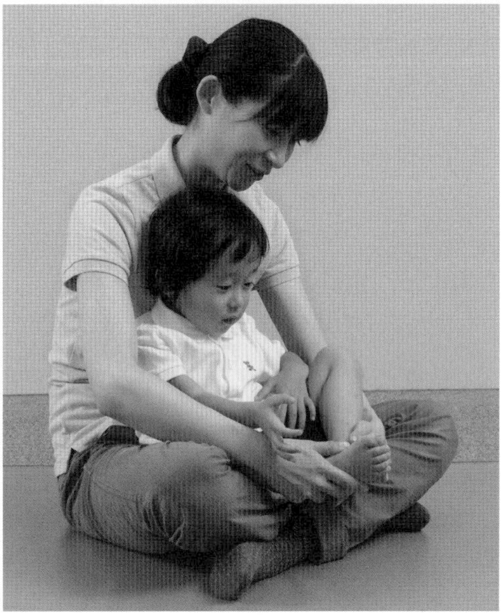

指導姿勢 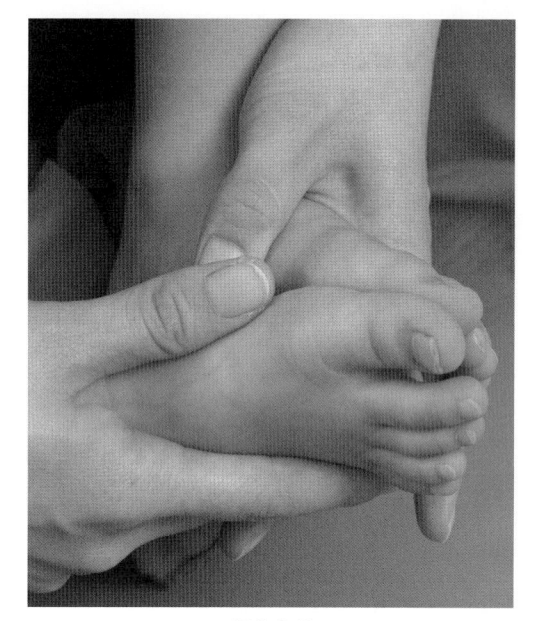　　　　　　　　　　　　　指導姿勢

7）触覚遊び

　発達障害児では触覚の安定化が遅れている．このため，さまざまに接触刺激の対応が困難な場合が多い．つまり，日常的に経験することの多い触覚刺激から少しずつ受け入れられるようになるが，経験頻度が少ない触覚刺激への適応に対しては遅れる．このことを念頭におき，意識的に異った触覚刺激を経験させる．触覚の種類としては，粘土遊び，泥んこ遊び，手指ペインティング，ボールプールなどがある．

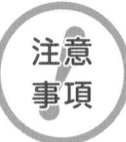

注意事項
・対象児の反応を観察し，強い拒否があれば，刺激強度を低下させ，時間をかけて順応を図る．決して強制にならぬよう，急がずに進める．

8）屋外遊び

　触覚過敏がある対象児では，屋内でも靴下を脱ぎたがらない，砂場遊びを嫌がる，靴の中にわずかな砂が入るだけでも動けなくなる，といった状態が観察される．運動機能が屋外遊びに適応可能な段階では，積極的に屋外遊びを促す．遊びの中で，手掌，足底などが，泥，砂などで汚れることに少しずつ慣れさせる．

　砂場遊びでは，はじめは道具を使った遊びから始め，徐々に素手による遊びへ誘導する．また，素手での遊びになれたら裸足で砂場に入る遊びへと発展させる．そして，水を混ぜた泥遊びへ展開してもよい．

　保育園の庭など，整備された屋外を裸足で遊ばせることもよい．また，芝生などの上を裸足で遊ぶのもよい．この時，対象児の反応を観察し，刺激が強すぎて対象児が動けなくなってしまう，拒否的になる，パニックになるなどが観察される場合は，いったん中止し，前述のマッサージレベルの介入へ戻る．

9）感覚刺激に対する介入の注意点

　発達障害児では，感覚に対する強い反応である過敏と弱い反応である鈍麻の症状が混在する．反応が過敏でない場合も，対象児の反応を注意深く観察する．対象児にとって強すぎる感覚入力は遮断している可能性もあり，この場合は刺激強度を低下させる必要がある．また，一定の刺激にこだわりをもってしまうこともある．例えば，頭部を床に打ちつける，泥こねを長時間続ける，その場で回転し続けるなどの状態がある場合は，いったん該当刺激を排除し，対象児の反応を観察する．特定の刺激にこだわりをもつのは，他の刺激からの逃避反応の可能性がある．

　感覚入力に対する介入は，通常環境に対して，過敏あるいは鈍麻した反応を示さず，安定した生活ができることを目指す．他者の呼びかけなど，特別な刺激に対して適切に反応できるための，基盤としての環境順応を構築することが目的である．刺激に対する耐性を高めることが目的ではない．このことを十分に考慮し，刺激強度の選択を行う．

　発達障害児は，例えるならば，われわれが轟音の工事現場，あるいは強烈に明るい真夏の海岸に常におかれている状態にいると考えられる．この状態から感覚を麻痺させることなく，感覚閾値を環境に適応させることが介入目標となる．

3 ▶▶ 姿勢制御能に対する指導方法

1）静的姿勢制御[6]

a．サイド・ブリッジ

解説

　サイド・ブリッジは，体幹の安定性向上を目的に行う．姿勢保持において，第一に体幹の安定性が必要である．体幹安定化，特に姿勢保持のために持続的な活動を行う筋は深部筋である．サイド・ブリッジでは，体幹安定化のための筋が安定的に働いていることの指標とされる．安定的な筋活動とは，表在筋と深部筋がどちらかに偏ることなく働く必要がある．サイド・ブリッジは，特に体幹側部筋の安定的な活動の指標とされている．深部筋活動が弱い場合，あるいは表在筋過活動な場合，疲労しやすく，安定して保持することができない．同時に左右のサイド・ブリッジの保持時間に大きな差がない場合は，左右の筋活動バランスが良好であることの指標となる．

　指導では，一側の肘を立てた側臥位をとらせ，その後，セラピストが手を添えて骨盤を挙上し，脊柱が一直線となったサイド・ブリッジ姿勢をとらせる．負荷が大きい姿勢なので，保持ができない場合は，膝関節を屈曲位としたサイド・ブリッジから開始する．

指導方法

①肘で支えた側臥位になり，脚を伸ばす．
②上側の足部を前に，下側の足部を後ろに置く．
③足部を支点にして骨盤を挙上する．脊柱が一直線になるようにし保持する．
④15秒程度保持する．姿勢が崩れたら終了とする．
⑤反対側を上にして，同様の運動を行う．

注意事項

・腰椎が屈曲しないようにする．体幹が回旋して上側のほうが前方に突出したり，後方へ引かれたりしないよう注意する．
・不安定な場合はセラピストが手を添えて行う．
・ふらつく場合は時間を短縮させ，徐々に負荷を高める．

3. 姿勢制御能に対する指導方法

指導方法

サイド・ブリッジ

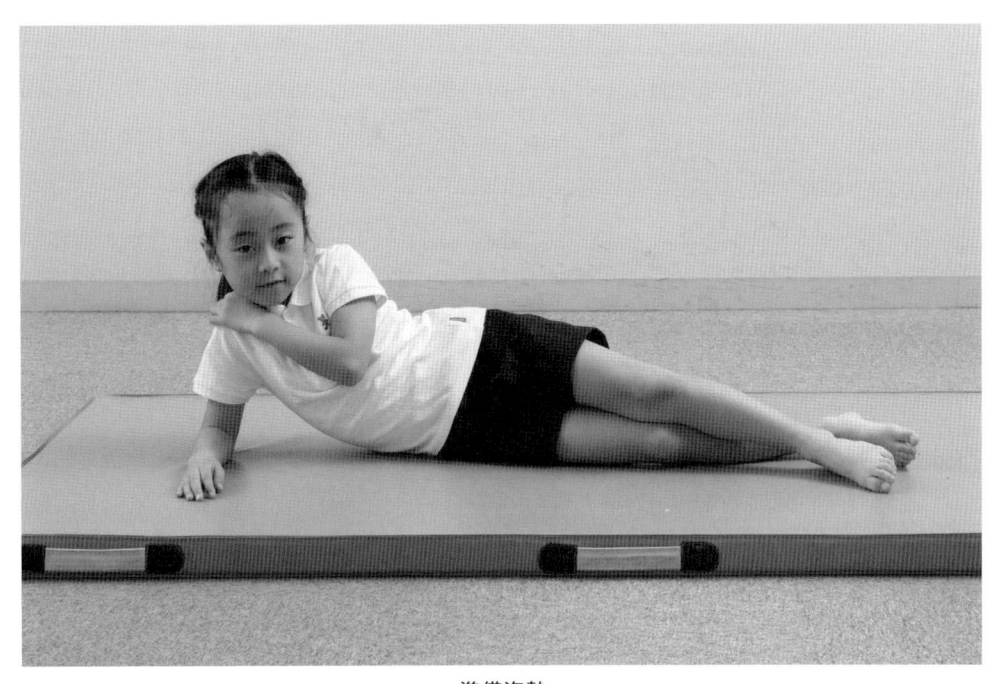

準備姿勢

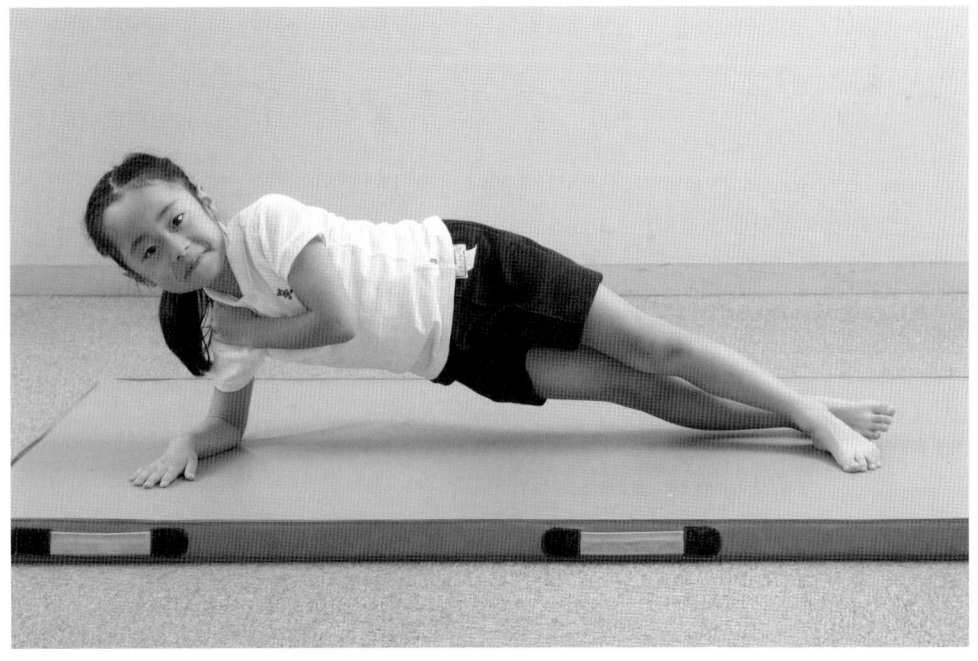

指導姿勢

●●●第4章　運動療法の組み立て方

指導方法

膝関節を屈曲したサイド・ブリッジ

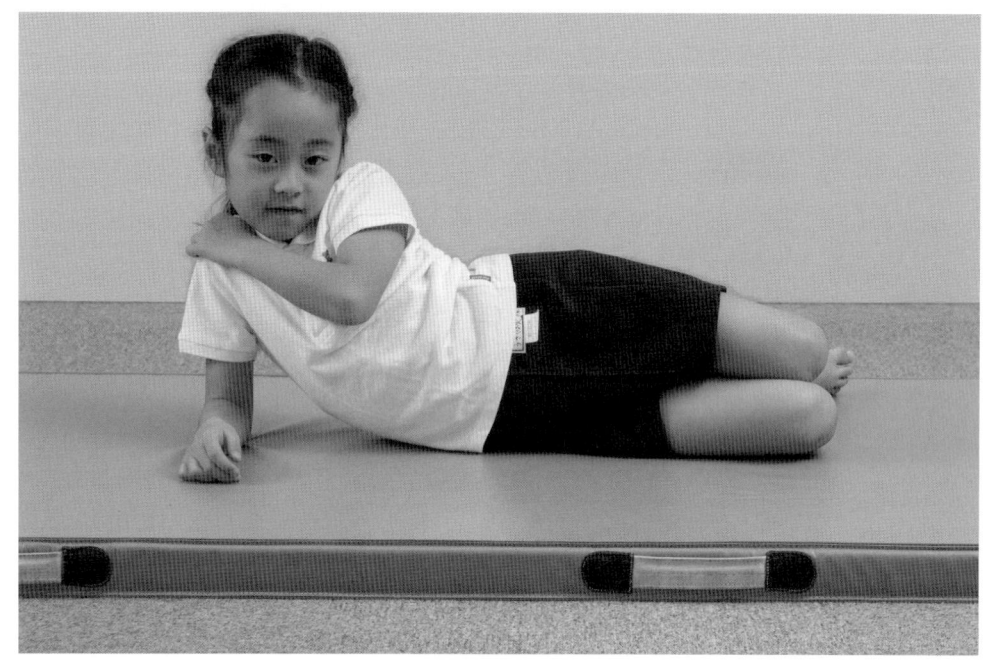

準備姿勢

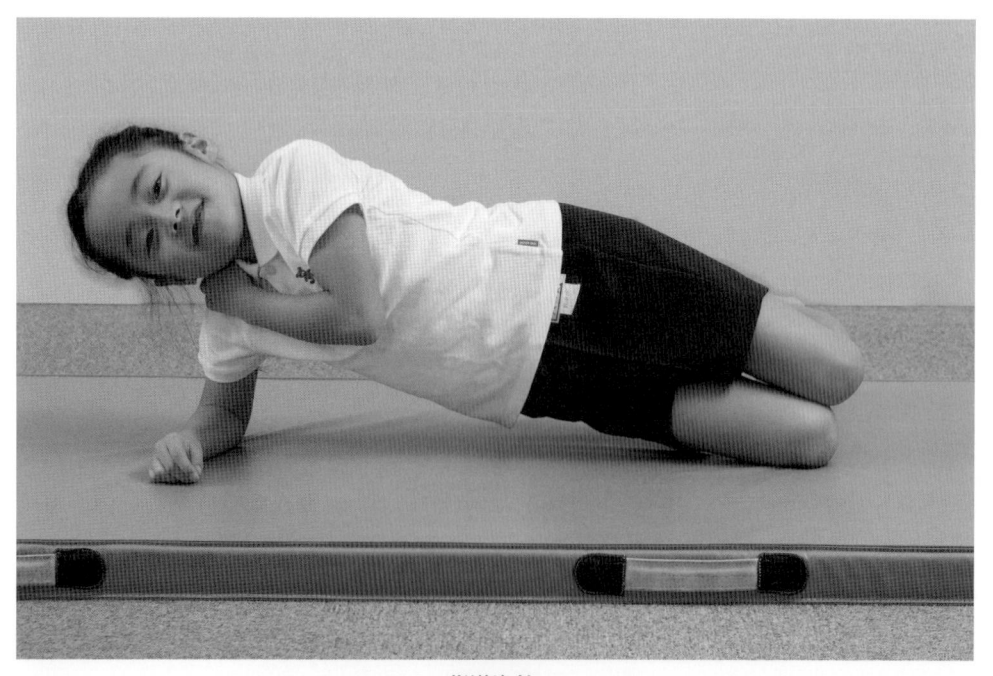

指導姿勢

b．座位側方傾斜

解説

　姿勢保持は，体幹が左右に傾斜しても，両肩は床に対する平衡が保たれる必要がある．これは立ち直り反応であり，頭部を安定させることを第1の目的とするが，両肩の平衡保持も重要である．足が床につかない端座位となり，この姿勢から体幹を側方へ傾ける．この時，両肩の平衡が保たれているか，対象児に確認させる．両上肢を側方へ伸展するのは，肩の平衡認識を助けるためである．また，両上肢を側方へ伸展している姿勢を認識させ，かつ体幹の傾斜を分離して，上肢の平衡が保たれることの習得を促す．

　発達障害では，運動イメージに関しても未成熟さがあるため，まず両上肢が床に対して平衡に伸展していることを認識させる必要がある．その上で，少しずつ体幹を側方へ傾けるよう誘導する．上肢の平衡保持は，はじめにセラピストがサポートして認識を促す．明らかに平衡が保てず，体幹が傾斜した側の上肢が下方へ移動し，このことが認識できない場合，鏡を使う方法もある．前方に鏡を置き，セラピストは後方から誘導する．このことで対象児が自己の姿勢確認を助ける．

　鏡の使用，セラピストの誘導は，少しずつ取り除き，最終的には独力で平衡保持が可能となることを目標とする．また，閉眼して当動作を正確に行えることを，アドバンスとしてもよい．

指導方法

①治療台の上にのり，足が床につかない状態で端座位とする．なお，背もたれのない椅子，机，箱などでもよい．
②骨盤は前傾・後傾中間位，脊柱伸展位とし，脊柱が左右へ傾いていないことを確認する．
③口頭で両腕を真横へ上げるよう指示する．なお，口頭指示が不可の場合はセラピストが両上肢挙上の姿勢を示し模倣させる．模倣不可の場合は，対象児の上肢をセラピストが保持し姿勢を誘導する．
④両上肢が真っ直ぐ横に伸びていることを確認させ，その状態を保ったまま，体幹を側方へ傾けるよう指示する．上肢が傾くようであれば，注意し修正する．
⑤元の中間位姿勢に戻り，反対側へ傾けるよう指示する．その際，正しい姿勢になるようセラピストは修正する．
⑥傾きの大きさを徐々に大きくする．

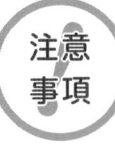

注意事項

・足が床につかないため，不安定なので転倒に注意する．
・円背にならないように注意する．
・動作がうまく理解できない場合は，鏡を利用し，自己の姿勢を確認させる．
・できるだけ真横に手を伸ばすなど，口頭指示を理解しやすいように工夫する．

指導方法

座位側方傾斜

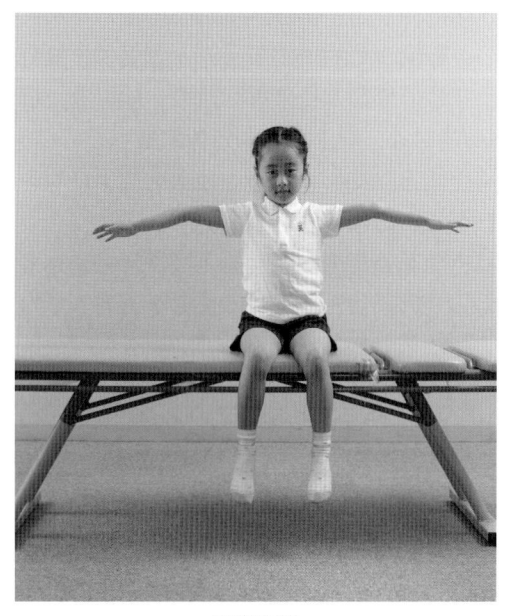

準備姿勢

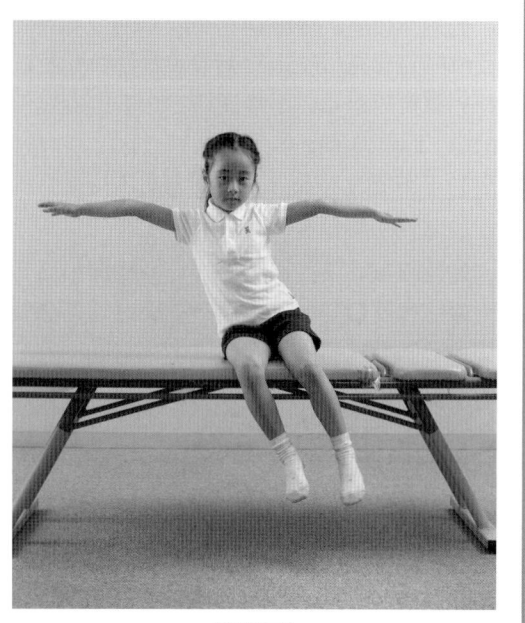

指導姿勢

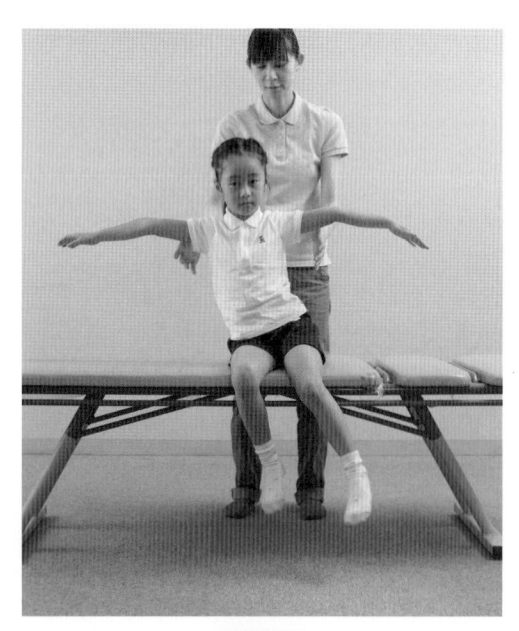

姿勢修正

c．バード・ドッグ

解説

　バード・ドッグは，基本的なバランス・エクササイズの一つである．四つ這い位から一側の上肢と反対側の下肢を挙上した形で，体側の上下肢のみでバランスを保つことを目標とする．幼児では困難な場合が多いので，完全にこの姿勢が保持できなくても，部分的に可能となることを目指し，段階的に難易度を向上させる．

　発達障害児では，四つ這い位を正確に保持することから開始する．顔は前方を向き，脊柱は伸展し，骨盤は前後中間位とし，姿勢が十分に安定してから四肢の挙上へと進む．

　四つ這い位保持において，体幹筋は軽度の活動をしている状態とする．強く筋収縮する場合は，体幹が硬くこわばり，自由度が失われ，バランス変化に対応できない．筋収縮が弱すぎる場合も同様である．

　四つ這い位が安定したら，一側上肢を前方へ挙上させる．この時も全身の筋緊張に注意し，姿勢が安定して，運動の自由度が確保できるまで練習させる．その後，下肢の挙上を行う．

　バード・ドッグは，体幹を斜めに横切る基底面上に重心を保つことで，動的な姿勢保持を育てることになる．

指導方法

①口頭で四つ這い保持を支持する．その際，「お馬さんの形」など対象児に理解しやすい指示を工夫する．
②口頭指示が理解できない場合は，セラピストが姿勢を示し，模倣を促す．模倣が不可能な場合は，セラピストが徒手的に誘導する．
③頭部・脊柱・骨盤の状態を確認し，徒手的に修正する．その際，筋緊張の状態を確認する．
④一側上肢を真っ直ぐ前方へ挙上させる．その際，上肢が真っ直ぐ前方に伸展していることを確認する．なお，不安定な姿勢にならないよう注意し，必要に応じてセラピストは徒手的に姿勢を修正する．
⑤一側上肢の挙上姿勢が安定したら，体側下肢を挙上するよう指示する．負荷が大きいので，下肢挙上が不可能な場合は，セラピストが下肢挙上の姿勢をあらかじめ誘導してつくり，これを保持するよう指示する．
⑥下肢が後方へ真っ直ぐ伸展していることを確認する．
⑦反対側も同様の指示を行う．

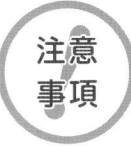

注意事項

・難易度が高い動作なので，急がず各段階が確実に安定するのを待って，次の段階へ進む．
・一側上肢と反対側下肢を挙上した時，挙上した上肢と下肢が矢状面上で直線になるよう確認する．
・体幹の回旋は，できるだけ起きないよう誘導する．

指導方法

バード・ドッグ

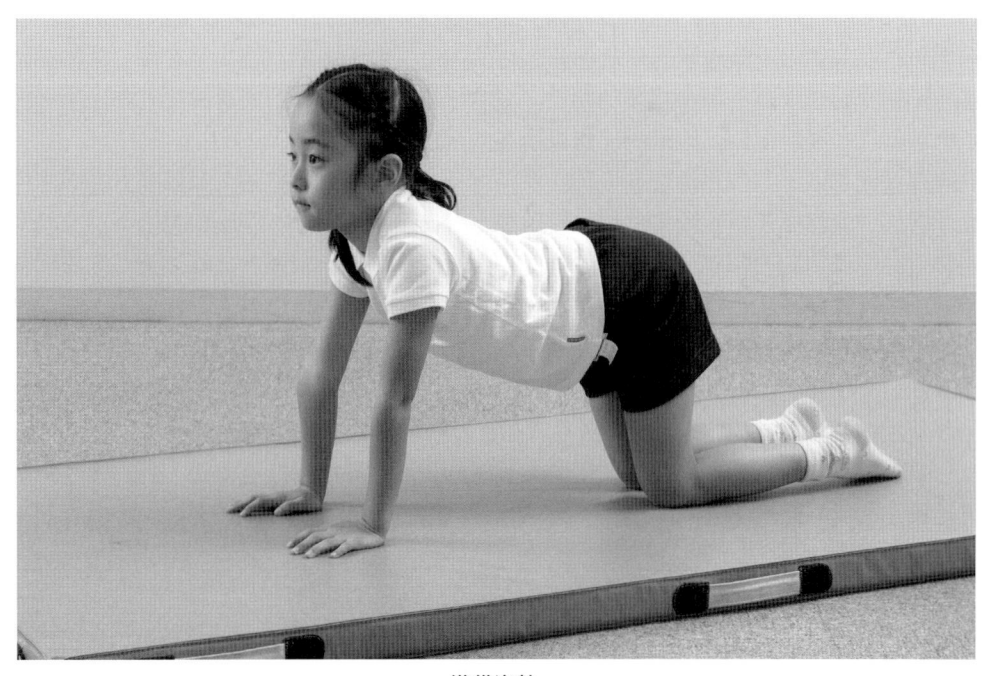

準備姿勢

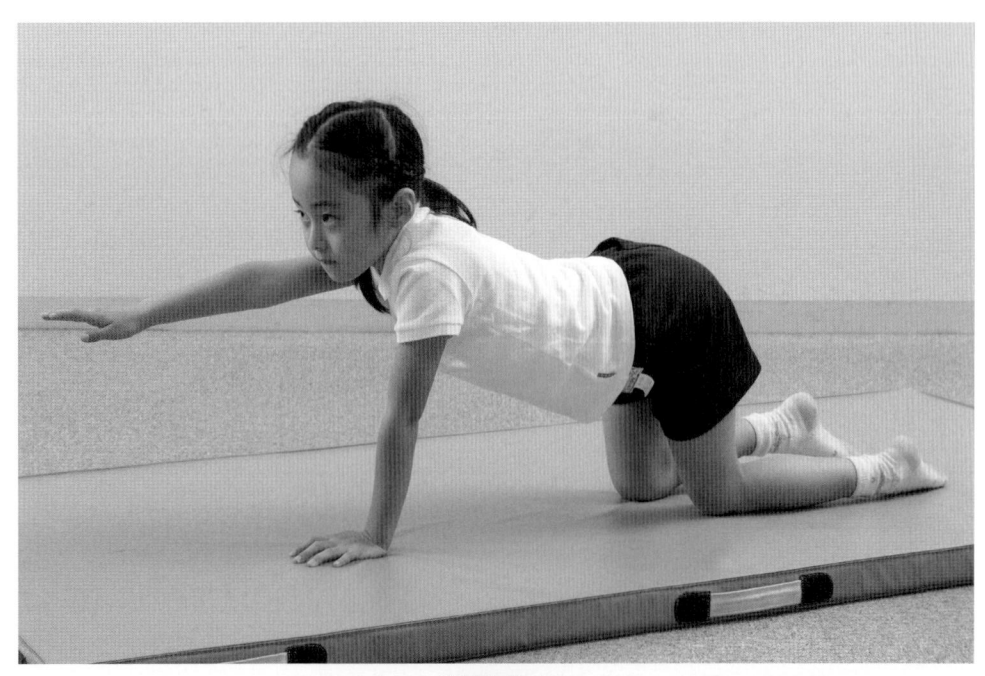

指導姿勢①

指導方法

バード・ドッグ

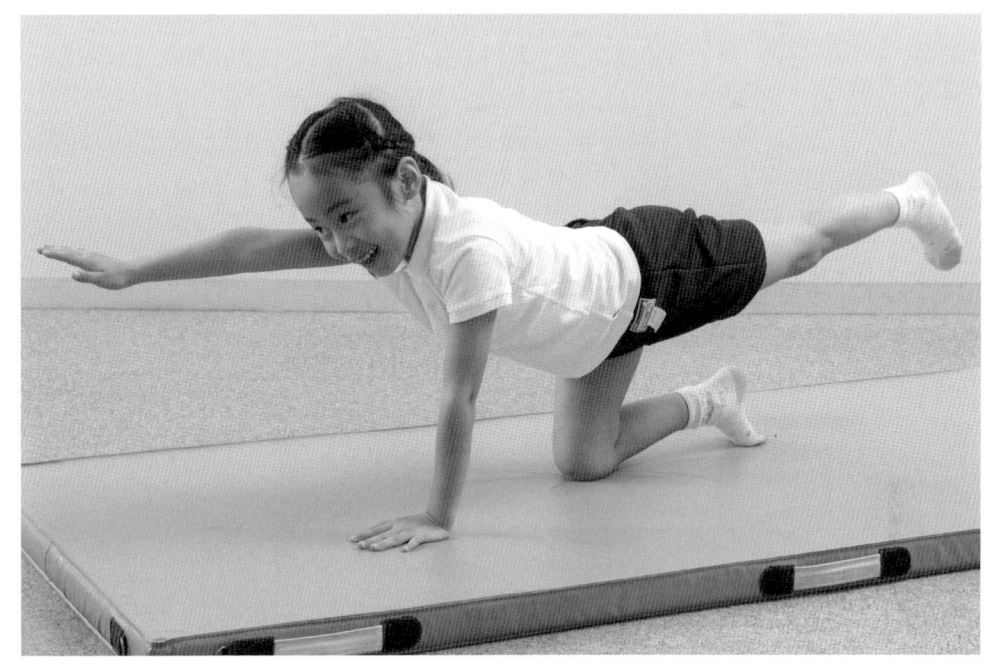

指導姿勢②

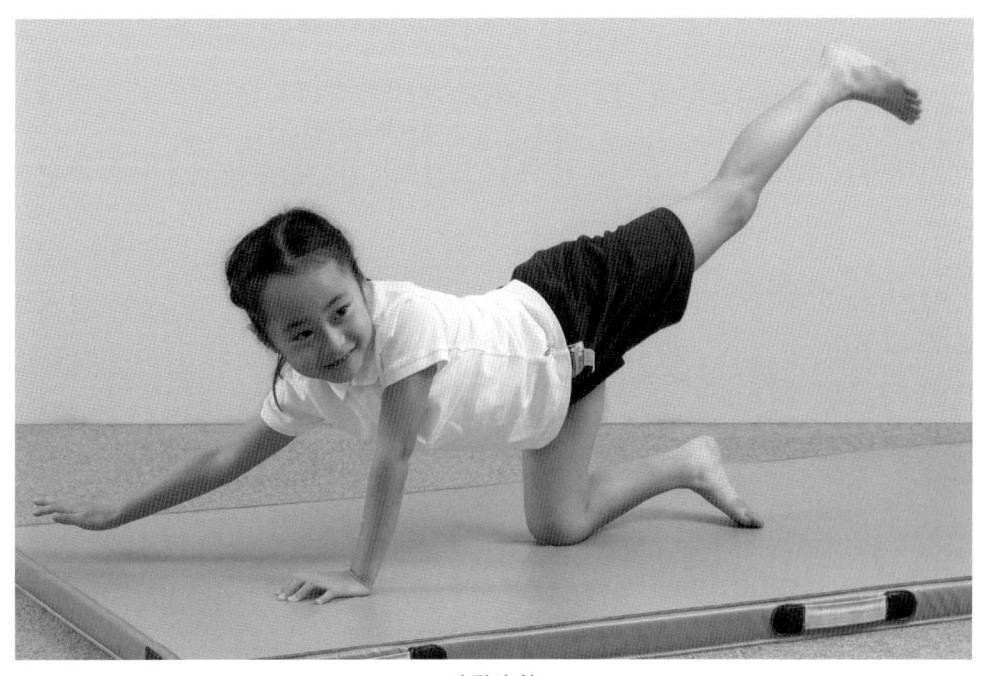

失敗姿勢

d．シッティング・ジムボール

解説

シッティング・ジムボールは，基本的な体幹筋トレーニングの一つである．体幹筋の安定化を目的とした場合，負荷強度が重要な要素となる．高強度では表在筋が主に刺激され，深部筋の活動が低く抑えられるために，深部筋の機能向上に主眼をおいたトレーニングには適さない．表在筋は高強度，瞬発的な運動で働き，深部筋は低強度，持続的な運動で働くことが知られている．こうした体幹低強度トレーニングの代表的な種目がシッティング・ジムボールである．不安定なジムボール上で座位となり，しかも一側上肢，反対側下肢を挙上することで，さらに不安定さは増加される．こうした条件下で体幹を安定させるためには，体幹筋は中程度以下の強度で，わずかな変化に対応しながら働く必要がある．この時，表在筋が働くと体幹の剛性を高めるだけで微妙な変化に対応することはできない．よって，深部筋が主体となり，変化に対応して活動することでバランスは保たれる[7]．

指導方法

① 股関節，膝関節が約 90°となるジムボールを用意する．
② 対象児にジムボール上で座位をとらせる．ジムボールは不安定なので，はじめはセラピストがジムボールを固定したうえで座位にさせる．
③ 脊柱伸展，骨盤前傾・後傾・中間位，股関節および膝関節 90°となるよう誘導する．
④ 対象児が十分に座位姿勢を安定して保持できるまで練習する．骨盤前傾・後傾の動きは意識されにくいので，あらかじめ徒手的に動きを練習し，その後，中間位を認識させる方法をとることも有効である．
⑤ 一側上肢を前方に挙上させる．この時，姿勢が崩れないように注意する．上肢挙上の姿勢が安定するまで，上肢挙上のみの姿勢を左右交代で練習させる．
⑥ 次に一側下肢を前方に挙上させる．⑤同様に下肢挙上の姿勢が安定するまで，下肢挙上のみの姿勢を左右交代で練習させる．
⑦ 上肢挙上と下肢挙上おのおのの姿勢が安定したら，一側上肢と反対側の下肢を同時に挙上させる．はじめは非常に不安となるため，セラピストがジムボールに手を添えて動きを抑制する．
⑧ 安定したら左右交代で各 20 秒，10 セットを目標に行う．

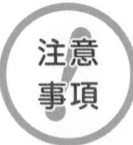

注意事項

- 非常に不安定なので，セラピストは危険がないよう十分に注意する．
- 段階的に行い，対象児の状態によっては座位保持だけでもよいとする．
- はじめは，セラピストが各姿勢を徒手的につくり，その姿勢を保持するよう指示することから開始してもよい．

3. 姿勢制御能に対する指導方法

指導方法

シッティング・ジムボール

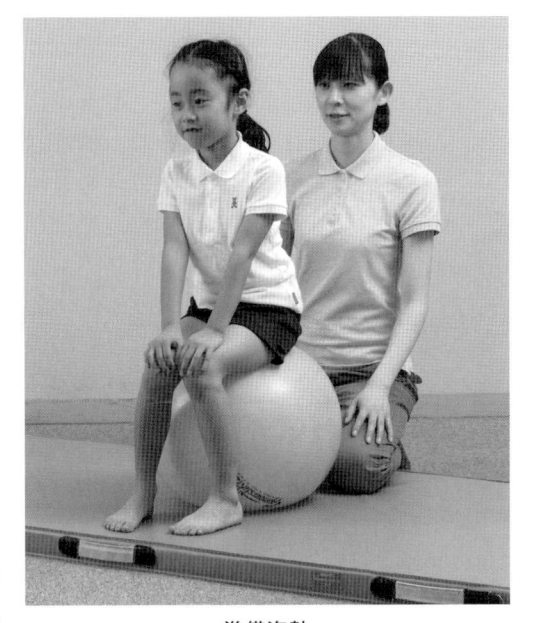

準備姿勢

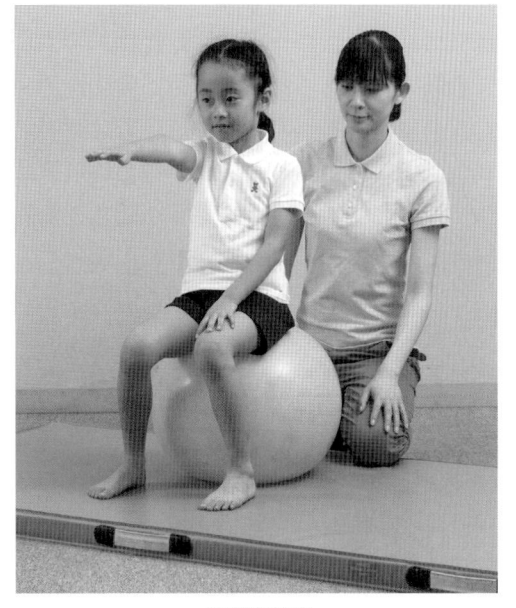

指導姿勢①

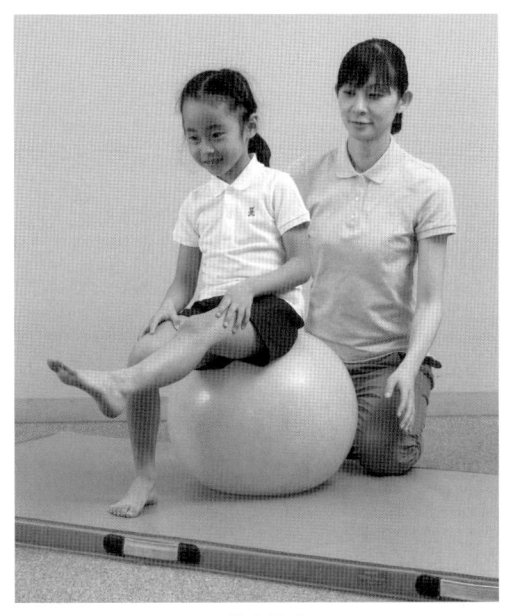

指導姿勢②

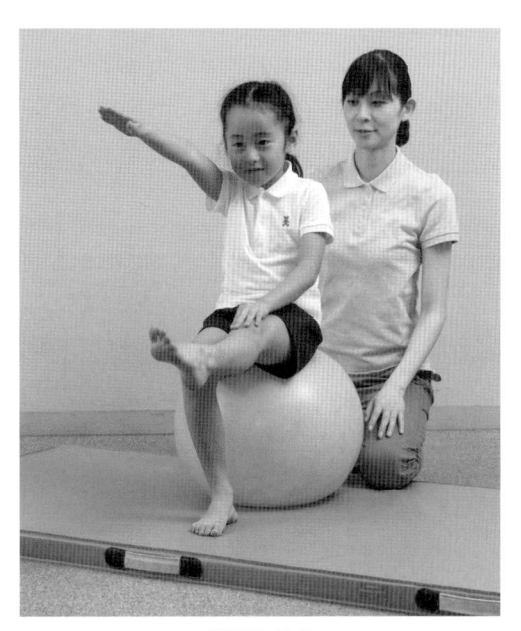

指導姿勢③

e．ライイング・トランク・カール

解 説

　ライイング・トランク・カールは，ジムボール上で背臥位姿勢を保持することで，主に体幹屈筋群が刺激される．非常に不安定なので，姿勢を保持するために，体幹筋の微妙な活動制御が求められる．また，持久性という点からも表在筋と深部筋が適切に活動することが必要である．表在筋，ここでは腹直筋が過度に収縮すると，体幹は固定され，微妙な変化への対応が困難となる．こうした意味合いから，セラピストは対象児の腹筋活動を触診し，過活動の有無を確認することが重要である．また，腹部触診は対象児自身にも行わせる．このことで腹部筋の活動についての意識を高める．

　さらに一側下肢を挙上することで，負荷と不安定性が増加する．背中をジムボールにのせた状態で，頭部と一側下肢を挙上した状態は，体幹筋への負荷が高く，同時に体幹を固定することができないので，難易度の高い運動となる．指導は段階的に行い，下肢挙上は最終的な達成目標と考えてよい．

指導方法

①ジムボール上に座位をとらせる．
②両足部をやや前方におき，この位置から坐骨をジムボール上の前方へ滑らせる．これによりジムボールを背中へ移動させ，背臥位となる．
③股関節屈曲・伸展0°，膝関節90°屈曲位となっていることを確認する．必要があれば，セラピストは徒手的に姿勢を調整する．
④両肘でジムボールを挟み，両手掌は腹部に置くよう指示する．
⑤ジムボールは，胸腰部にあたるよう調整する．
⑥視線は臍をみるよう指示する．
⑦セラピストは姿勢が安定するまで，必要があればジムボールを固定するなど介助する．
⑧腹部筋の筋緊張を確認し，同時に対象児にも筋の硬さを感じるよう指示する．
⑨姿勢の安定を待ち，一側下肢を挙上させる．
⑩挙上側の膝関節が0°となるよう調整する．独力で下肢挙上が困難な場合は，セラピストが挙上姿勢をつくり，姿勢保持を指示する．
⑪20秒保持できれば，反対側下肢を挙上するよう指示する．

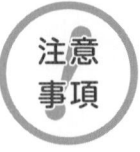

注意事項

・非常に不安定な姿勢なので，側方への転落などがないよう十分に注意する
・姿勢保持が困難な場合は，セラピストが介助して対象児の姿勢をつくり，これを保持するように指示する．保持時間は数秒から始める．
・下肢挙上は負荷が大きいので，困難な場合は省略する．

3. 姿勢制御能に対する指導方法

ライイング・トランク・カール

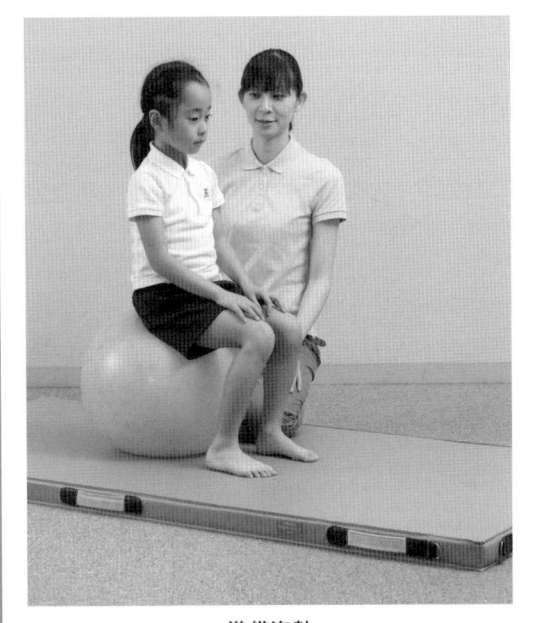

準備姿勢

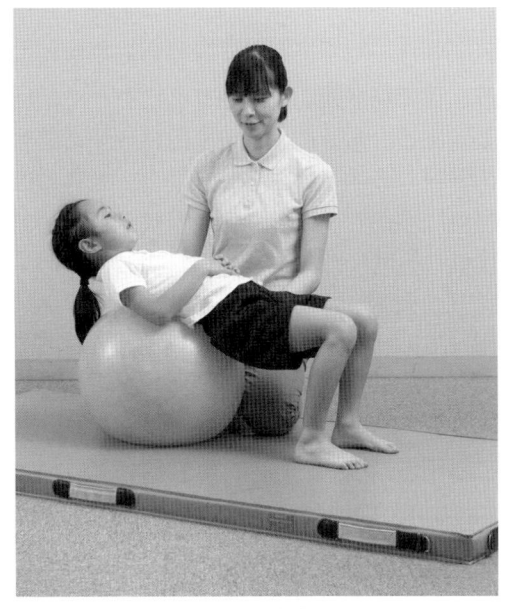

指導姿勢①

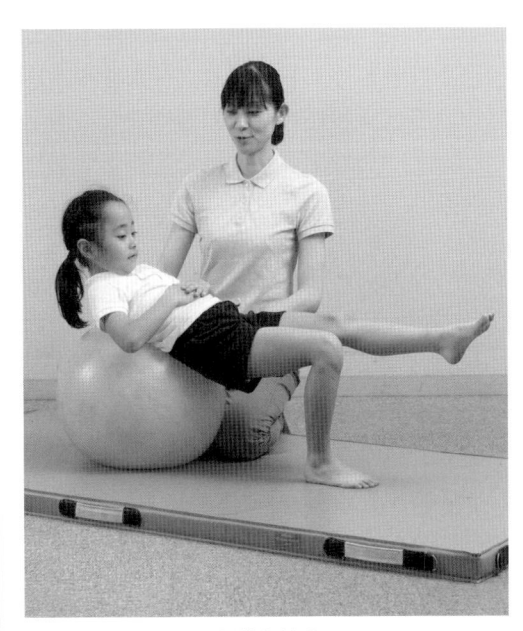

指導姿勢②

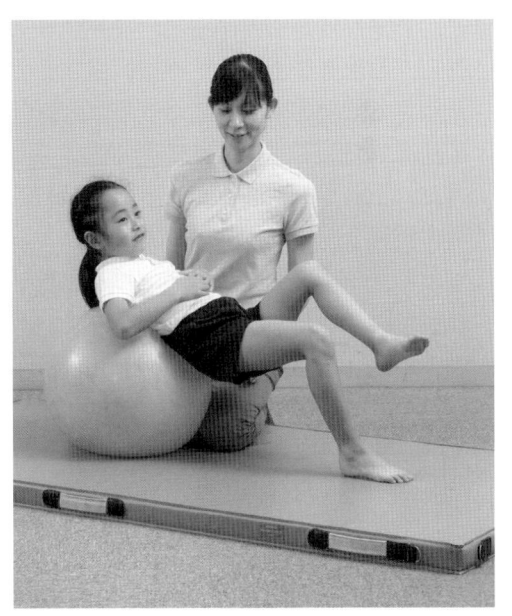

失敗姿勢

f．ハムストリング・カール

解説

　ライイング・トランク・カールは，主に体幹屈筋群に焦点をあてているのに対して，ハムストリング・カールは体幹伸筋群に焦点をあてている．体幹が安定するためには，表在筋，深部筋が適切に活動することと，相反する筋群のバランスが維持されていることが重要である．体幹前面・後面のバランスでは，体幹屈筋群・伸筋群の調整が必要である．この意味でライイング・トランク・カールに対してハムストリング・カールがある．前述の評価において，体幹筋のインバランスがある場合は，これらのエクササイズをプログラムに盛り込む．

　ハムストリング・カールは，ジムボール上に両足を置き，背臥位から骨盤を挙上して体幹，下肢が直線上となる姿勢をとる．この姿勢は運動負荷が高いと同時に，バランス保持が非常に困難である．これはライイング・トランク・カールと同様であり，筋を過度に緊張させ，体幹の剛性を過度に高めると，微妙なバランス調整が困難となる．微妙な調整という視点では，表在筋と深部筋のバランス調整の役割も果たしている．

指導方法

①背臥位となり，両足をジムボールの上にのせる．背部，殿部は挙上されてない．
②両上肢を約30°外転させ，肘関節伸展位にして手掌を床に向ける．
③この姿勢が安定していることを確認する．
④背部，殿部を挙上する．不安定になるので，はじめはセラピストがジムボールを固定したうえで殿部の挙上を指示する．困難な場合は，セラピストが対象児の姿勢をつくり，姿勢を維持して手を放す．
⑤脊柱，下肢が矢状面上で一直線であることを確認する．
⑥その姿勢を約20秒保持させる．
⑦十分に安定していることが確認できれば，アドバンスとしてこの姿勢から一側下肢をジムボールからわずかに挙上させる．

注意事項

・非常に不安定な姿勢となるので，側方へ転落することがないように注意する．
・脊柱，下肢が直線になっていることを確認する．
・体幹が過伸展し，腹部を上方に突き出す姿勢になっていないか確認する．
・体幹が回旋していないか確認する．
・負荷が大きく，殿部の挙上が自力で困難な場合は，セラピストが対象児の姿勢をつくり，これを維持させる．
・アドバンスは必ずしもできなくてもよい．
・不安定な場合は保持時間を短縮させるなど，時間をかけて安定化を図る．

3. 姿勢制御能に対する指導方法

指導方法

ハムストリング・カール

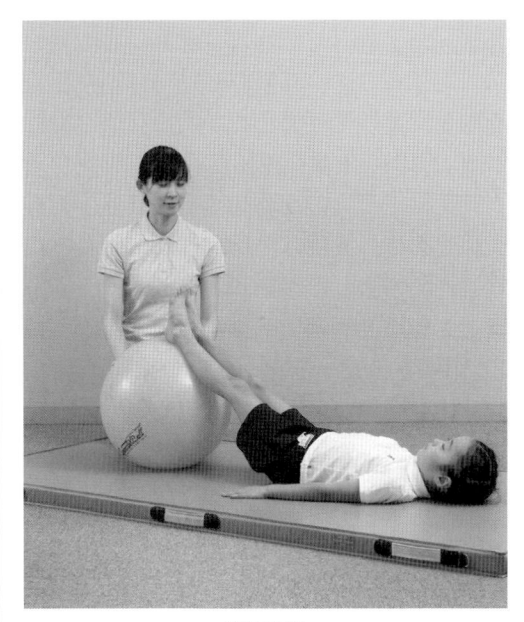

準備姿勢

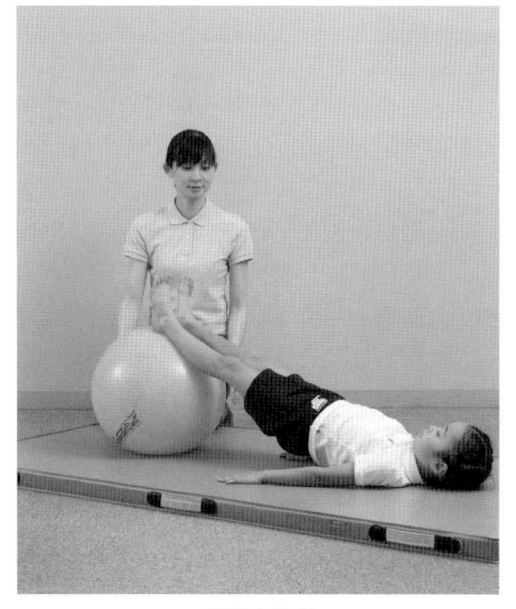

指導姿勢①

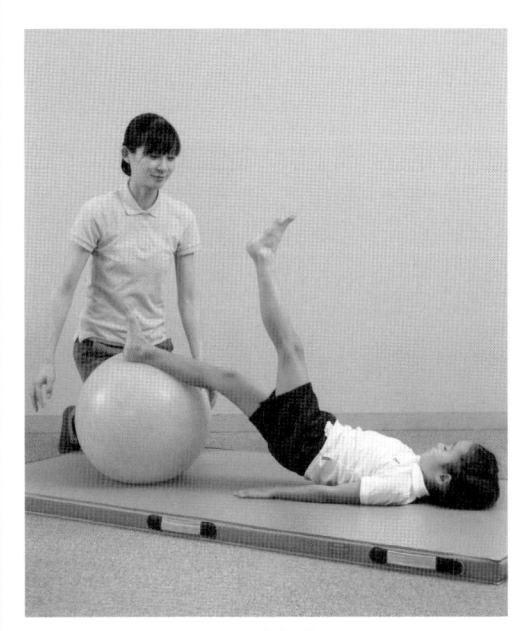

指導姿勢②

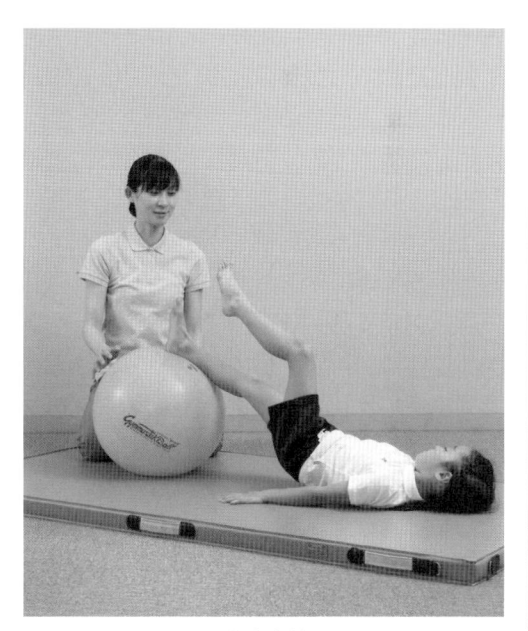

失敗姿勢

2）動的姿勢制御

a．シングルレッグ・スタンス・オン・ロッカーボード

解説

　動的な姿勢制御が成熟しなくては，日常的な運動を安定して行うことができない．動的姿勢制御では，あらかじめ不安定な環境を設定し，この条件下で運動を行う．シングルレッグ・スタンス・オン・ロッカーボードは，不安定板上で立位を開始姿勢とする．不安定板上での立位保持自体は，床上立位に比べ不安定であり，高度な姿勢制御が必要とされる．その上で，一側下肢の挙上を行わせることで，下肢挙上に伴う重心変化に対する適応機能向上を目標とする．ここでは，一側下肢の挙上に伴う動的姿勢制御に焦点があてられる．一側下肢の挙上のみであるが，重心は大きく変化するので，姿勢制御の難易度は高い．
　姿勢制御は，主に足部で対応する方法，股関節と体幹で対応する方法などが考えられる．足部で対応する場合は，体幹は大きく変化せず，両肩は床に対して平衡を維持する．これに対して，股関節と体幹で対応する場合は，体幹は挙上した足部の反対側へ傾く．これに伴い，肩も挙上し反対側へ傾く．動的姿勢制御としては，四肢の運動に対して頭部・体幹はできるだけ動かず，安定していることが望ましい．

指導方法

①不安定板を前後に置き，この上で対象児に立位をとらせる．不安定板に上がることが困難なため，セラピストは不安定板を固定する．必要があれば，片手介助で対象児を不安定板上に上らせる．
②不安定板上での立位が安定することを確認する．安定するまで次の動作へは進まない．
③一側下肢の挙上を指示する．一側下肢の挙上は，股関節・膝関節を軽度屈曲させる．両上肢は，側方へ広げてバランスをとってもよい．
④体幹が大きく側方へ傾くようであれば，いったん足をつかせ，できるだけ体を傾けないよう指示する．その上で下肢の挙上を指示する．
⑤不安定で，片足立位の保持が困難な場合は，セラピストは片手あるいは両手で介助し，対象児に片足立位姿勢とさせ，安定したら手を離す．
⑥対象児が安定して行えたら，反対側の下肢でも行う．

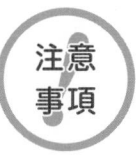

注意事項

・事前に床上での片足立位の保持が可能なことを確認する．
・不安定板上は，非常に不安定となるため，転倒には十分に注意する．
・対象児が怖がる場合は，無理をしない．例えば，①床上での片足立位，②ブロック上での片足立位の順で，時間をかけて難易度を上げる．
・姿勢が大きく崩れる場合はセラピストが姿勢をつくり，これを保持させる．

3. 姿勢制御能に対する指導方法

指導方法

シングルレッグ・スタンス・オン・ロッカーボード

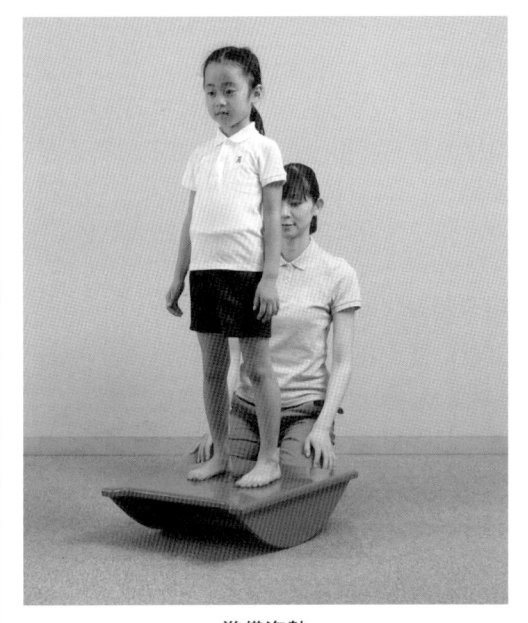

準備姿勢

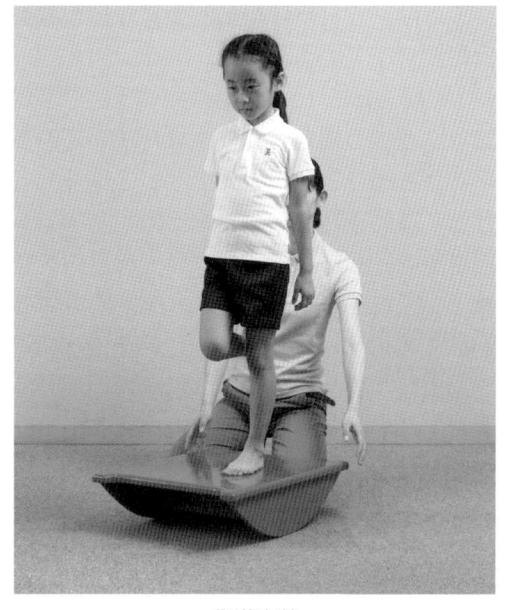

指導姿勢

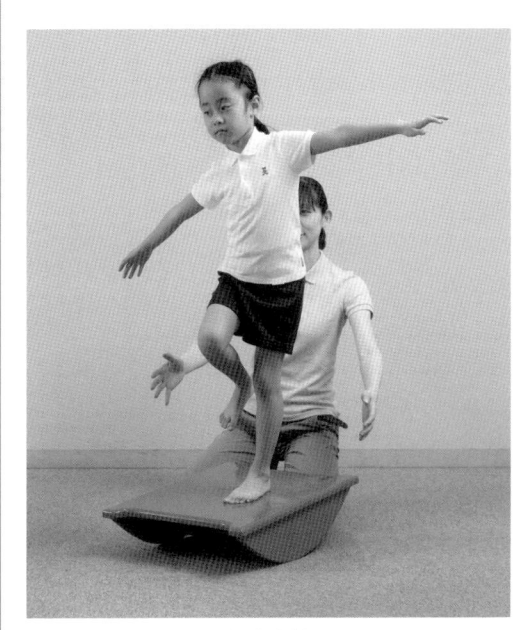

失敗姿勢

b．ブロック歩行

解説

歩行は，それ自体が動的姿勢保持となっている．ブロック歩行は，通常歩行に対して不安定要素を高めるために，ブロック上という条件を付加する．用意するブロックは，幅20 cm程度，高さ15 cm程度とする．不安定な歩行は，側方への動揺が大きくなるため，ブロックという横幅を制限された状態での歩行は難易度が高まる．また，わずかではあるが，高さがあることで対象児にとって精神的な不安要素となる．高さがあまり高いと，不安感が強く運動遂行が困難となるので避ける．発達障害児では，不安感についても過剰な反応となることがあるので，対象児の反応を観察し，不安が大きいようであれば，高さを低くする．これも困難な場合は，床上に2本のラインを描き，歩行させることでもよい．あるいは1本のラインを描き，この上を歩行させることに変えることでもよい．

不安感が強い場合は，はじめは片手介助するなどの配慮を行う．踏み外すなどの失敗体験があると，それ以降，動作自体を拒否することもあるので，可能な限り失敗がないように注意する．

指導方法

① ブロックを直線に並べる．この時，対象児に手伝わせると，対象児の動作受け入れが容易になる．
② ブロックの端からブロックに上るよう指示する．
③ ゆっくりとブロック上を歩行するよう指示する．不安を示す場合は，はじめは，セラピストが片手を介助して行ってもよい．逆に，急いで歩こうとする場合は制止し，ゆっくり歩くよう指示する．なお，ゆっくり歩けない場合は片手をセラピストが把持し，スピードを抑制する．側方に歩く場合は，「前を向いて」などの指示をして修正する．
④ ブロック歩行を遊びながら繰り返す．その際，ゲーム的な要素を盛り込んでもよい．
⑤ 歩行の安定が確認できたら，ブロックの一部を直角に組み合わせて歩行させる．

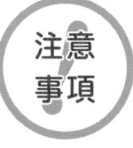

注意事項

・転倒などがないよう十分に注意する．
・踏み外しなど，失敗がないように注意する．
・歩行が不安定で，踏み外しが予想される場合は，①対象児の手を把持する，②頻繁に足元に注意を払うよう声かけするなど配慮を行う．
・急いで歩くことは推奨できない．むしろゆっくり歩くように促す．
・動作が雑にならないよう，常に声かけを行う．

3. 姿勢制御能に対する指導方法

指導方法

直線ブロック歩行

準備姿勢

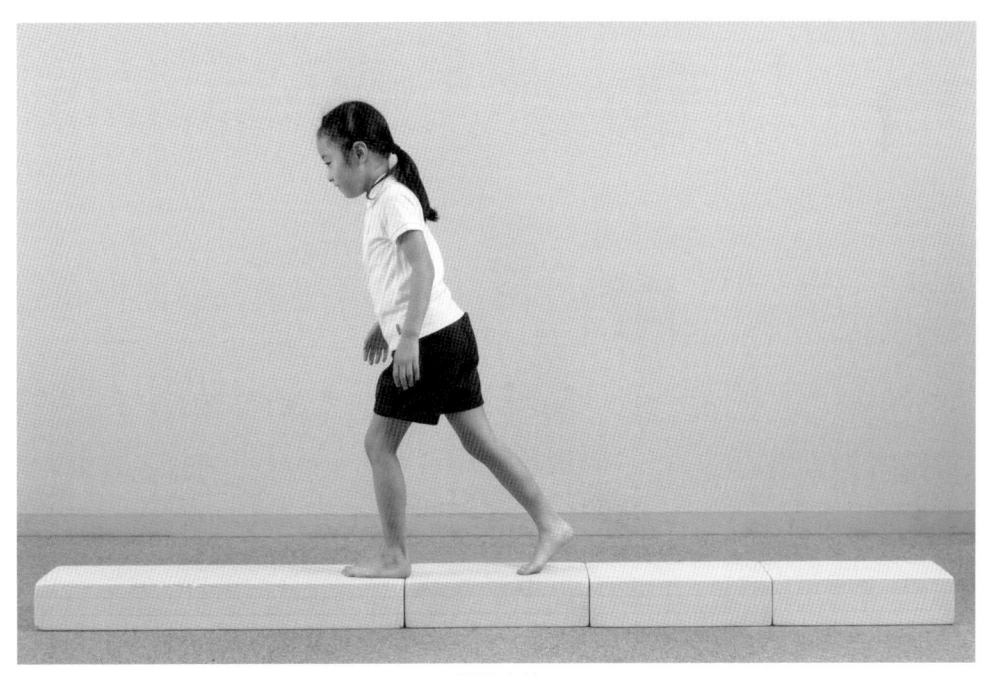

指導姿勢

指導方法

直角ブロック歩行

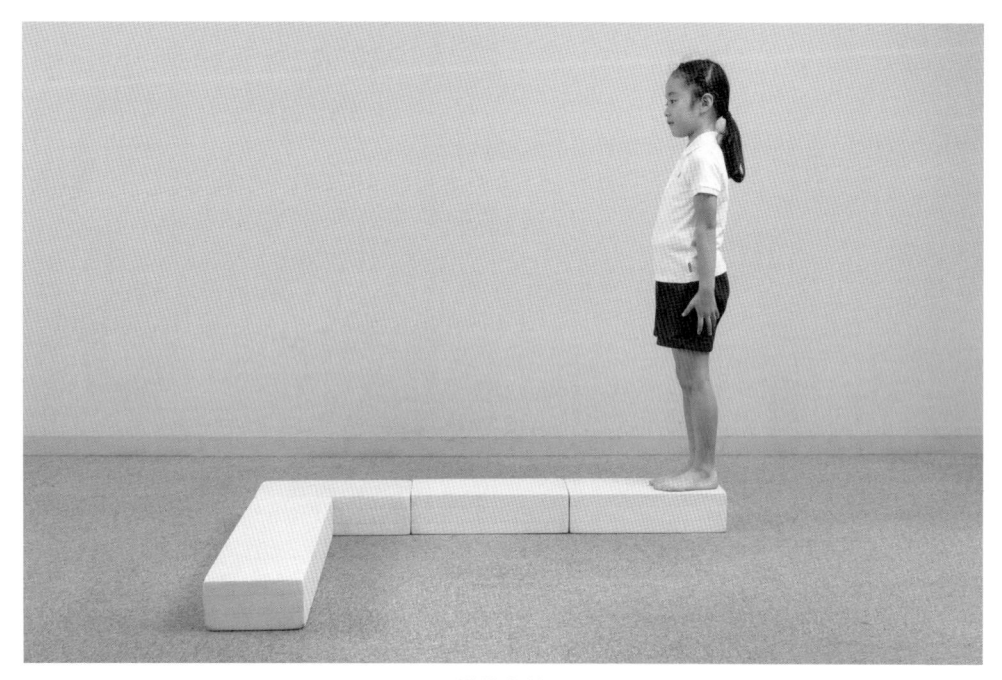

準備姿勢

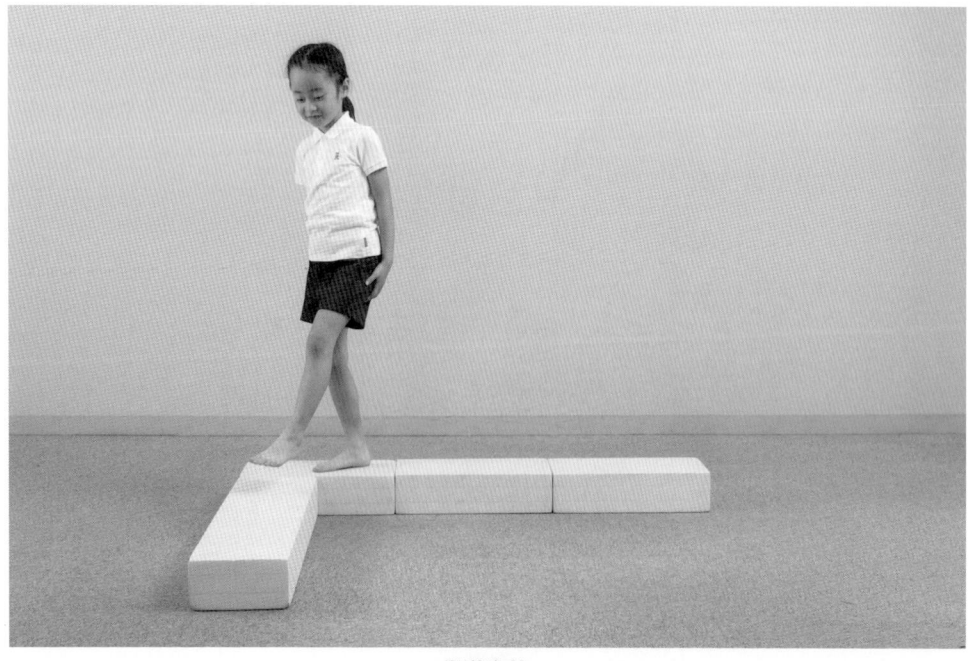

指導姿勢

3. 姿勢制御能に対する指導方法

c．ブロック越え・渡り

解説

歩行中の段差処理は，動的姿勢制御における重要な課題となっている．身体重心を上下させる十分な筋力が必要であることと，新たな支持基底面で素早く安定姿勢をとる必要がある．階段昇降も負荷が大きく，難易度が高い動作であるが，ブロック越えは，さらに昇り降りを繰り返す．しかも，段差の高さを変えるなどバリエーションを設けることが可能である．

対象児にとっては，不安要素の大きい課題である．発達障害児は筋力が弱い場合が多く，下肢筋力が弱いと，安定性はさらに低下する．そのため，対象児が不安感から動作に対して拒否的になることのないよう十分に注意する．必要がある場合は，セラピストが対象児の片手を介助するなどの配慮を行う．また対象児に合わせて，ブロックの高さや高さのバリエーション，ブロック間の距離などを工夫する．なお，遊びの要素，ゲームの要素に関しては，対象児の反応を慎重に観察し，積極的に取り入れる．決して無理はさせない．

指導方法

①対象児とともにブロックの準備を行う．
②ブロックの高さは低いものから用意する．ブロックの高さのバリエーションは，はじめはすべて同じ高さから行い，動作の安定を確認した後，高さの変化をつける．ブロック間の距離は，難易度が低い，比較的広い間隔からはじめ，次第に距離を短縮する．動作の安定を確認したら，ブロックの間隔もバリエーションを設ける．
③ゴールに向かい，進むよう指示する．進むルートが理解できていないようであれば，セラピストがあらかじめ見本を示す．対象児が怖がる場合，あるいは歩行が不安定で，段差昇降動作に不安定さが予想される場合は，片手介助，あるいは両手介助から始める．動作は，ゆっくり行うように指示する．対象児が急ぐようであれば制止する．
④動作が安定していれば難易度を高める．不安定であれば難易度を下げる．動作が困難であれば，床上に一つだけ置いたブロックの昇降動作から始める．遊びの要素を取り入れる．
⑤動作が安定したら，ブロックからブロックへ渡る動作へと発展させる．

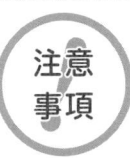

注意事項

・非常に不安定な動作なので，転倒などの危険がないように注意する．
・ブッロクの横幅の違いも難易度に影響する．幅広いほうが難易度は低い．

第4章　運動療法の組み立て方

指導方法

ブロック越え

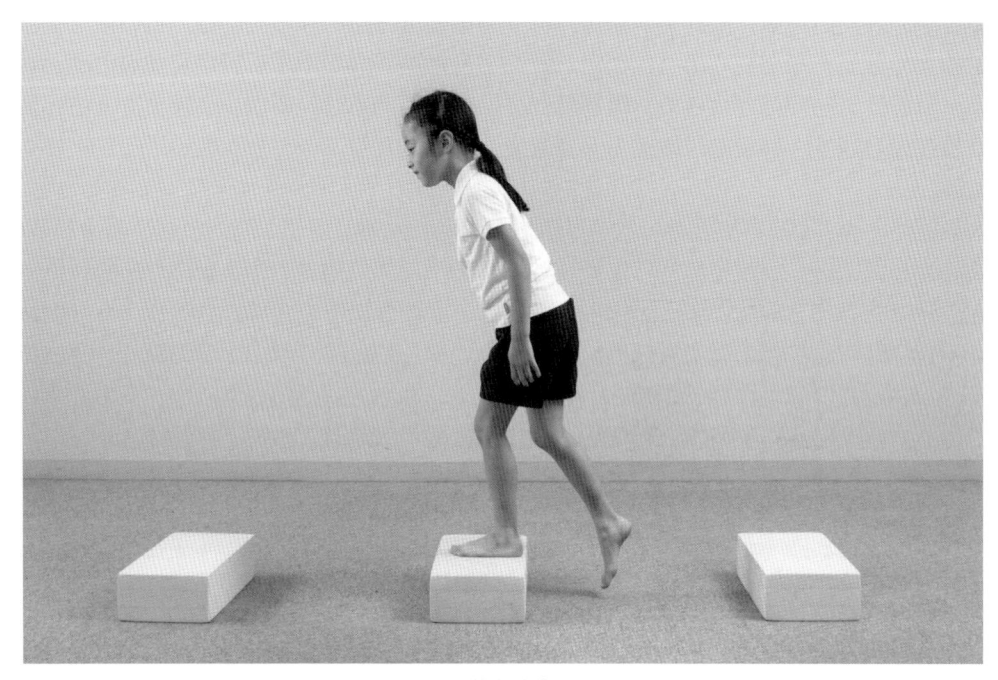

指導姿勢①

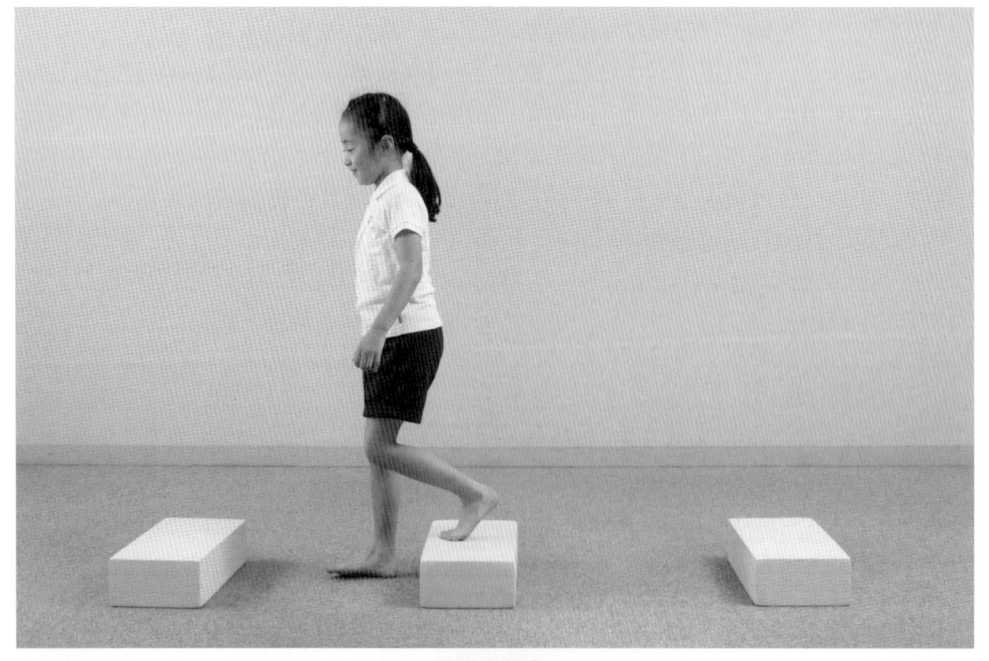

指導姿勢②

3. 姿勢制御能に対する指導方法

指導方法

高さの異なるブロック越え

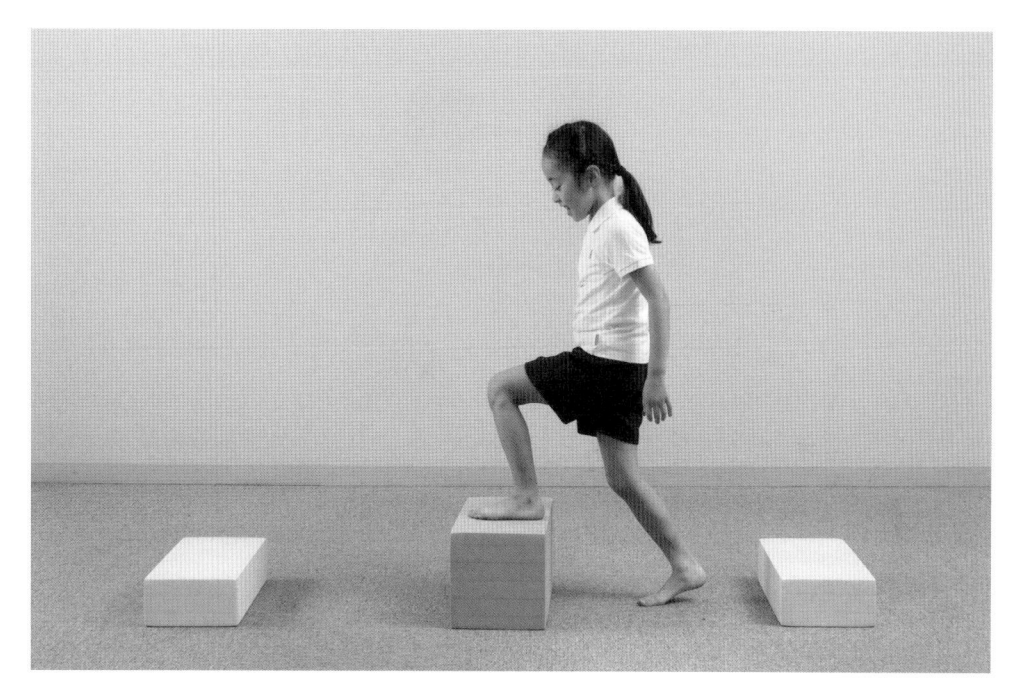

指導姿勢①

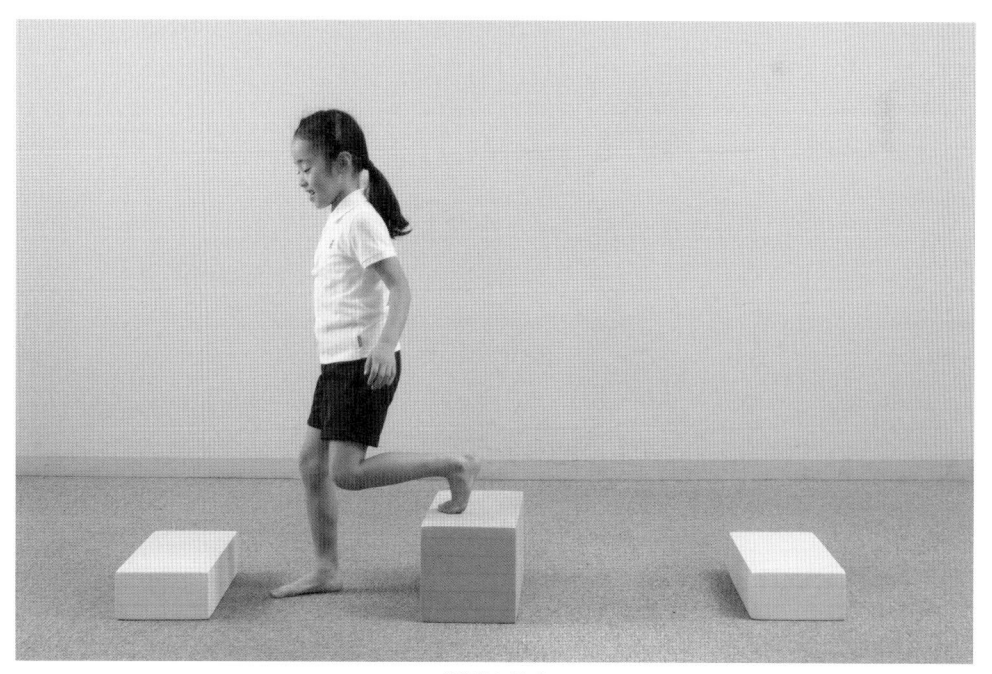

指導姿勢②

第4章 運動療法の組み立て方

指導方法

ブロック渡り

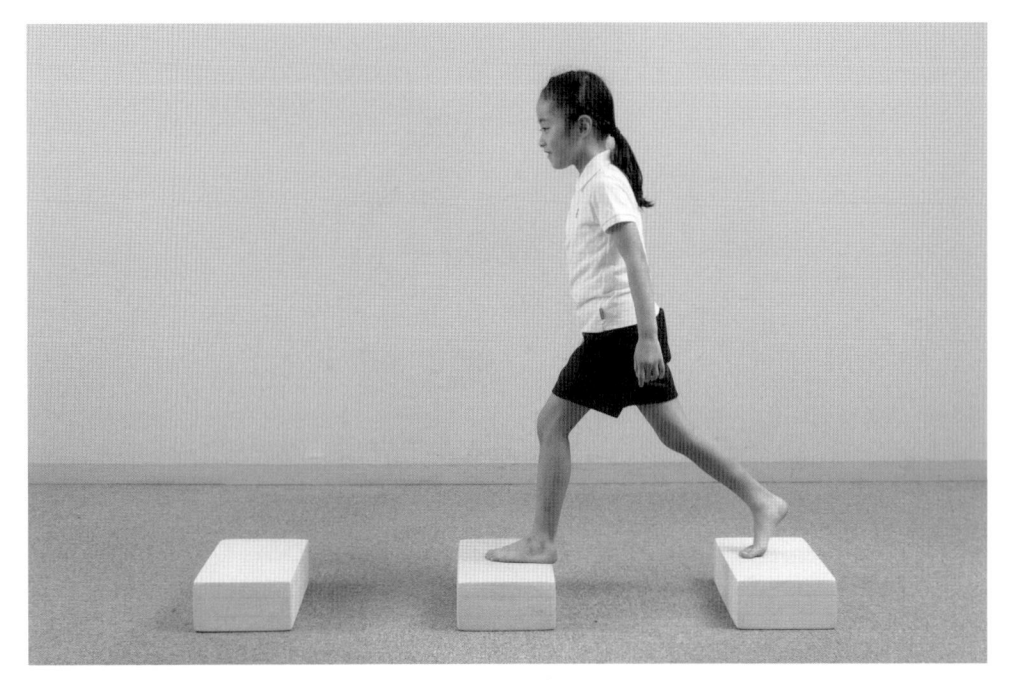

指導姿勢①

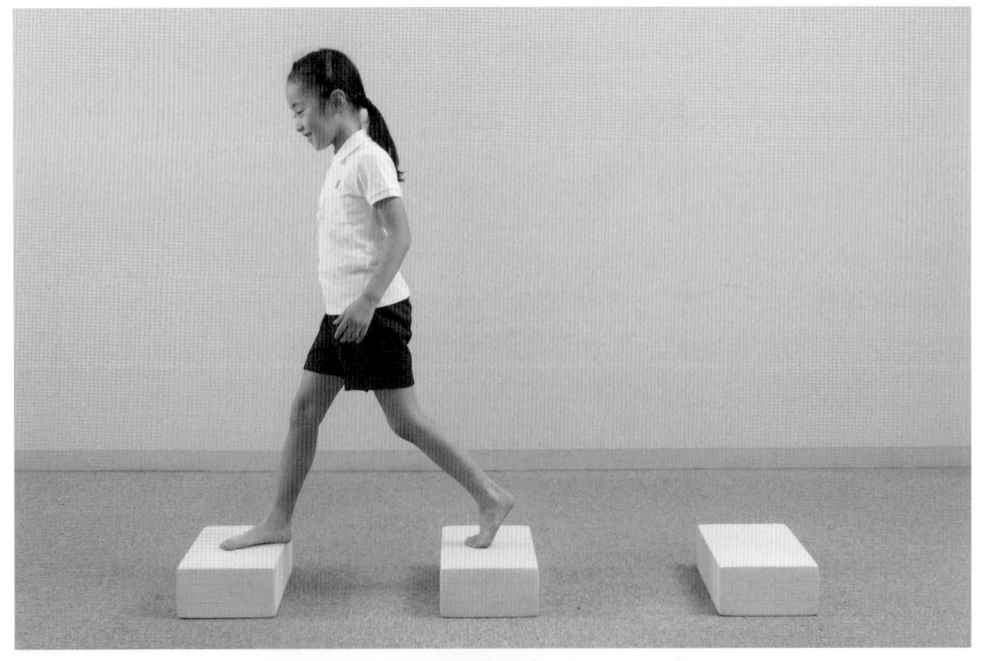

指導姿勢②

d．ブロック上でのボール渡し

> **解説**
>
> 　ブロック上でのボール渡しは，ブロック上での立位という不安定な状態で，ボールの受け渡しを行う．ブロックの広さは，対象児の状態に合わせるが，足部の動きを制限した状態で，バランスを保ち，体幹を左右・前後に動かし，最大限のリーチを行わせる．ファンクショナルリーチテスト（functional reach test）と同様の動きとなっており，動作遂行のために，どのような姿勢変化戦略が必要か体験させる．
>
> 　足部の動きを制限することで，バランス変化に対応させることが困難となる．この状況下で，最大限リーチを行うことは，基底面外に重心が外れた場合，転倒することの認識への助けとなる．また，この動作を行うために，足関節・股関節・体幹の適切な対応の獲得につながる．

> **指導方法**
>
> ①ブロックを用意する．対象児の状態に合わせ，バランス良好の場合は面積の小さいブロック，不安定な場合は大きいブロックを選択する．
> ②対象児にブロック上で立位をとらせる．
> ③セラピストは，前方からボールを対象児に渡す．
> ④対象児からセラピストへボールを渡すよう指示する．この時，セラピストは後方へ移動し，対象児が最大限に前方へリーチすることを促す．
> ⑤セラピストが側方からボールを対象児に渡す．
> ⑥対象児は体幹を回旋させ，両手でボールを側方のセラピストに渡す．この時，セラピストは側方へ移動し，対象児が最大限に側方へリーチすることを促す．
> ⑦立位での動作が困難な場合は，対象児にブロック上で座位をとらせ，同様の動作を行う．

> **注意事項**
>
> ・転倒には十分に注意する．
> ・ブロックの面積をバランス能力に応じて配慮する．
> ・不安定な場合は，座位から開始する．
> ・はじめは，床上でのボール受け渡しから始めてもよい．
> ・ボールの受け渡しは，両手で行う．
> ・遊びの要素を取り入れる．

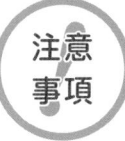

指導方法

立位での前方渡し

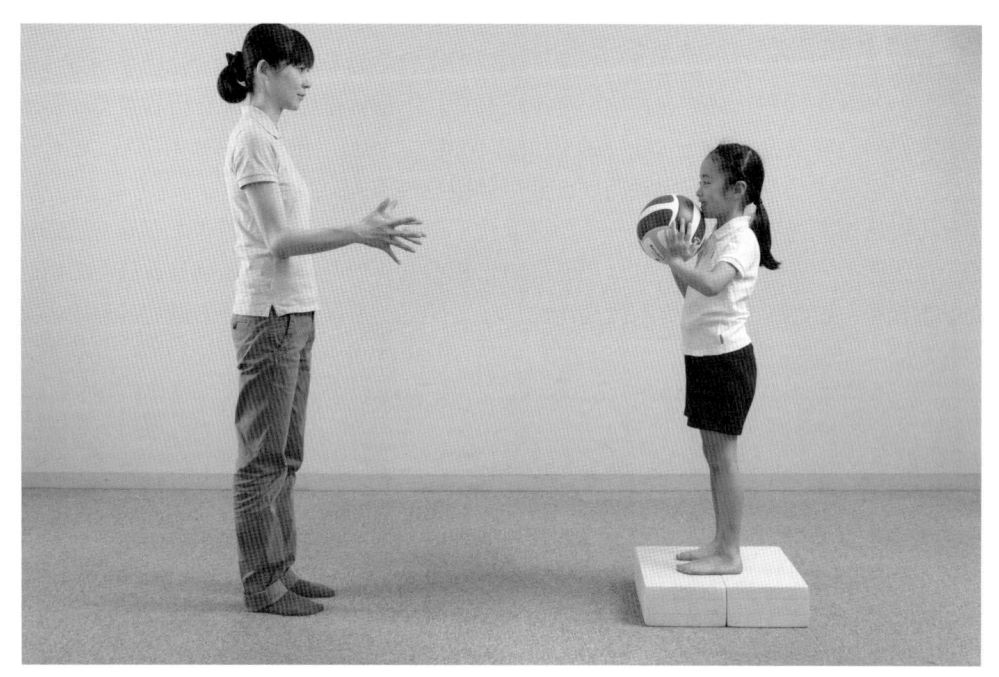

準備姿勢

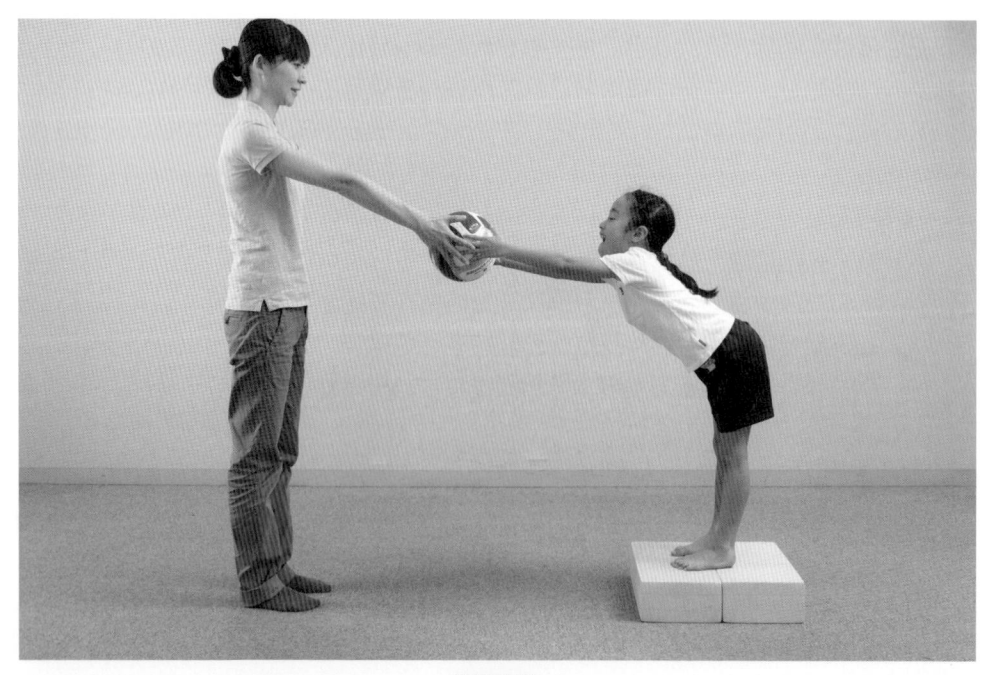

指導姿勢

3. 姿勢制御能に対する指導方法

指導方法

立位での側方渡し

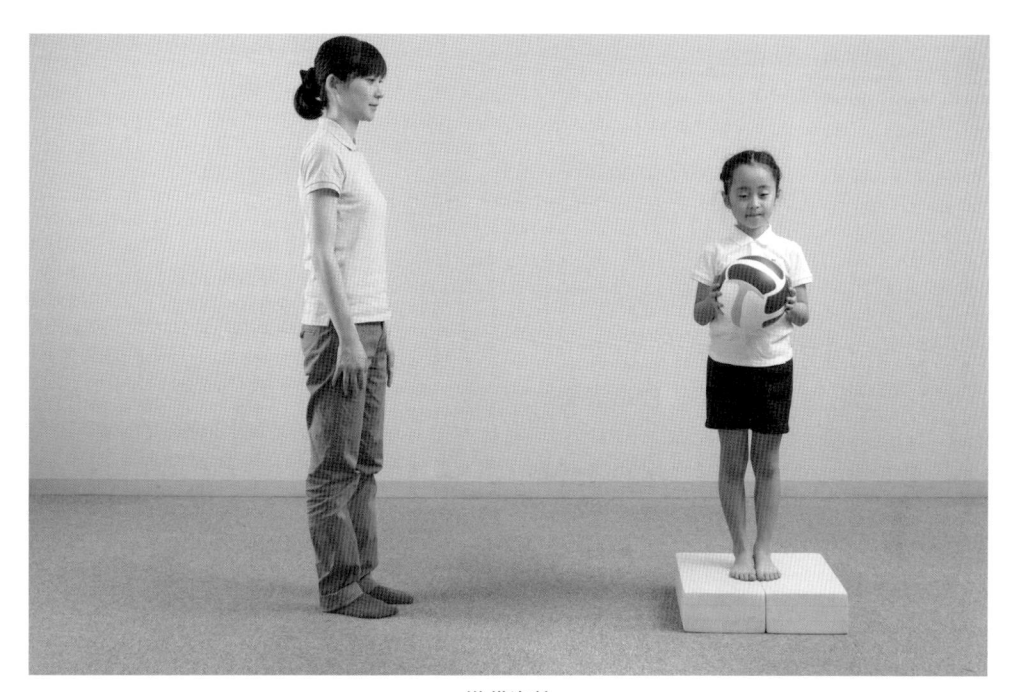

準備姿勢

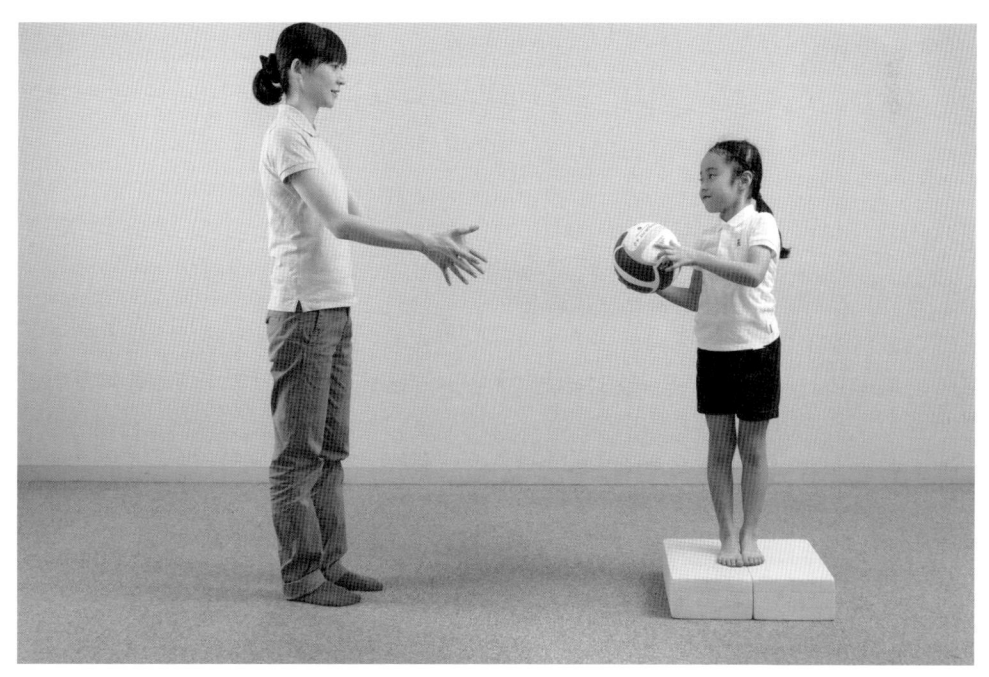

指導姿勢

指導方法

座位での側方渡し

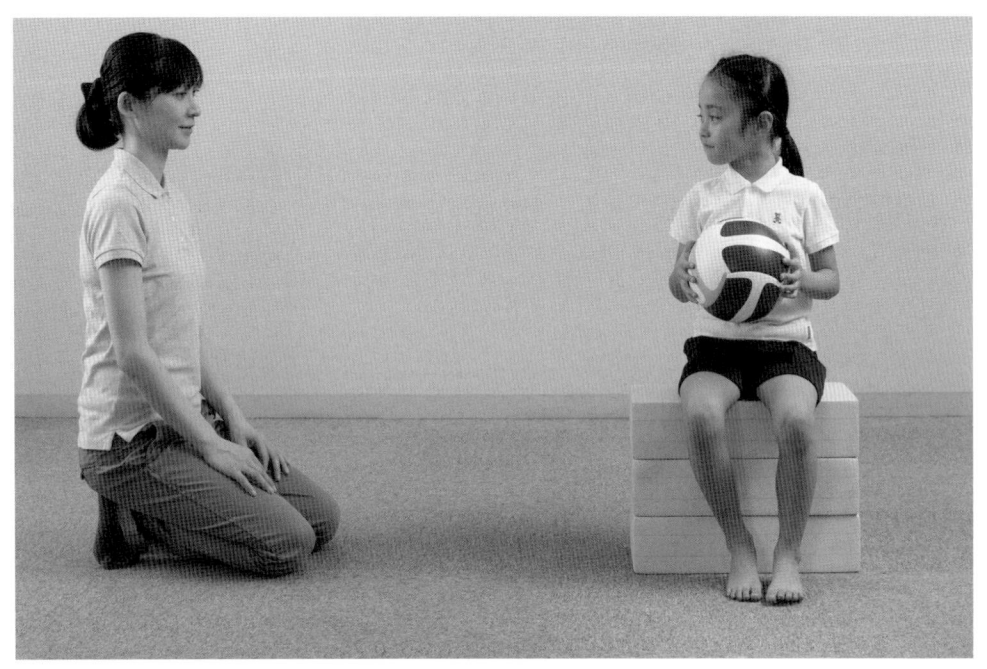

準備姿勢

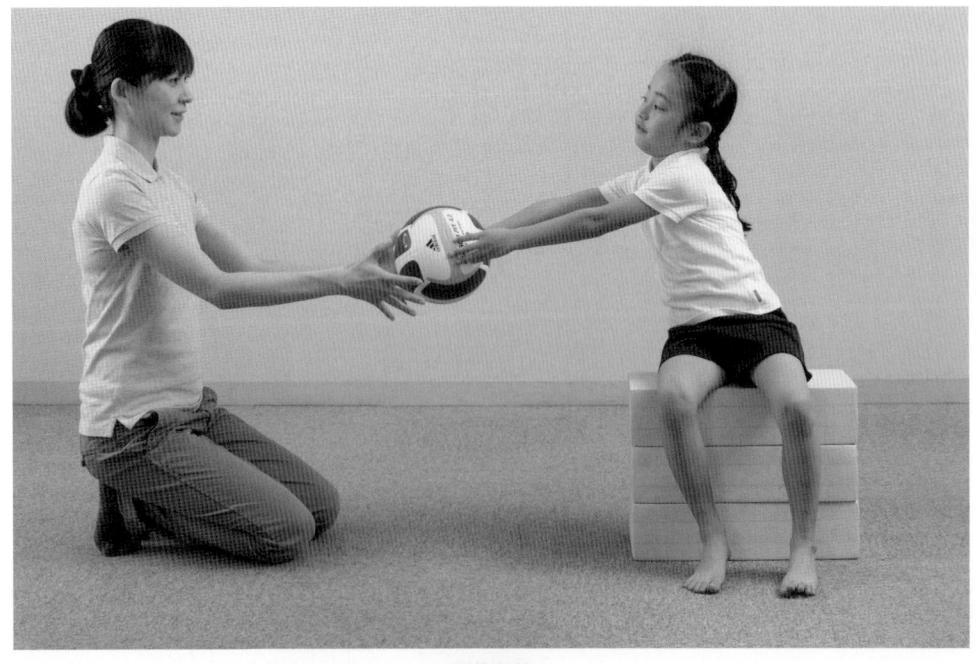

指導姿勢

e．ラダー・トレーニング①（ラダー歩行）

解説

ラダー・トレーニングとは，布製のはしご（ラダー）を用いたトレーニングの総称である．ラダーを床に置き，これをまたぐ，飛び越えるなど，さまざまなバリエーションのトレーニングが考えられる．複雑な動作パターンを組み上げることも可能であり，スポーツトレーニング分野でも多く取り入れられている．

ラダー・トレーニング①では，ラダー歩行を行う．ブロック歩行が横幅を制限した状態での歩行を行ったのに対して，ラダー歩行は歩幅など，歩行のパターンを指定した状態で歩行を行わせる．ラダーを用いるので，歩幅，歩隔は規定される．この条件で，前進，側方歩き，後ろ歩きを行わせる．動作は，はじめは意識的にゆっくりしたテンポで行わせ，バランスへの意識を高める．スムーズに行えるようになると，徐々にテンポを速める．これにより，速い動きへの対応を育てる．

指導方法

①床にラダーを置く．
②ラダーを踏むことなく，ゆっくり前進するよう指示する．セラピストは，はじめに対象児の前で見本を示す．ゆっくりであることを強調し，はじめはスローモーションのような歩行を示す．
③対象児に歩行を行わせる．慌てて行うようなら制止し，ゆっくり行うことを説明する．
④ゆっくりした歩行が安定して行えることを確認できたら，徐々にテンポを速める．
⑤側方歩きを指示する．はじめは，①1足を隣の枠へ移動させる，②反対足を隣の枠へ移動させて左右の足をそろえる，③1足を隣の枠へ移動させる，の3パターンを繰り返す．動作が安定していることを確認したら，①1足を隣の枠へ移動させる，②反対足は隣枠を超えて，下肢をクロスして，さらに隣枠へ移動させる，の2パターンへ移行する．
⑥動作の安定が確認できたらテンポを速める．
⑦同様に側方歩行，後方歩行を行う．はじめは2足1枠で行い，安定できることが確認できたら1足1枠へと進む．

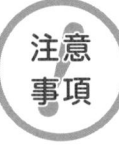

注意事項

・対象児が慌てて行う場合は，注意してテンポを抑制する．
・ラダーを踏むなど，動作が不安定な場合は，動作を中断し，ラダーを踏まないよう説明する．
・テンポが速まると，転倒の危険も増すので十分に注意する．

第4章　運動療法の組み立て方

指導方法

前方歩行

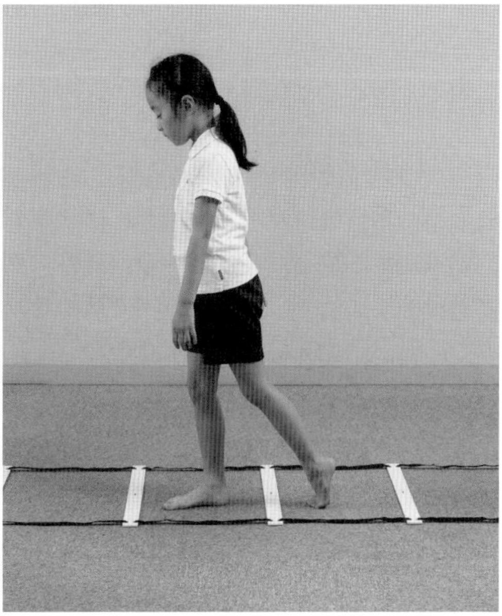

指導姿勢① 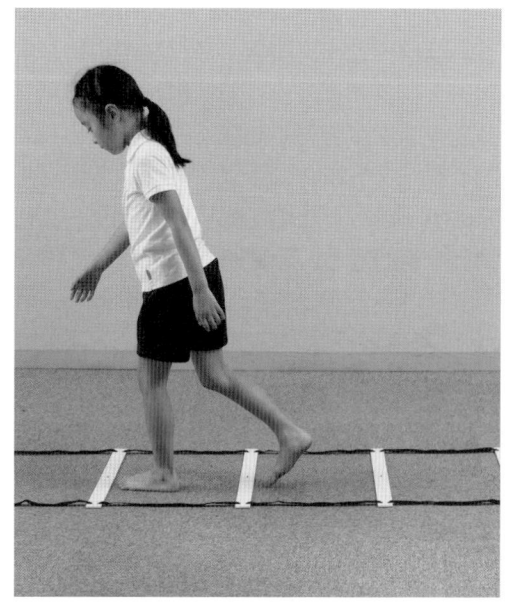　　　　　　　指導姿勢②

側方歩行

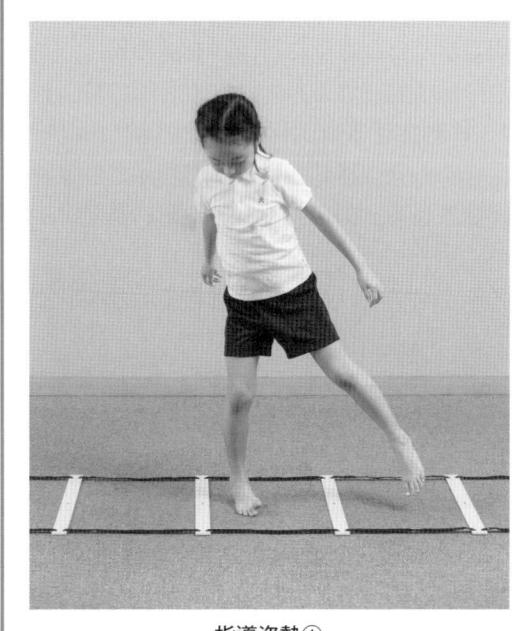

指導姿勢①　　　　　　　指導姿勢②

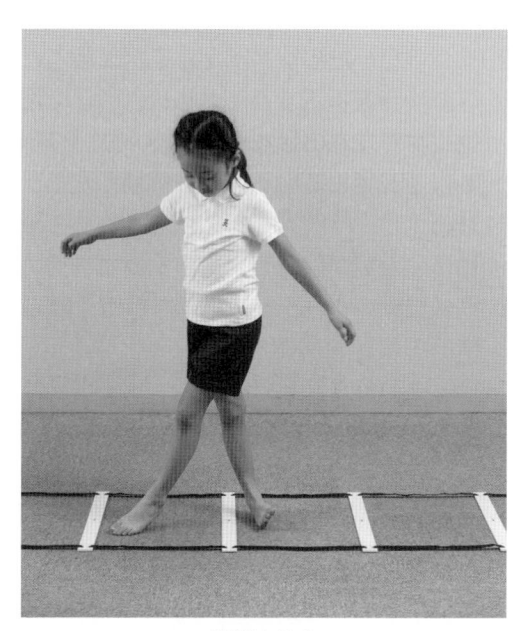

3. 姿勢制御能に対する指導方法

指導方法

後方歩行

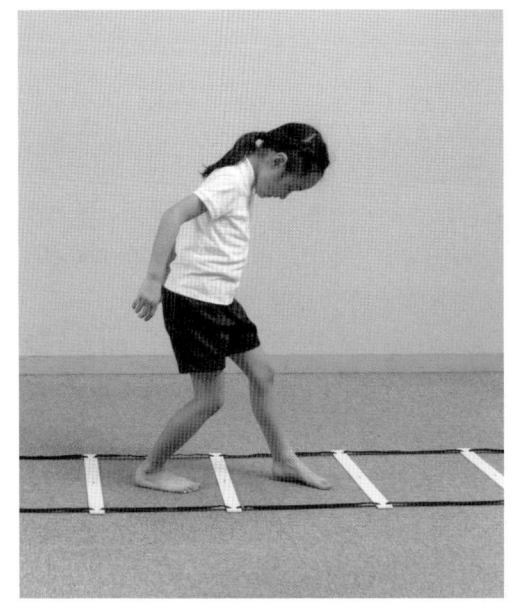

指導姿勢①

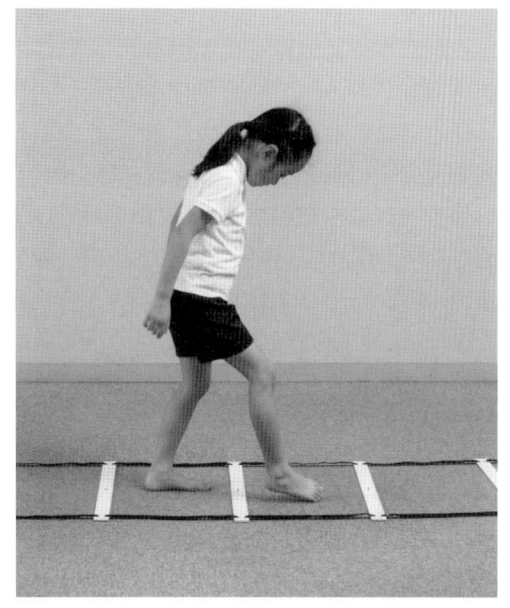

指導姿勢②

f．ラダー・トレーニング②（ラダー・ジャンプ）

解説

ラダー・トレーニング②ではラダー・ジャンプを行う．ラダー・ジャンプは，ラダー・トレーニングにおける代表的なトレーニング方法である．床においたラダーを用いて，さまざまなパターンで跳躍動作を行う．スポーツ分野では，素早く，複雑な跳躍パターンを課題とすることが多い．発達障害児では，早く複雑な動作への対応は困難な場合が多く，難易度を下げ課題を設定する．

ラダーを使った跳躍課題では，跳躍動作の正確さが求められる．ただし，大きく跳ぶのではなく，跳び幅，方法を決め，ラダーの枠からはみ出すことなく，繰り返す必要がある．また，跳躍動作では着地時に素早く姿勢制御することで転倒を避ける．ラダー・トレーニング②では，跳躍動作を連続して行うので着地と同時に，次の準備姿勢へ移行する必要がある．

ラダーを用いた跳躍課題は，さまざまなバリエーションが考えられるが，ここでは両脚前方ジャンプ，片足ジャンプ，スラローム・ジャンプの3種類を紹介する．両脚ジャンプは基本跳躍動作である．前方へ跳び幅を調整し，バランスを崩すことなく，連続して跳躍することを練習する．まずは基本である，この動作が安定することを確認してから難易度を上げる．

指導方法

① 平坦で滑りにくい床面にラダーを置く．
② セラピストが見本を示す．両脚をそろえ，1枠ずつ，ラダーから踏み出す，あるいはラダーを踏むことなく連続してジャンプする．動作は急がず，確実に行う．
③ 対象児に同様の両脚前方ジャンプを指示する．
④ 安定して行えることが確認できたら，片足立ちとなり，そのまま片足で，一つずつジャンプするよう指示する．
⑤ 同様に反対側の片足ジャンプを指示する．
⑥ 片足ジャンプが安定して行えることを確認する．
⑦ セラピストがスラロームジャンプの見本を示す．立位から両脚で一側へ斜めにジャンプし，左右の足で1枠前方のラダー側方枠をまたぐ．この姿勢から反対側へ両脚でジャンプし，1枠前方ラダー反対側の側方枠をまたぐ．このジグザグジャンプを繰り返す．
⑧ 同様のジャンプを対象児に指示する．
⑨ 動作が安定して行えるか確認する．

注意事項

・転倒に注意する．
・フローリングなどは，滑りやすいことがある．靴を履かないで行う場合は，靴下を脱がせ，裸足で行ったほうが滑りにくい．
・スラローム・ジャンプは一定程度の跳躍力が必要である．

3. 姿勢制御能に対する指導方法

指導方法

両脚前方ジャンプ

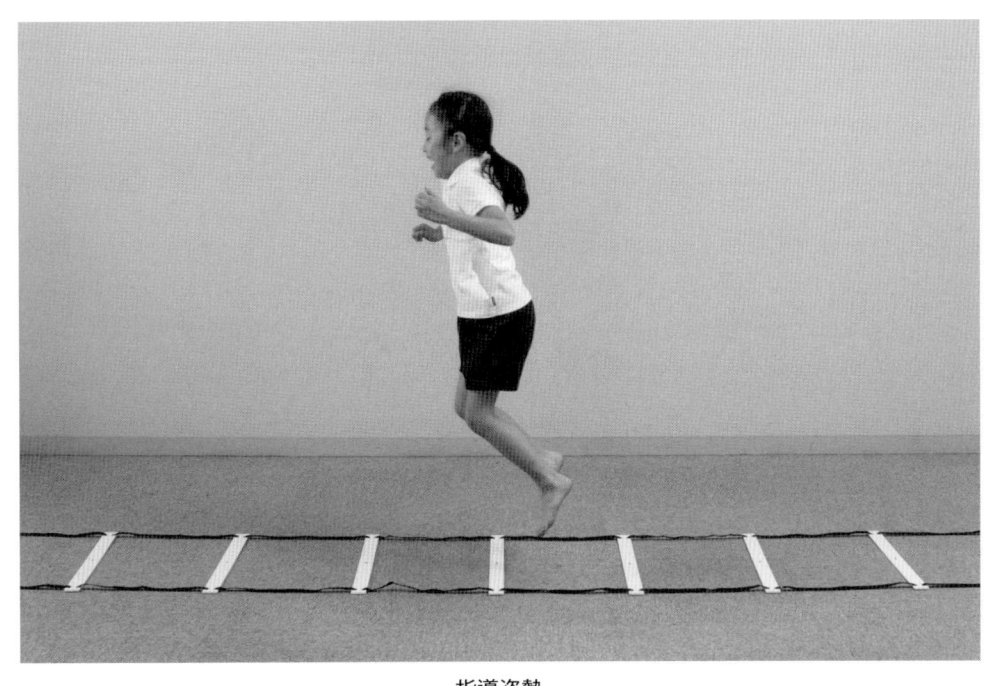

指導姿勢

片足ジャンプ

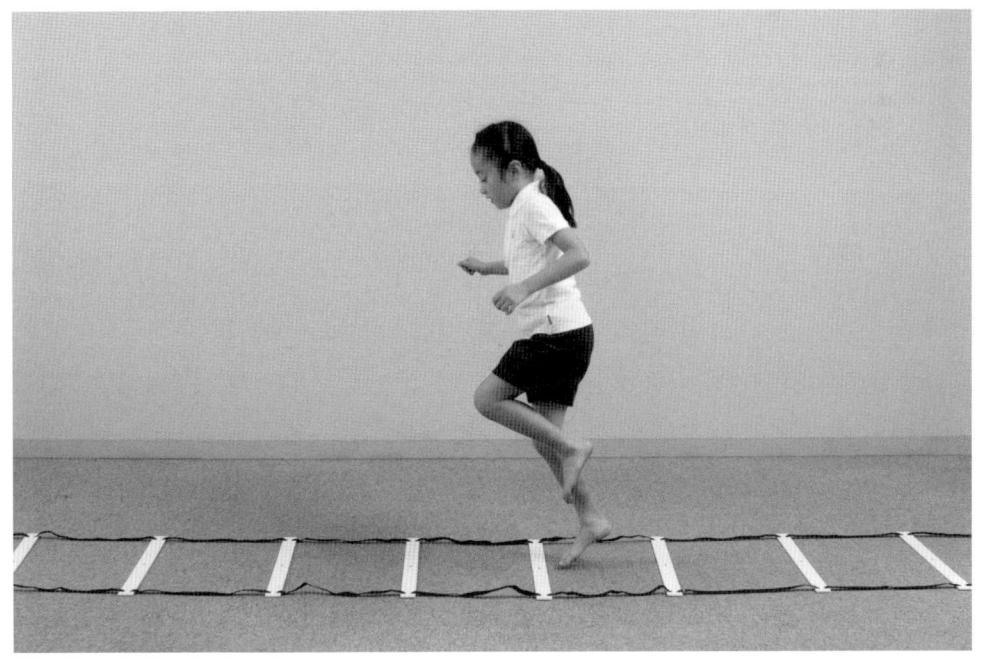

指導姿勢

第4章 運動療法の組み立て方

指導方法

スラローム・ジャンプ

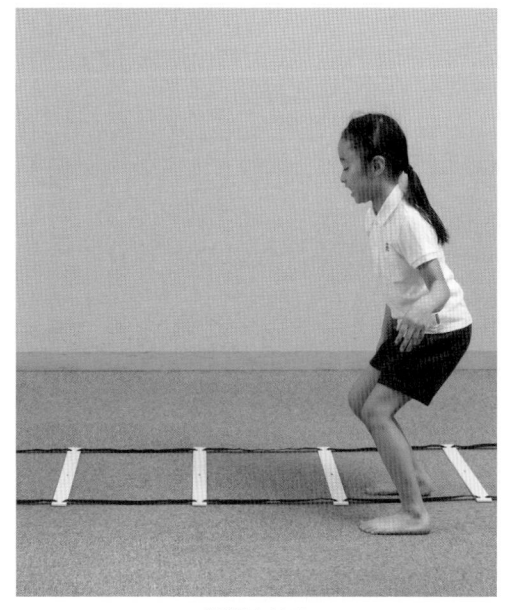

指導姿勢①

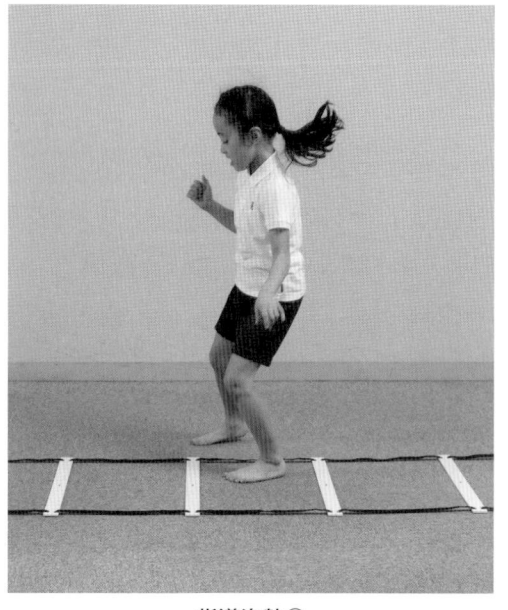

指導姿勢②

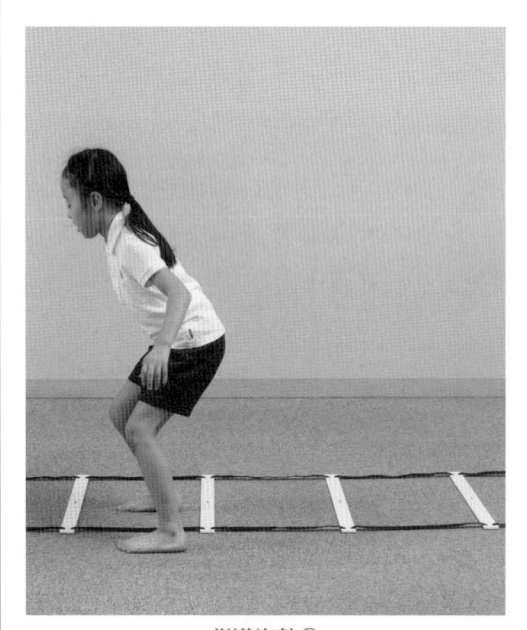

指導姿勢③

4 ▶▶ 協調性に対する指導方法

1）バレーボール

a．床上バレーボール

解説

　協調性とは複数の要素が協同し，効率的に課題を遂行する状態である．運動に関わる筋が適切な組み合わせで，適切な時間・強さで活動し，円滑で効率的な運動が実行される時，協調性があると表現される[8]．日常のさまざまな動作は，協調性を欠いた状態では円滑に遂行することはできない．そのため，日常生活のあらゆる動作は協調性向上のための課題動作となりうる．ただし，指導課題としてはより協調性が強調される課題を用意する．
　本書では，バレーボールを用いた指導方法を紹介する．バレーボールのやりとりは，バレーボールの動きを予測し，これに合わせて身体を協調的に制御する必要がある．指導は段階的に行う．床上バレーボールでは，床上にバレーボールを転がす動作を繰り返すことで，バレーボールやりとりの基本を修得する．バレーボールを転がすことから開始するが，転がすことが困難な場合，あるいはやりとりの意味が理解できない場合，より大きいジムボールを用いて転がし動作の導入を行う．床上バレーボールは，次段階のバレーボール下手投げの準備段階として位置づける．

指導方法

①ジムボールを対象児とセラピストの間に置く．対象児に向かって軽く転がす．対象児がこれを押し返すのを待ち，セラピストはそのジムボールを受け，これを対象児に向かって再度転がす．これを繰り返す．
②動作がスムーズに行えることを確認したらバレーボールに替える．
③セラピストがバレーボールを転がす見本を示す．立位で両脚を軽く開き，両手で把持したバレーボールを股下から前方へ，ゆっくり転がす．
④対象児に転がし動作を指示する．
⑤ゆっくりした速度，前方にいるセラピストに届く強さ，セラピストの方向へコントロールできることを確認する．セラピストは，受け取ったバレーボールを対象児のところへ運び渡す．
⑥転がりが安定したら，セラピストが受け取ったバレーボールを対象児へ，ゆっくりしたスピードで転がり返し，受け取らせる．
⑦徐々に対象児とセラピストの間隔を広げる．最終的には3m程度とする．

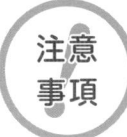

注意事項

・動作の難易度は時間をかけて高めていく．
・バレーボールのやりとりは，協調性とともにコミュニケーションの要素が含まれていることを意識して行う．
・遊びの要素を取り入れる．

> 第4章　運動療法の組み立て方

指導方法

ジムボール転がし

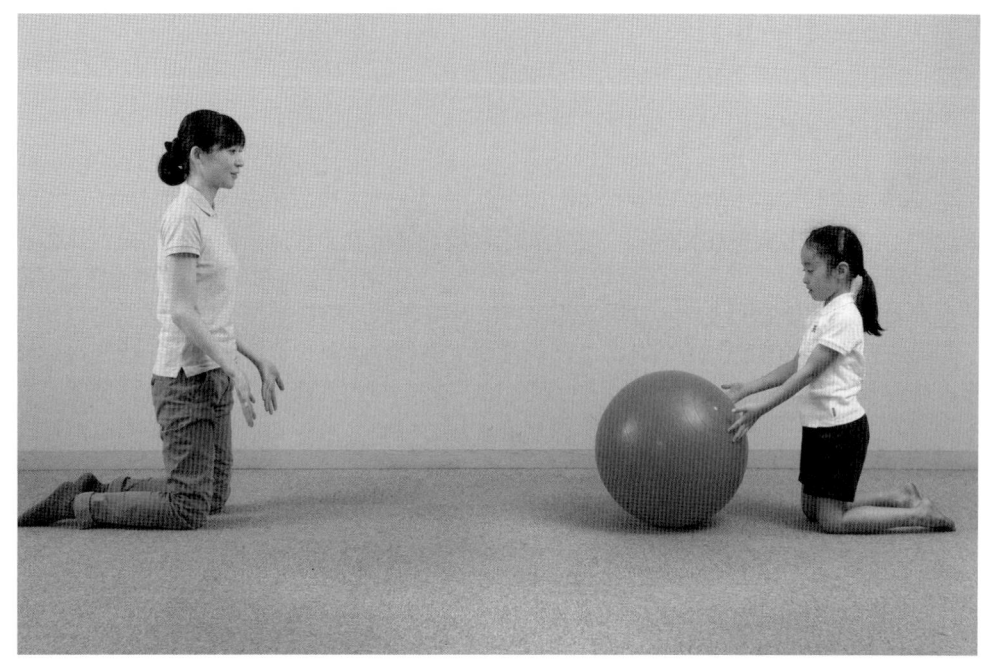

準備姿勢

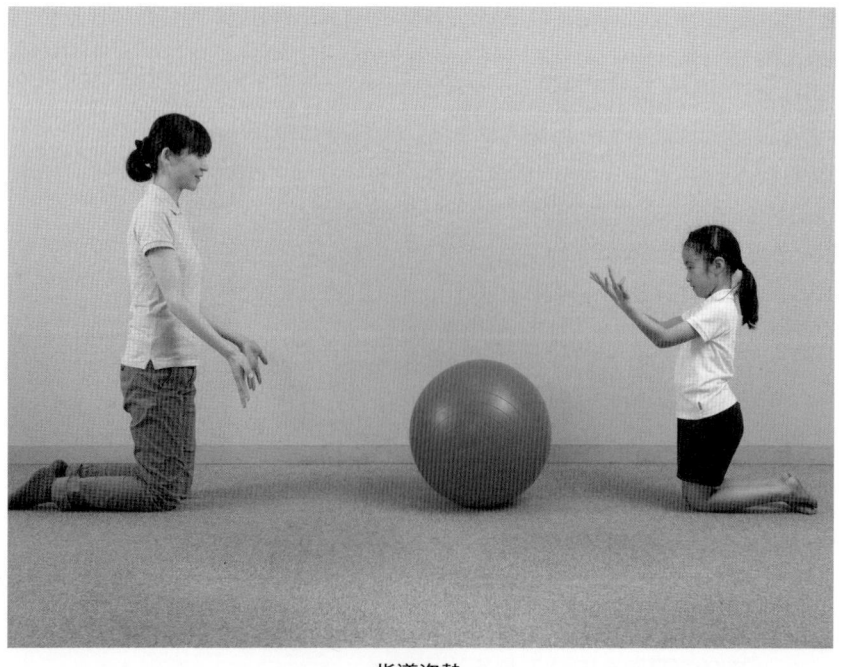

指導姿勢

指導方法

バレーボール転がし

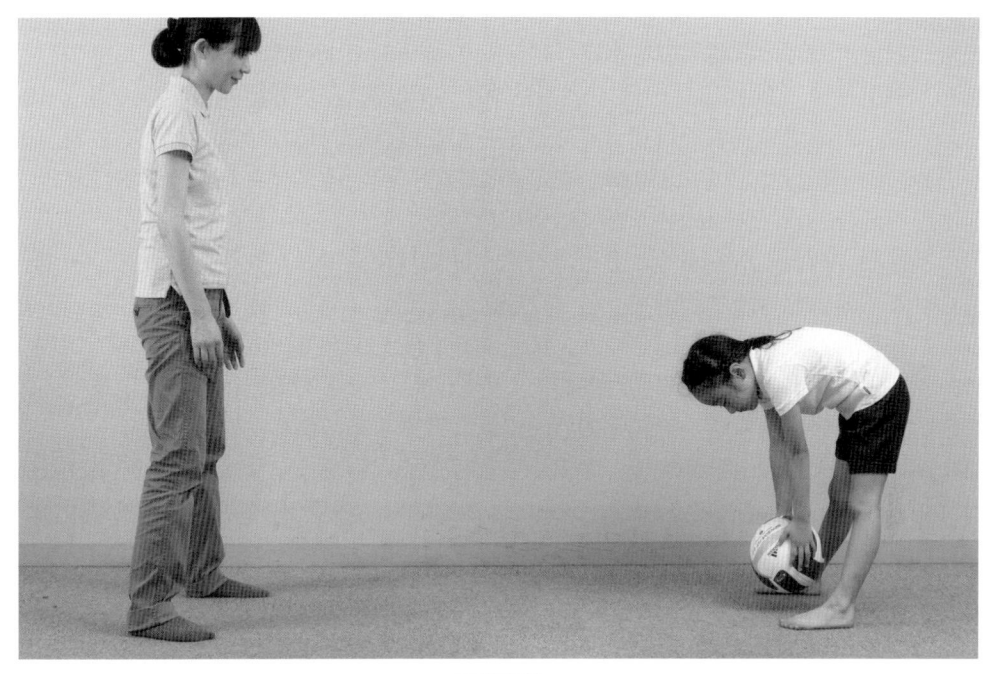

準備姿勢

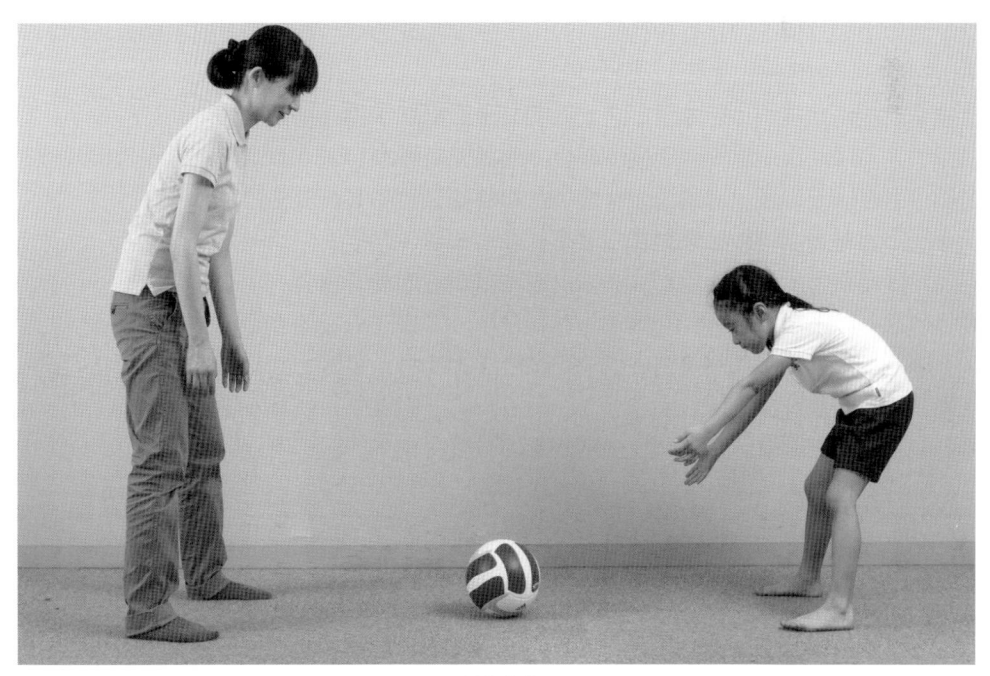

指導姿勢

b．卓上バレーボール

解説

　床上バレーボールから難易度を上げ，対象児の腰高の卓上でのバレーボールのやりとりへ進む．卓上バレーボールは，バレーボール投げの前段階として位置づける．卓上バレーボールでは，対象児の腰高で転がってくるボールを捕球し，転がり返すことで，セラピストとのやりとりを行う．ボールは卓上を転がるので，転がるスピードを意図的に変化させることが可能である．はじめは非常にゆっくりしたスピードから開始し，徐々に速いやりとりへと進む．バレーボールのやりとりでは，動くバレーボールを追視し，バレーボールに合わせて，対象児は運動制御を行う．発達障害児では，追視が困難な場合が多いので，バレーボールの追視ができているか，セラピストは観察する．追視ができていない場合は，バレーボールのスピードを緩めるとともに，対象児にボールをみるよう指示する．口頭指示の理解が不十分な場合は，対象児の目前にバレーボールを示し，注意を促す．

　卓上バレーボールは，平坦な板上でのやりとりが安定したら，傾斜をつけた板上でのやりとりへ進む．傾斜があると，バレーボールは重力の影響を受け，転がり速度が変化する．対象児は，この速度変化に合わせて捕球する必要がある．バレーボールの転がり速度の変化に対する対応は，空中でのボールやりとりの前段階に位置づけられる．

指導方法

①対象児の腰高の卓上を用意する．テーブルでもよく，横幅2m程度あるものが望ましい．台の上に，板をのせるなど簡易的にテーブルをつくったものでもよい．
②卓上を前に，対象児とセラピストが向かい合う．
③対象児にバレーボールをセラピストに向かって転がすよう指示する．
④セラピストはバレーボールを受け取り，対象児に転がし返す．バレーボールのやりとりを繰り返す．その際，対象児の状態に合わせてスピードを変化させる．
⑤テーブル，あるいは板に傾斜をつける．はじめは10°程度の傾斜でよい．
⑥対象児は傾斜の上側，セラピストは下側となって向かい合う．
⑦セラピストは下側からバレーボールを転がし，対象児に捕球するよう指示する．セラピストはバレーボールが対象児の目前で動きが止まり，下降し始める程度の強さでボールを転がす．対象児が捕球し損なうと，バレーボールはセラピスト側へ戻る．
⑧そのやりとりを繰り返し，バレーボールの速度変化への対応を促す．

注意事項

・動く物体への追視は，協調性の重要な要素である．発達障害児では，追視が困難な場合が多い．対象児の視線変化をよく観察し，追視ができているか評価する．
・対象児の状態に合わせ，速度を変化させる．

4. 協調性に対する指導方法

指導方法

卓上ボール転がし

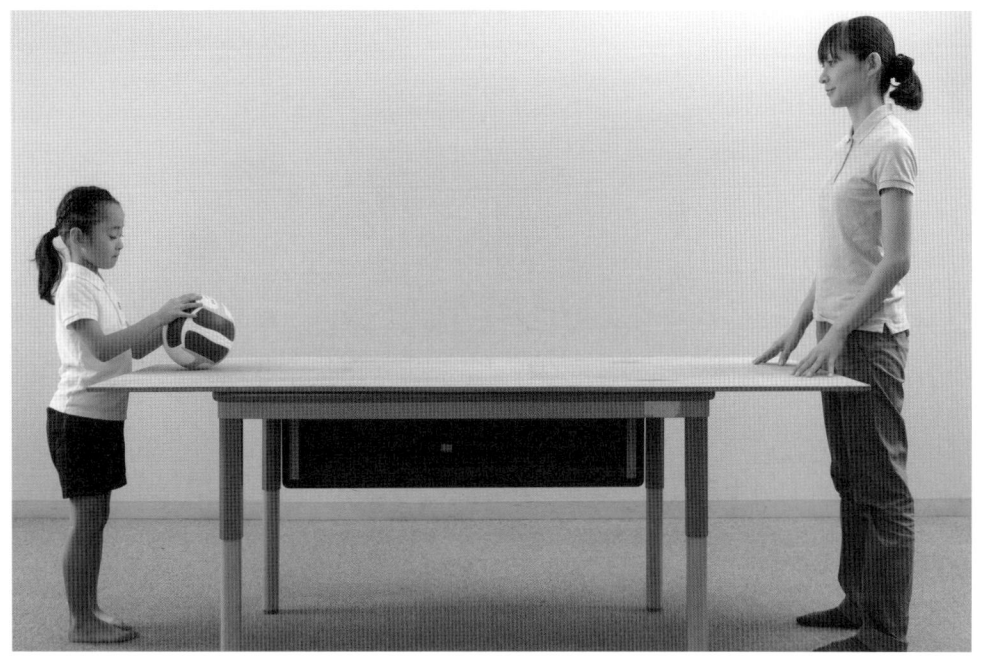

準備姿勢

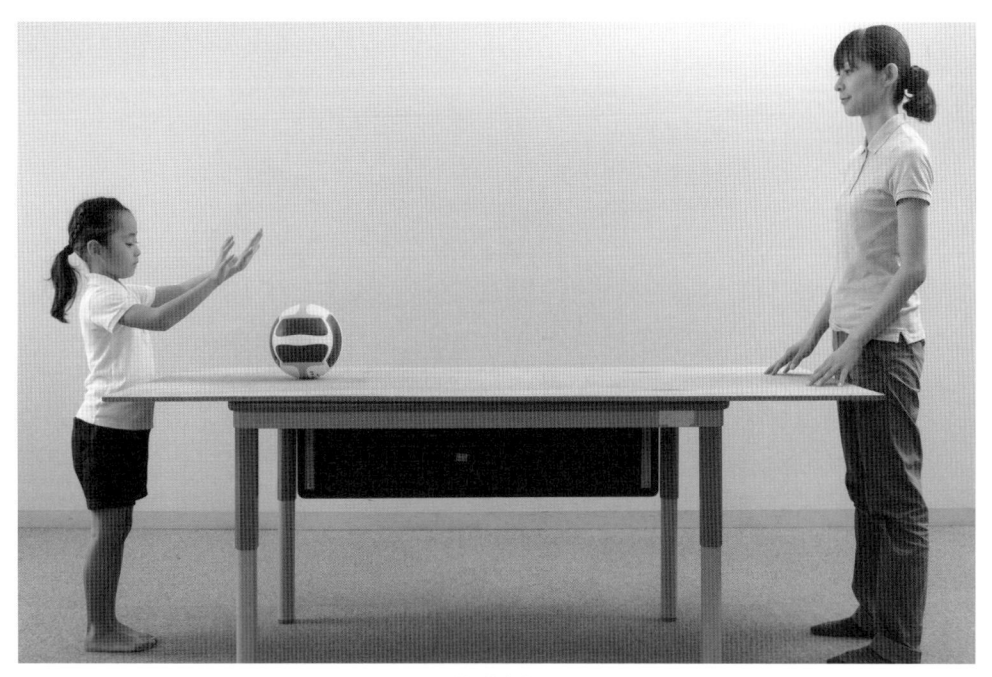

指導姿勢

第4章　運動療法の組み立て方

指導方法

傾斜台ボール転がし

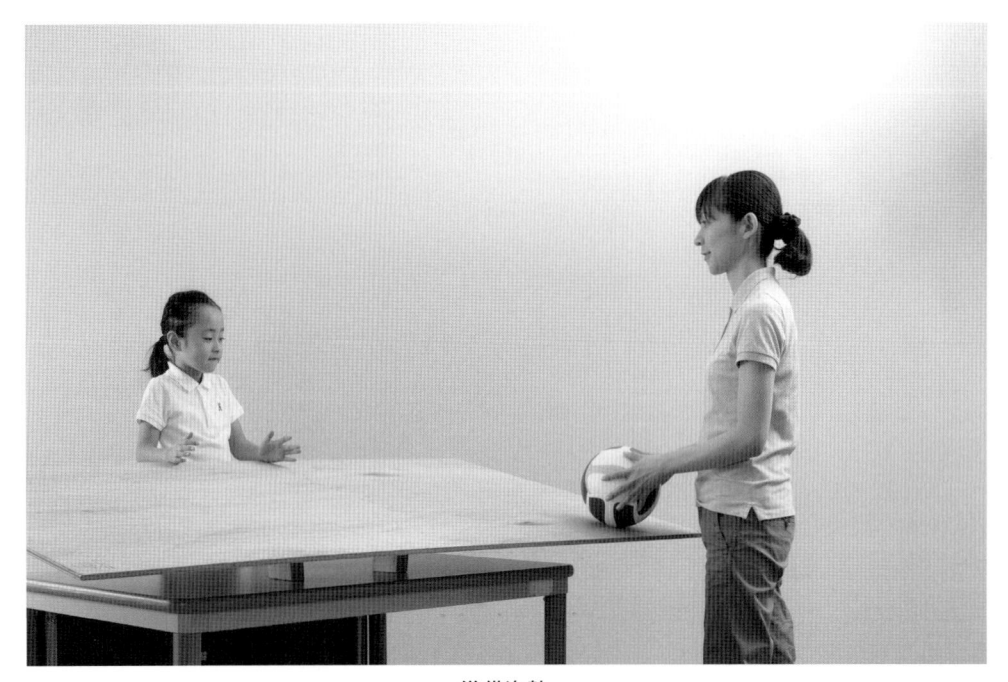

準備姿勢

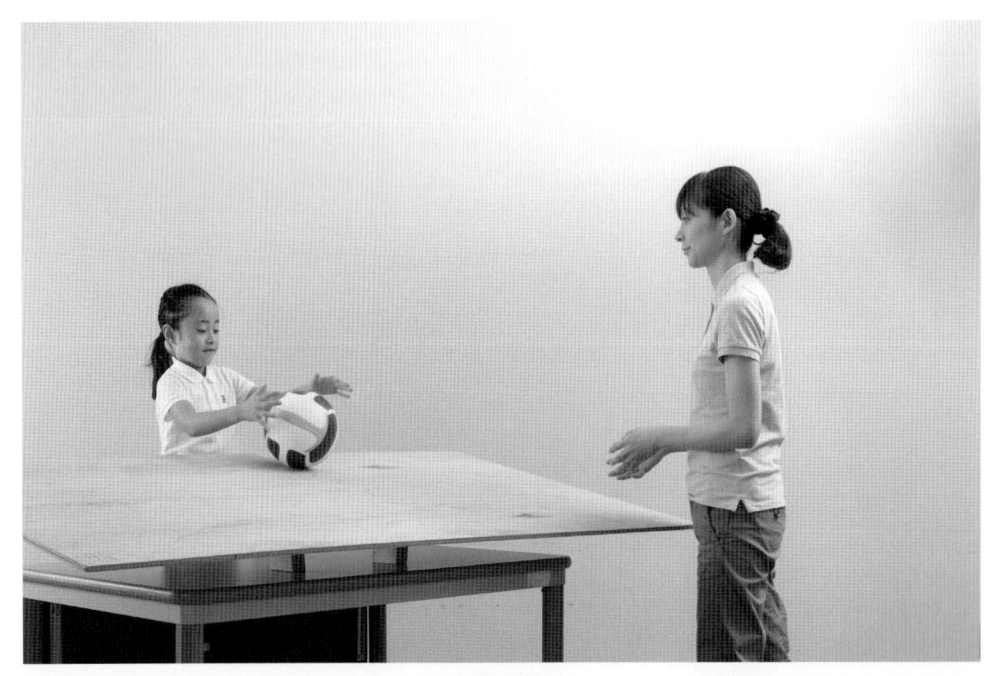

指導姿勢

c．三次元バレーボール

解説

　空中でのバレーボールのやりとりへ進む．空中でのやりとりは，三次元的なバレーボールの動きに対する対応が求められる．まず，バレーボールを投げることから始める．両手でバレーボールを把持し，膝の位置から下手投げで前方へ投げる．転がすのではなく，また真上へ投げ上げるのではなく，前方のセラピストに向かって投げるよう指示する．投球フォームは，上肢だけで投げる動作から体幹を使った全身的な動きへと指導する．これに伴い，2m程度離れたセラピストに届くように，ボールコントロールを指導する．

　次に捕球動作へ進む．空中を移動するバレーボールは重力の影響を受け，三次元的に軌道が変化し，速度も変化する．捕球動作は，これらの変化に対応する必要がある．対象児とセラピストの距離が遠くなるほど，変化は大きくなるので，ごく近い位置から徐々に距離を広げる．

　捕球動作は難易度が高く，多くの対象児では，はじめて経験する動作である．そのため，はじめは対象児に両手を体幹前方に構えさせ，その手の中へセラピストがごく近い位置からバレーボールを投げ入れ，それを繰り返す．この動作で，対象児はバレーボールの捕球することを理解する．この動作が安定して行えることが確認できたら，徐々に距離を広げる．できるだけ失敗がないよう，捕球練習は慎重に進める．

指導方法

①対象児にバレーボールを両手で把持させる．
②両足を軽く開き，膝の位置からバレーボールを前方のセラピストへ投げさせる．
③バレーボールが飛んだ方向・距離を確認し，強さ・方向を修正する．
④対象児に両手を胸の前に構えさせ，バレーボールを取る姿勢をとらせる．
⑤セラピストは，対象児のすぐ前に立ち，バレーボールを対象児の両手の中に投げ入れる．対象児が捕球を意識できないようであれば，バレーボールを対象児に渡す動作から始めてもよい．確実に捕球できていることを確認し，少しずつバレーボールの飛ぶ距離を伸ばす．セラピストは，あくまで対象児の手元へバレーボールを投げ込むようにし，対象児が両手を構えてさえいれば，捕球できるよう配慮する．
⑥対象児がバレーボールを受け取ったら，セラピストのほうへ投げ返させる．
⑦対象児が失敗なく，捕球可能となってきたら，徐々にセラピストとの距離を広げる．
⑧1回ごとに，対象児に捕球姿勢をとるよう指示したうえでバレーボールを投げる．

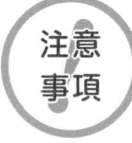

注意事項

- バレーボール投げは，前方に投げることを意識させる．
- 上肢だけでなく，体幹も使って投げるよう促す．
- 投球の強さ・方向を修正し，セラピストの方向へ投げるよう指示する．
- 捕球は，できるだけ失敗をさせないよう，十分に難易度を落とした段階から開始し，時間をかけて少しずつ難易度を上げる．
- 対象児とセラピストの距離を徐々に広げていく．

指導方法

バレーボール投げ

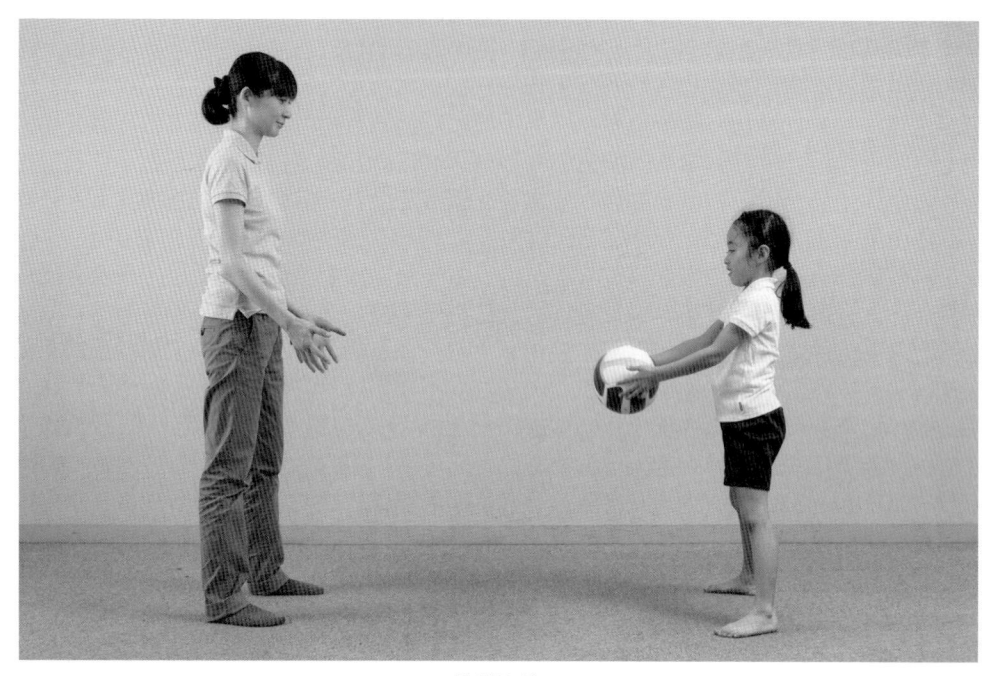

準備姿勢

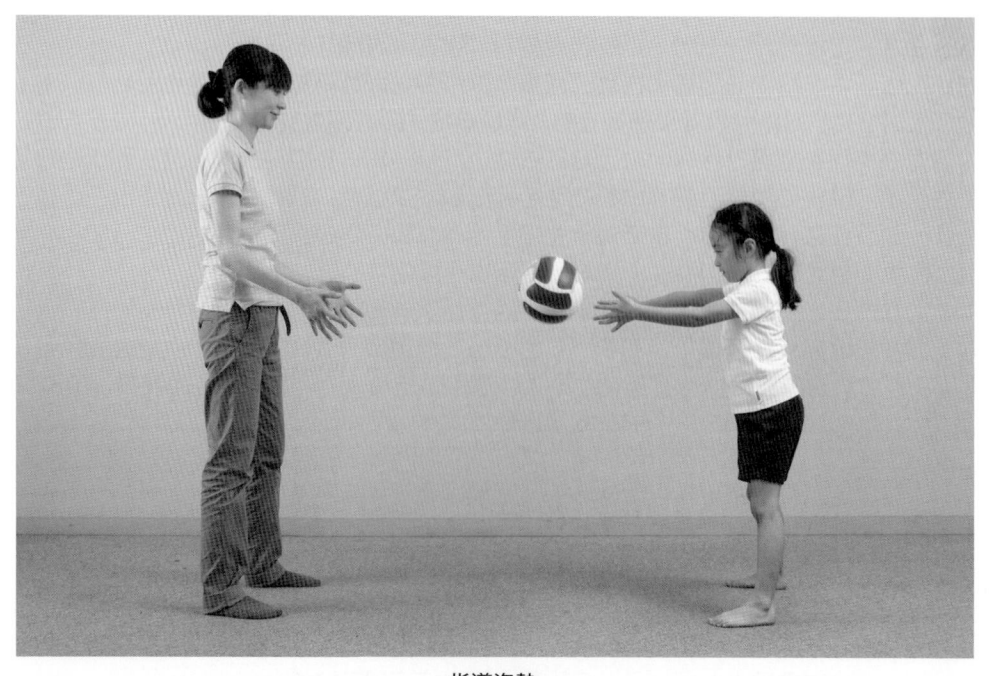

指導姿勢

4. 協調性に対する指導方法

指導方法

バレーボール捕球

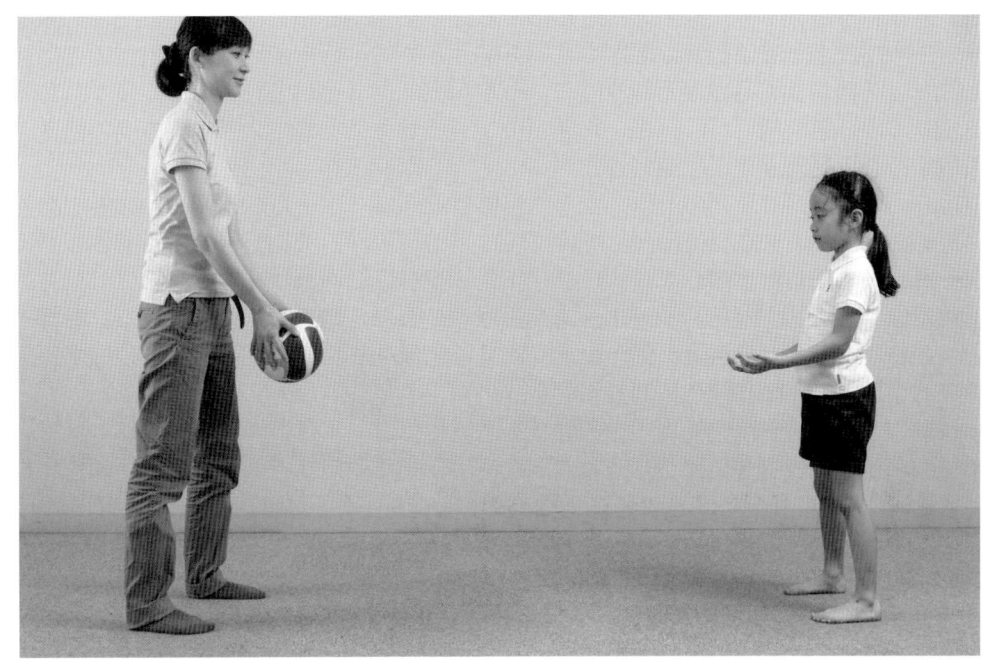

準備姿勢

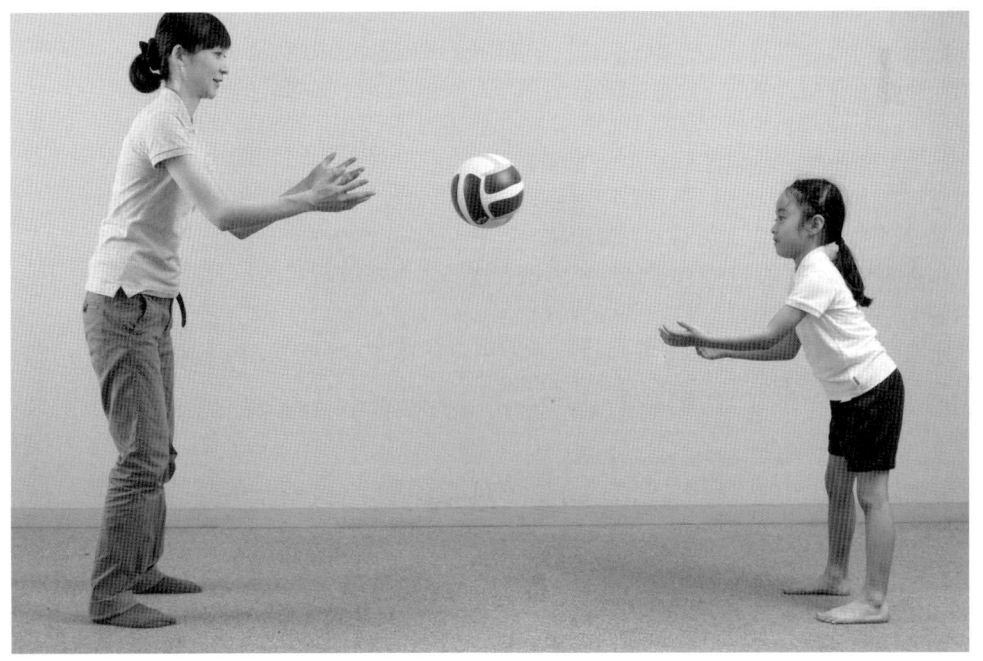

指導姿勢

d．ワンバウンド・バレーボール

解説

　三次元バレーボールは，通常のボールのやりとりを目標としている．そのため，大きくバレーボールが上下する動きは想定していない．重力の影響による山なりの軌道を描くバレーボールを捕球することができれば，いったん完成となる．これに対してワンバンドバレーボールは，意図的にバレーボールをバウンドさせることで，大きな縦方向の軌道を作り出し，これに対応することを促す．

　縦方向の軌道に対する対応では，上下へ移動するバレーボールへの追視が必要である．そのためには，眼球運動，頸部運動，体幹運動，下肢運動が協調して行われる必要がある．三次元バレーボールと比較して，よりダイナミックな協調運動が必要となる．

　指導では，まず頭上からバレーボールを投げることから始める．対象児がバレーボールを頭上から投げ下ろすことで，縦の動きに対する意識を高める．さらに，バレーボールの軌道を追うことで，縦方向への追視を促す．

　捕球動作は，縦方向に動くボールの動きを予測し，ボール落下点に素早く移動する必要がある．床でのバウンドに伴う，運動方向と速度変化に対応する必要があり，動作を繰り返すことで，物体の動きを予測する能力を高める．また，落下位置への移動と捕球動作は，全身の協調した動きが必要であり，これは三次元ボールを高度化した運動となっている．

指導方法

①セラピストは両手でバレーボールを把持し，頭上から投げ下ろす動作を対象児に示す．
②対象児にセラピストの動作を模倣させ，両手でバレーボールを頭上から投げ下ろすよう指示する．
③床に投げ下ろされたバレーボールが，対象児の胸高以上にバウンドするよう指示する．上肢だけでなく，体幹・下肢の動きを伴った動作を促し，強く投げ下ろさせる．
④セラピストが頭上から，強くバレーボールを投げ下ろす．この時，バレーボールはバウンドし，対象児の胸前に届くよう調整する．
⑤セラピストが投げ下ろしたバレーボールをワンバウンドで捕球するよう指示する．はじめは2バウンド以上となってもよいこととし，最後まで捕球を指示する．
⑥動作を繰り返し，対象児が安定して捕球できることを確認する．
⑦対象児とセラピストは，ワンバウンドでバレーボールのやりとりを行う．
⑧対象児が投げ下ろしたバレーボールをワンバウンドで対象児自身が捕球するよう指示する．
⑨動作が安定して行えることを確認する．

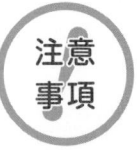

注意事項

・ダイナミックな動きを伴うので，転倒などの事故防止に努める．
・はじめにセラピストが投げ下ろしたボールを捕球させる時は，少し強めにバウンドさせ，バウンドしたボールが対象児の頭付近まで飛び上がるよう調整し，できるだけ捕球しやすい状況を用意する．
・縦への対応が非常に苦手なことがありうるので，時間をかけて難易度を上げる．

4. 協調性に対する指導方法

指導方法

ワンバンド・バレーボール投げ

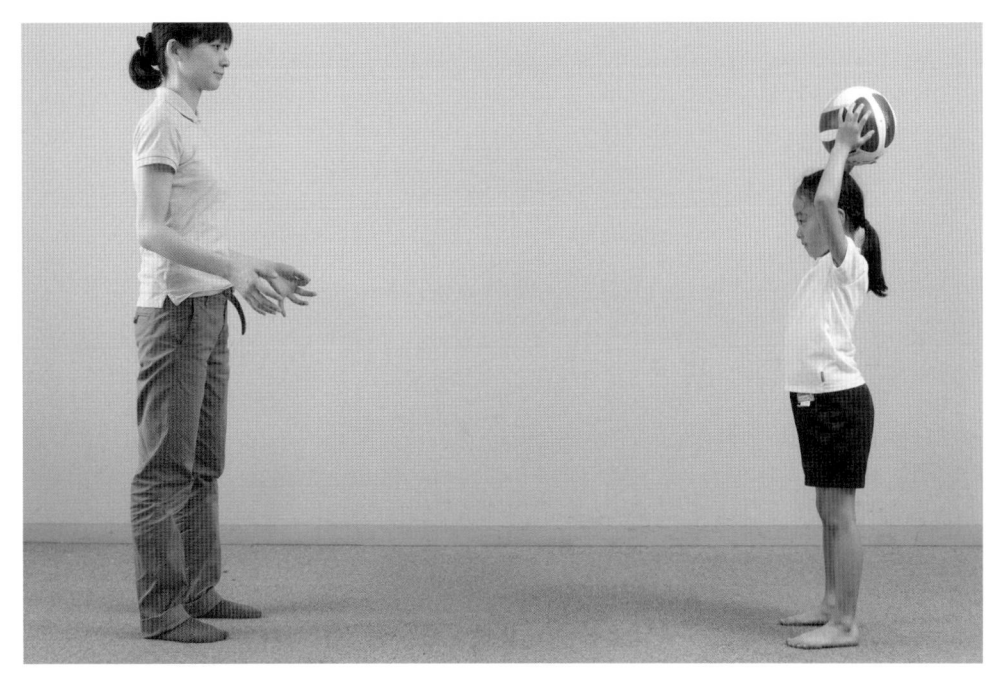

準備姿勢

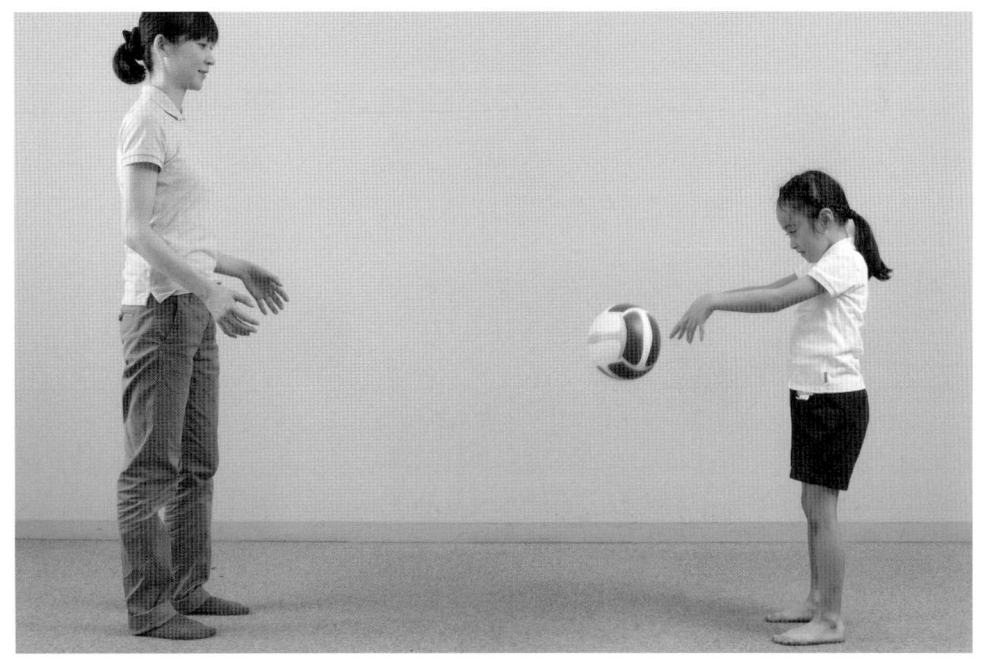

指導姿勢

指導方法

ワンバンド・バレーボール捕球

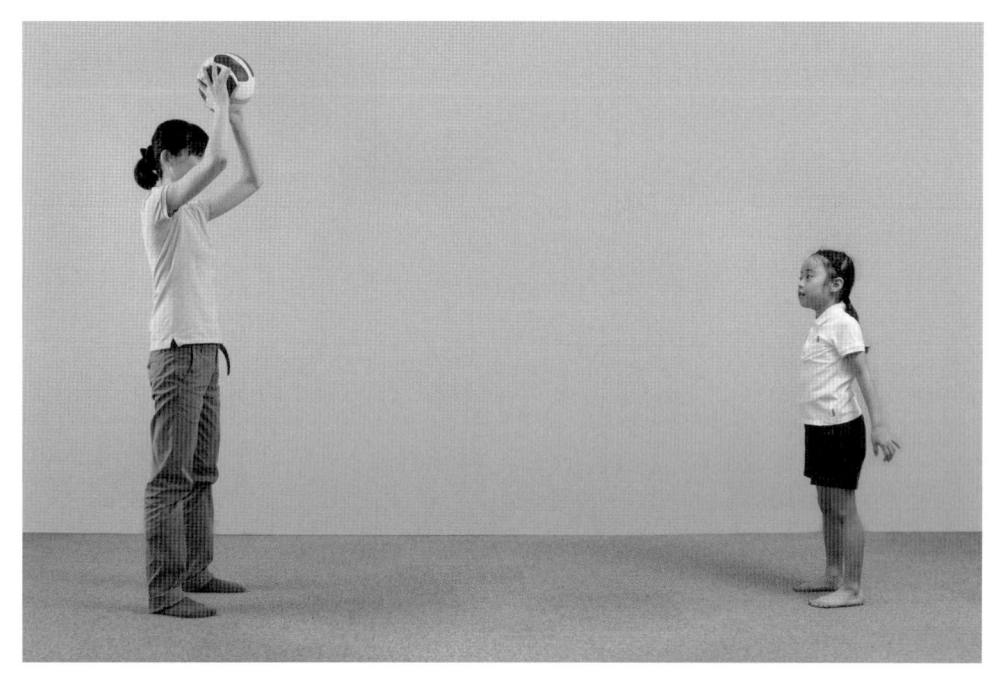

準備姿勢

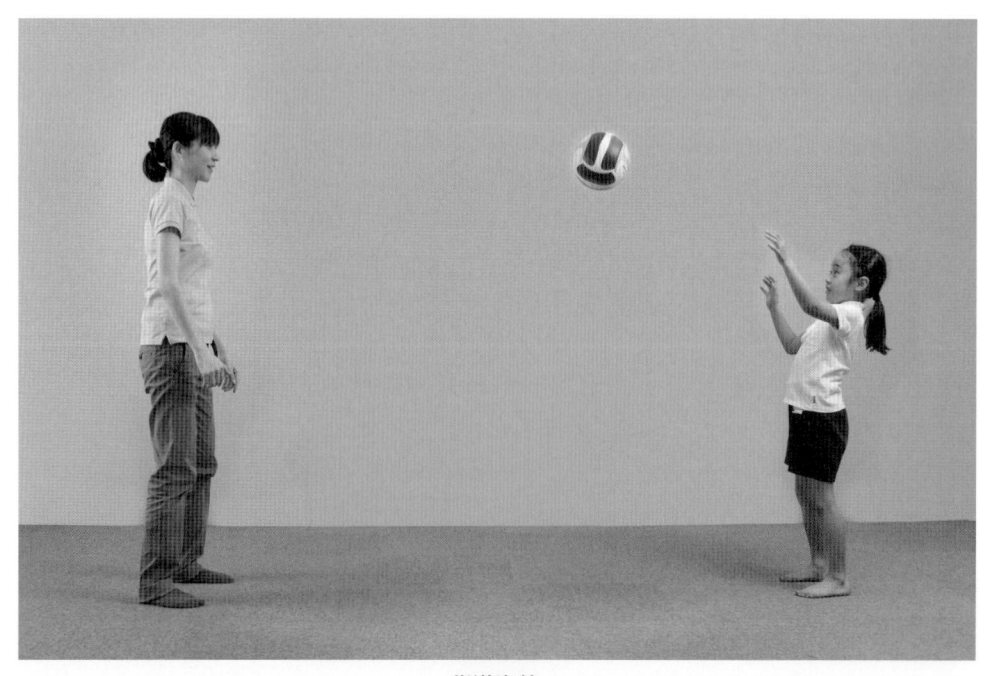

指導姿勢

2）テニスボール

a．椅座位投げ

解説

　バレーボール投げから，テニスボール投げへと難易度を変化させる．バレーボール投げは大きいボールを両手で把持し，これを左右対称な上肢・体幹の動きで前方へ投げる動作であった．バレーボール投げでは，下手投げも，頭上からの投げ下ろしも左右対称である．これに対して，テニスボール投げは，ボールが小さいので，片手でボールを把持し，左右非対称動作で前方へ投げる動作となる．そのためバックスウィングし，腕は体幹後方から体幹前方を斜めに横切る動きの中で，テニスボールは投げ出される．体幹の回旋も重要な要素となっている．このように複雑な動きを必要としており，全身の筋が協調して働く必要がある．

　本来，片手投げは下肢・体幹・上肢の要素が組み合わされて，はじめて投球の強さや方向が制御される．しかし，複雑な動作の難易度を下げる目的で，はじめは椅座位での投球動作練習から始める．椅座位では，動作要素のうち下肢の部分は省略され，骨盤より上部の動きで投球が行われる．そのため，体幹の回旋範囲も小さく限定される．この条件下で，上肢の動き，タイミングの習得を目指す．

指導方法

①対象児に椅座位をとらせる．
②対象児の利き手にテニスボールを把持させ，体側から前方へ腕を振り，投げるよう指示する．
③バックスウィング，腕の振りがうまく行えない場合，セラピストは手を添えて，投球動作時の腕の動きを示す．
④テニスボールが前方へ投げられることが確認できたら，足元に段ボール箱などでつくったゴールを置き，そこへボールを投げ入れるよう指示する．
⑤投球動作はゆっくりしたスピードでよいものとし，課題はテニスボールを前方へ投げることとする．
⑥投球が安定したら，足元のゴールに正確にボールを投げ入れることに課題を変更する．
⑦投球動作に慣れてきたら，徐々に対象児からゴールまでの距離を広げる．少しずつ広げ，最終的には3m程度離れたゴールにテニスボールが投げ入れられることを課題とする．

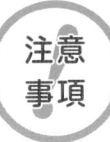

注意事項

・はじめは対象児の手をとり，投球フォームの確認を行う．
・投球はゆっくりでよいので，上肢運動だけでなく，体幹回旋を含んだ動きになるよう，時間をかけて指導する．
・ゴールへの投球は，はじめ近い位置から行い，少しずつ距離を伸ばす．
・力みすぎて，フォームが崩れないよう注意する．

第4章 運動療法の組み立て方

指導方法

椅座位投げ

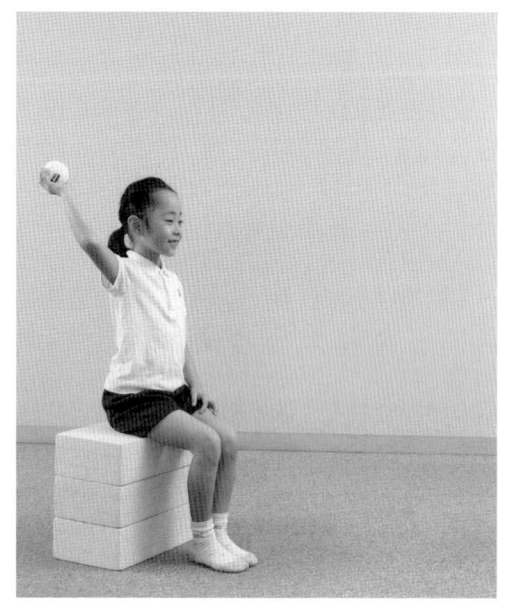

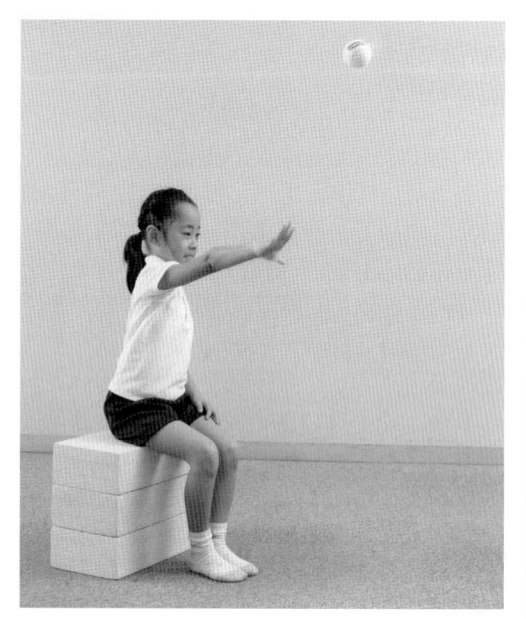

準備姿勢　　　　　　　　　　　　　指導姿勢

足元ゴールへの投げ入れ

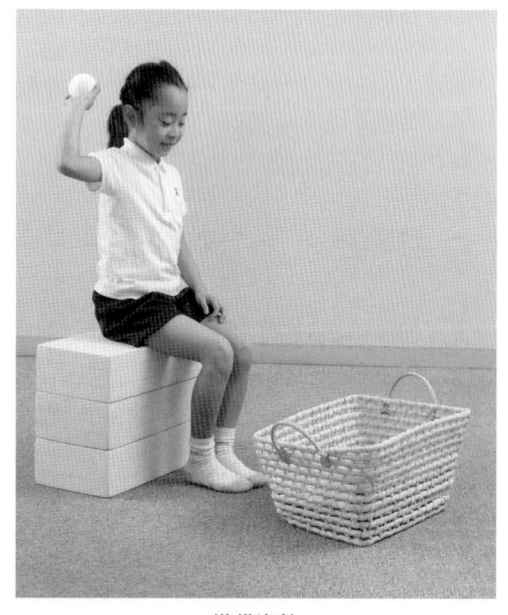

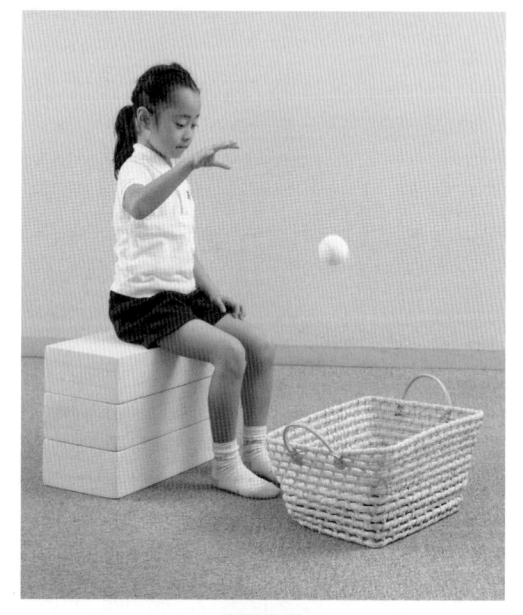

準備姿勢　　　　　　　　　　　　　指導姿勢

指導方法

離れたゴールへの投げ入れ

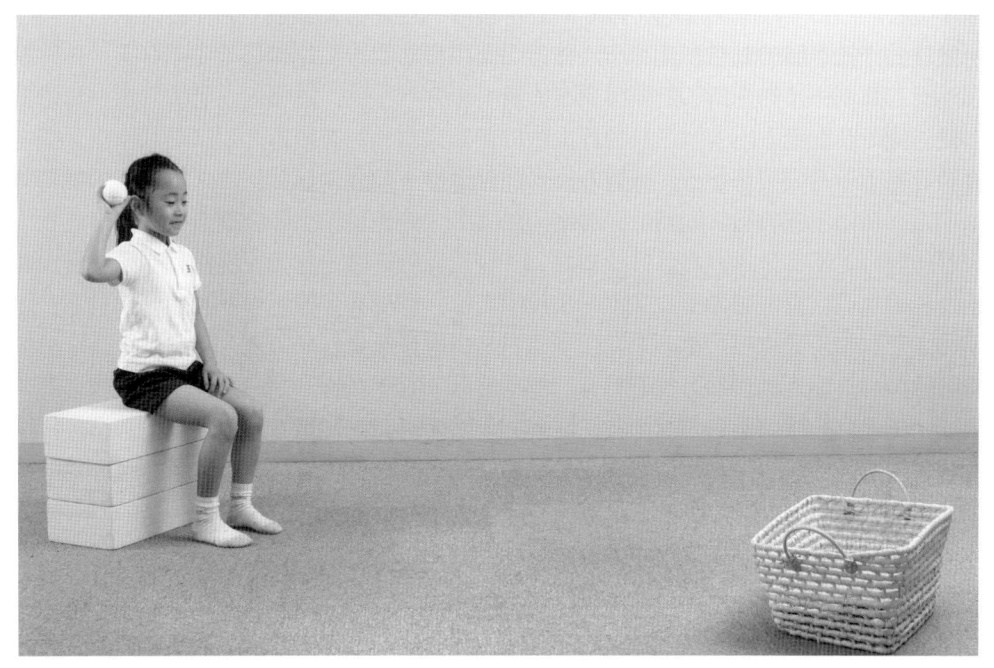

準備姿勢

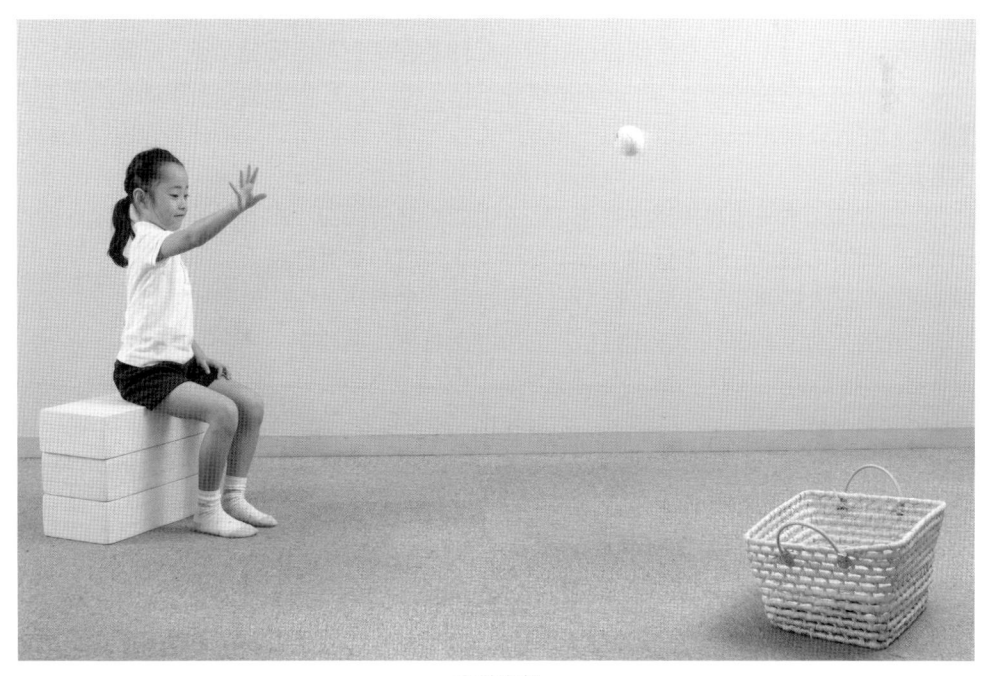

指導姿勢

b．立位投げ

解説

椅座位投げから一段難易度を上げて，立位投げへと進む．立位でのテニスボール投げでは，投球動作に下肢の動きが加わる．体幹の自由度も座位に比較して高くなる．体幹を回旋し，テニスボールを把持した側の肩を大きく後方へ引く．さらに，テニスボールの把持側と反対側下肢を踏み出す．これが最大限にテニスボールを後方へ引いたバックスウィング姿勢である．この姿勢から，骨盤回旋，体幹回旋・前屈より，テニスボールの把持側の肩は前方へ押し出される．同時に，肩関節が内転・内旋し，上肢は前方へ振り出され，肘関節が伸展してテニスボールは投球される．骨盤回旋には左右の股関節屈曲・伸展が関与する．このように立位でのテニスボール投げには，回旋を伴う全身運動が含まれる．上体と腕の大きな動きにより，重心も変化する．この動作をスムーズに，素早く行うためには全身の協調した筋活動が不可欠である．難易度は，両手バレーボール投げと比較して非常に高い．椅座位投げの段階で，十分に体幹・上肢の動きを練習する．これにより，投球動作を一連の動作として自動化し，個々の関節運動を意識せず遂行可能な状態にしておく必要がある．その上で，この動きに骨盤・下肢の動きを付加する．指導は上肢のみの動きから体幹・下肢の動きを伴ったダイナミックな動きへと段階的に進める．

指導方法

①対象児に立位とらせ，利き手にテニスボールを把持させる．
②下肢の位置は，そのままで上肢のみでの投球を指示する．
③動作が安定して行えることを確認し，徐々に体幹回旋を動作に加える．必要に応じて，バックスウィング姿勢をセラピストは徒手的につくり，この姿勢から投球を指示する．
④対象児の足元に段ボールなどでゴールをつくり，ゴールへテニスボールを投げ入れるよう指示する．
⑤安定してテニスボールが投球されることを確認したら，ゴールと対象児の距離を徐々に広げる．同時に投球に伴う骨盤回旋・体幹回旋運動も拡大させる．
⑥体幹回旋の拡大に伴い，下肢の振り出しも加え，全身運動へと展開する．
⑦投球の速度，コントロールを観察し，力みがあれば注意する．

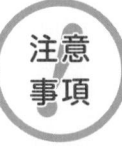

注意事項

・椅座位投げから立位投げへ移行したら，いったん上肢のみの投球に動作を単純化し，徐々に動作の複雑化を進める．
・立位での片手投げは，ボールコントロールが難しい．ゴールに投げ入れるという課題を利用し，ターゲットに向かってボールを投球する意識を高める．
・対象児は，ゴールとかけ離れた方向へ投球する可能性があるので，安全確保に心がける．

4. 協調性に対する指導方法

指導方法

立位投げ

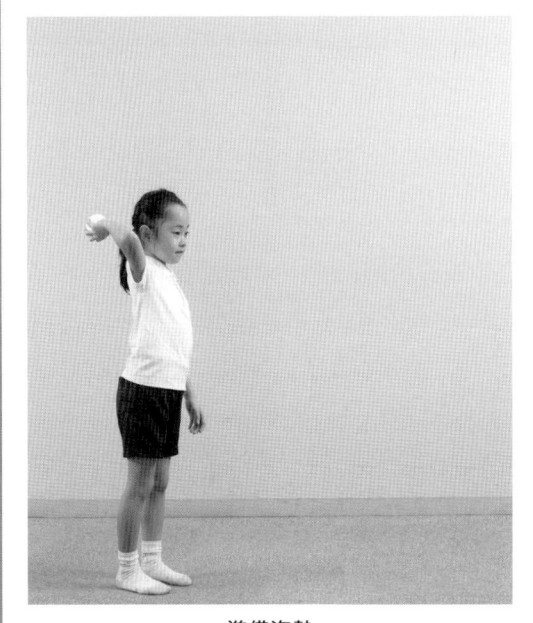

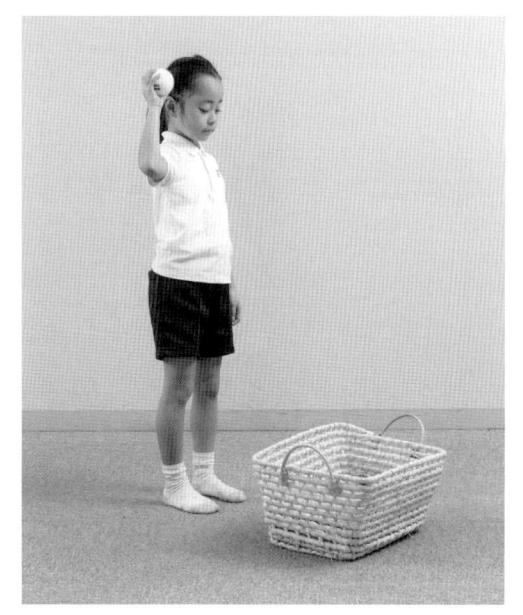

準備姿勢　　　　　　　　　　　　　　　指導姿勢

立位での足元ゴールへの投げ入れ

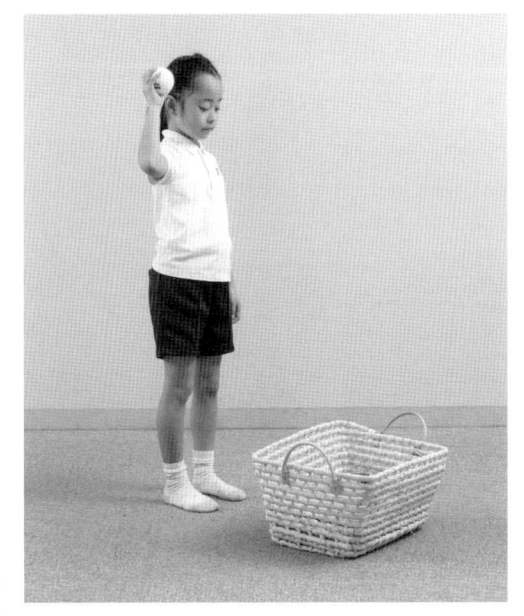

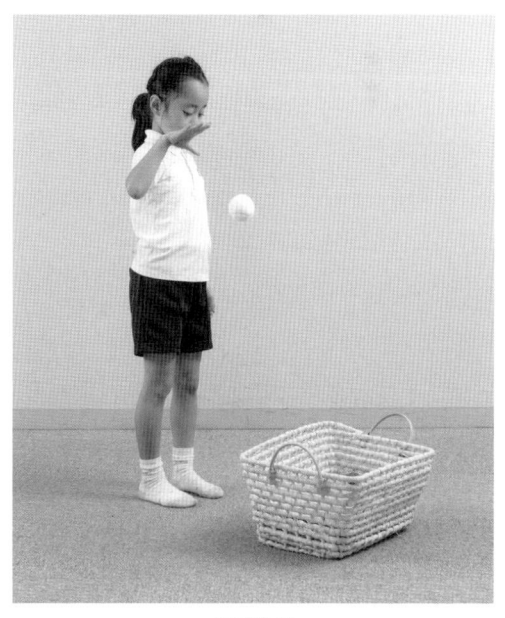

準備姿勢　　　　　　　　　　　　　　　指導姿勢

第4章 運動療法の組み立て方

指導方法

離れたゴールへの投げ入れ

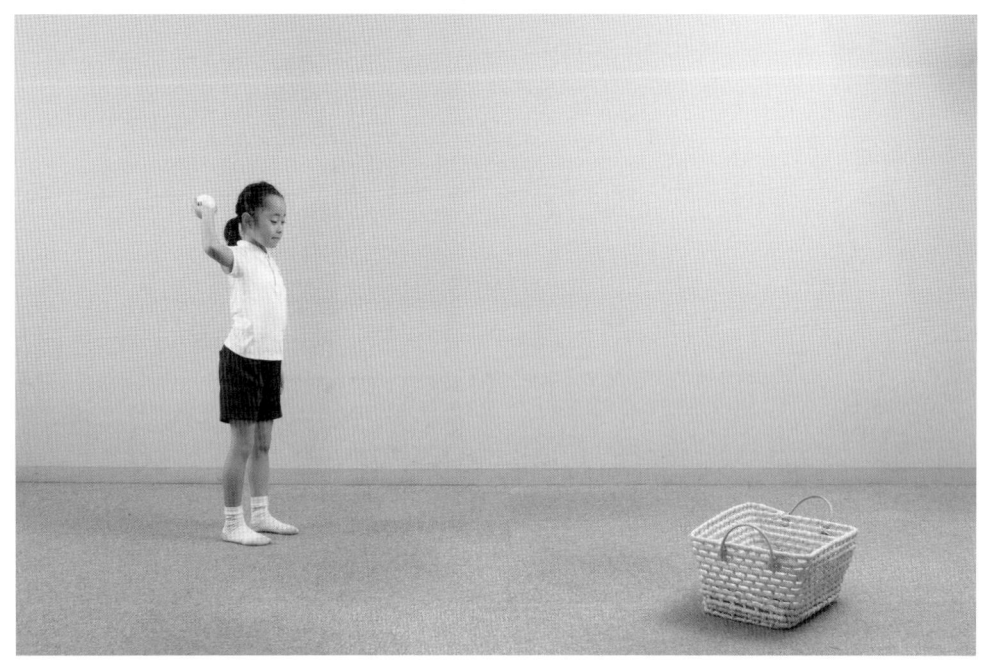

準備姿勢

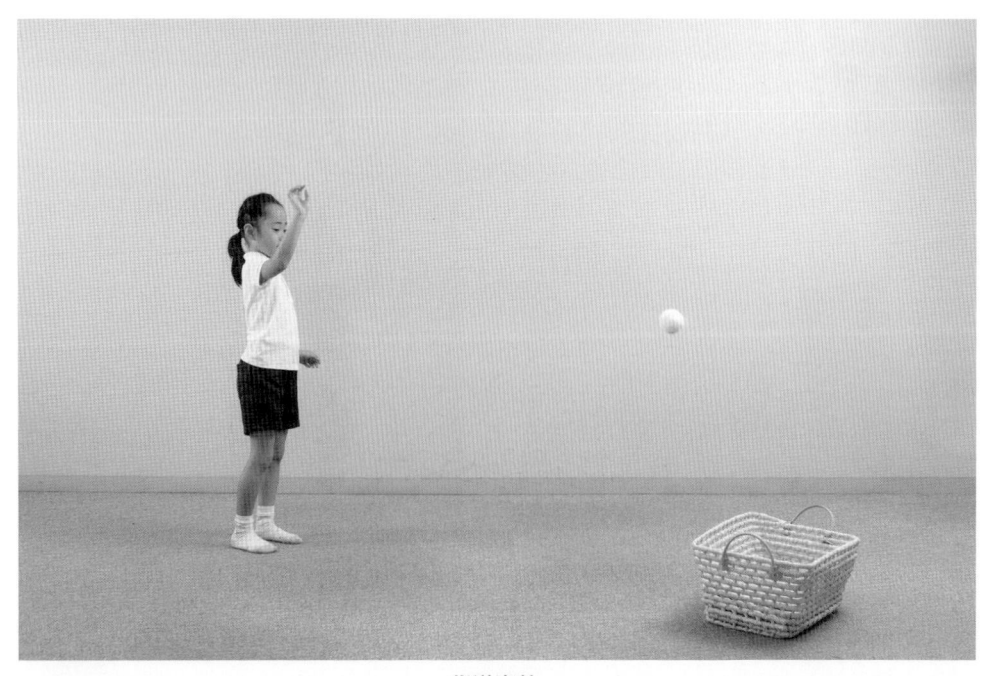

指導姿勢

c．キャッチボール

解説

　立位での投球動作が安定したら，テニスボールの捕球動作，キャッチボールへと進む．バレーボールの捕球動作は，ボールが大きいために，両手と体幹を使って行うことが可能である．しかし，テニスボールの捕球動作は，ボールが小さいために，より正確にテニスボールを追視し，手掌で捕球することが求められる．

　キャッチボールを完成させるためには，テニスボールの捕球動作が最大の課題となる．捕球動作練習では，バレーボールでの捕球練習に順じ，段階的に行う．板上を転がるテニスボールの捕球動作から，三次元的な空間での捕球動作へと展開させる．特にボールが小さいために，追視が容易ではなく，板上捕球動作に時間をかけ，追視機能の向上を図る．

　空間での動作は，バレーボールの捕球では両手を構え，バレーボールを待って捕球することが可能である．これに対して，テニスボールの捕球では両手を胸の前に構えたとしても，テニスボールは両手の間をすり抜けてしまい捕球することができない．バレーボールの捕球とは違って，ただ待っている方法では捕球はできず，能動的にテニスボールの動きに合わせ，両手を動かしてテニスボールをつかみに行くことが必要である．セラピストの捕球指導も技術を要する．捕球を準備する対象児の手掌に，できるだけ同じタイミング，速さで投球することが望ましい．はじめは，対象児とセラピストの距離は短くし，ほぼ受け渡しに近いやりとりから，時間をかけ，徐々に距離を伸ばすように進める．

指導方法

①対象児の腰高に板を斜めに配置する．
②10°程度の角度のついた板の上側に対象児を立たせ，セラピストは下側とする．
③対象児に転がってくるボールをつかむよう指示する．
④セラピストは，板の下側から対象児の目前で動きを止める程度の強さで，テニスボールを転がす．
⑤板上のテニスボールの捕球動作が安定して行えることを確認する．
⑥板を移動させて，対象児とセラピストが手の届く距離で向かい合う．
⑦セラピストは，対象児に胸の前に両手掌を広げ，捕球の準備姿勢をとるよう指示する．
⑧セラピストは，対象児の目前でテニスボールを30 cm程度の高さから手掌に向けて落下させ，これを捕球させる．
⑨捕球が安定したら，徐々に前方からのテニスボールの捕球へと進む．
⑩対象児とセラピストの距離を徐々に広げる．
⑪捕球動作が安定して行えることを確認する．
⑫捕球したテニスボールをセラピストに投げ返すよう指示する．
⑬セラピストに向かって適切な方向と速度で投球されることを確認する．

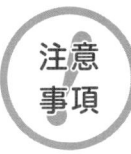

注意事項

・テニスボールによるキャッチボールは難易度が高いので，時間をかけて段階的に進める．
・困難と判断された場合は，バレーボールのやりとり段階に戻り，時間をかけてテニスボールへ進むようにする．
・できるだけ失敗させず，集中を保つよう工夫する．

第4章 運動療法の組み立て方

指導方法

傾斜台ボール捕球

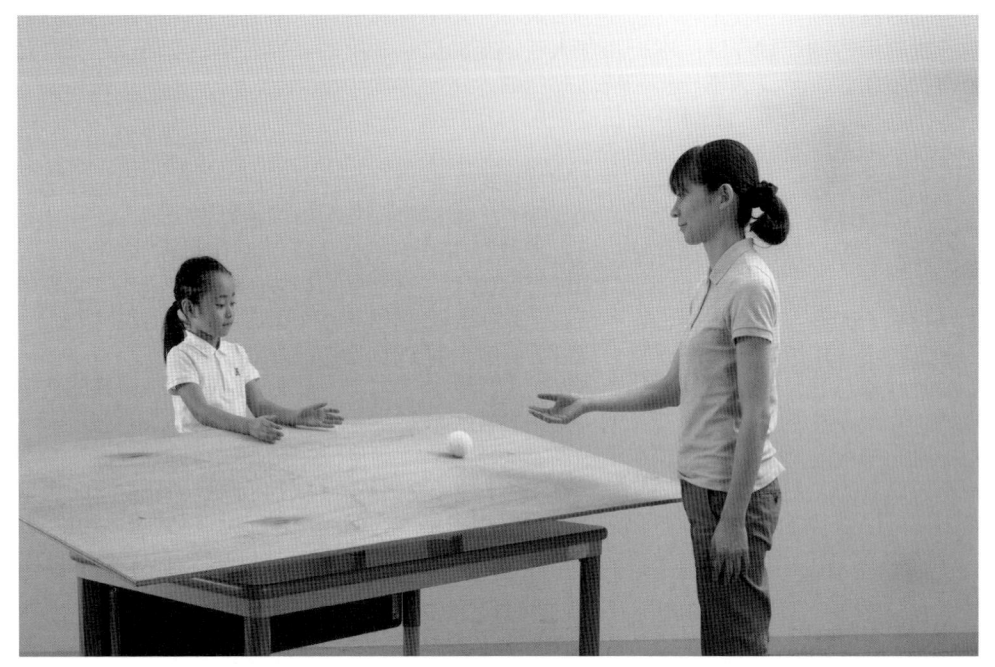

準備姿勢

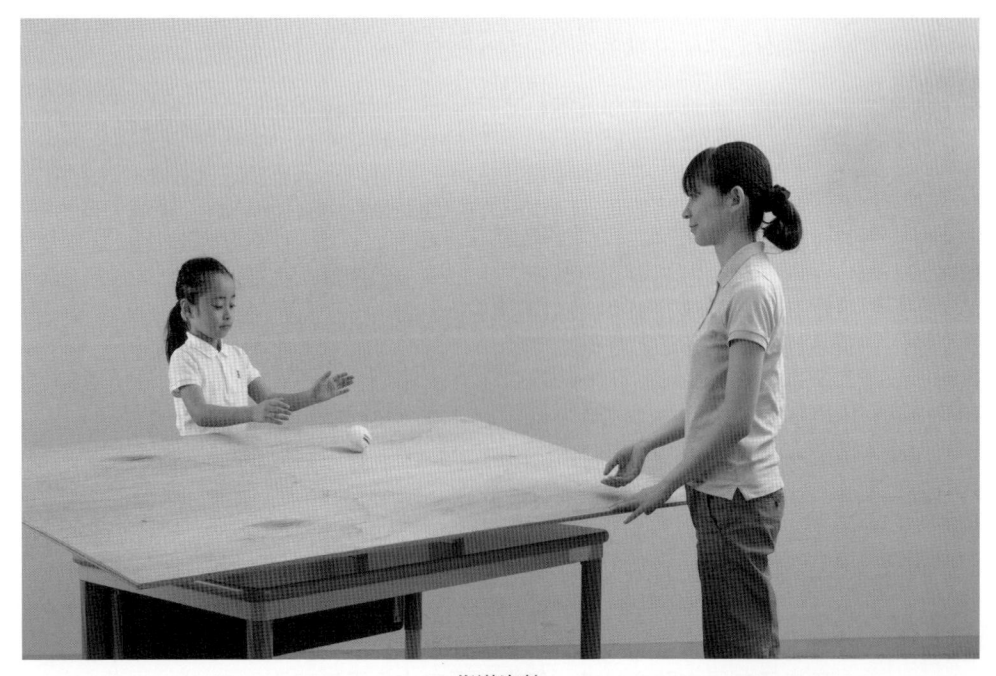

指導姿勢

指導方法

4. 協調性に対する指導方法

捕球

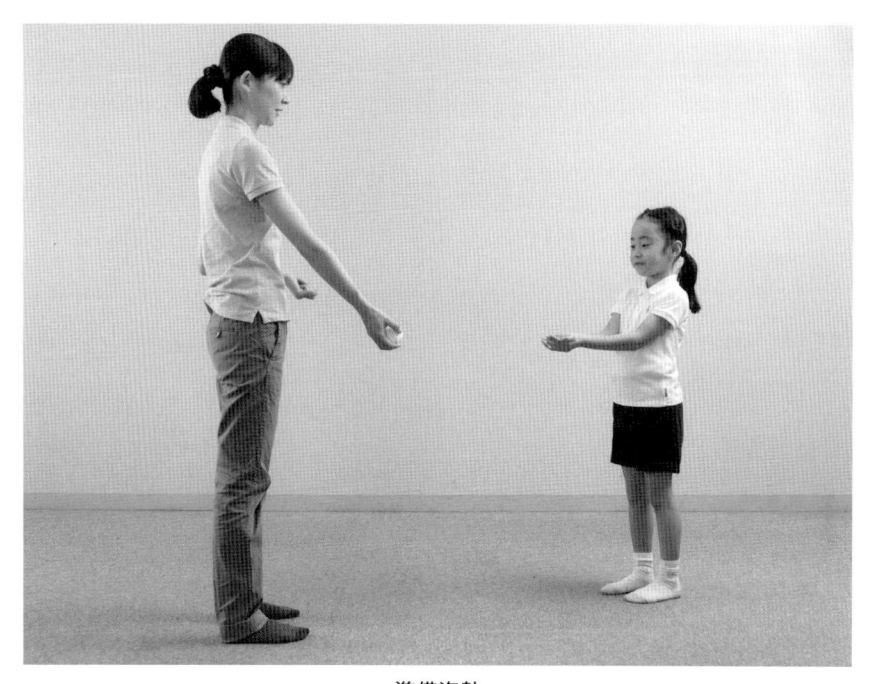

準備姿勢

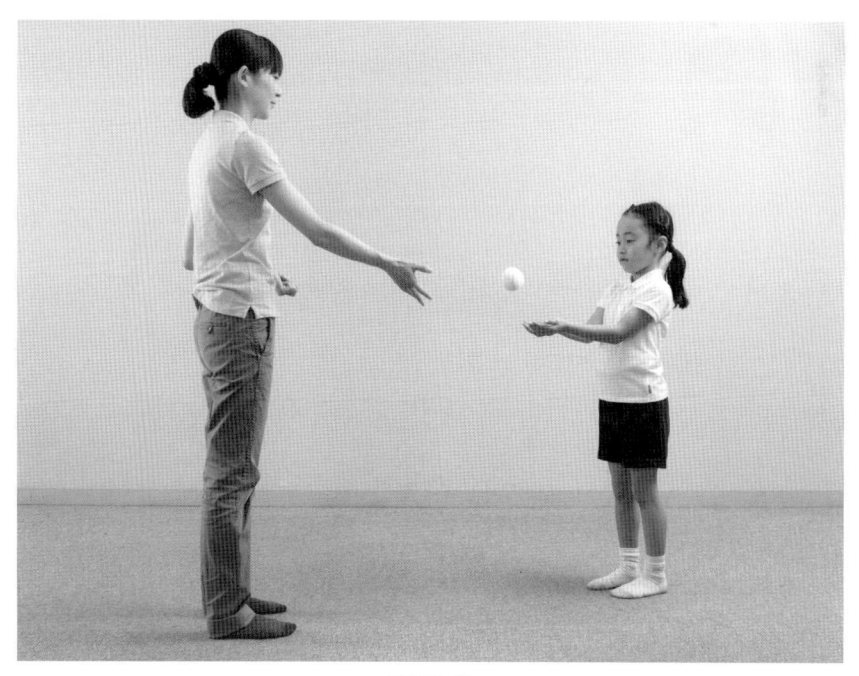

指導姿勢

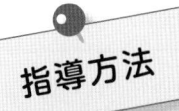

第4章 運動療法の組み立て方

指導方法

離れて捕球

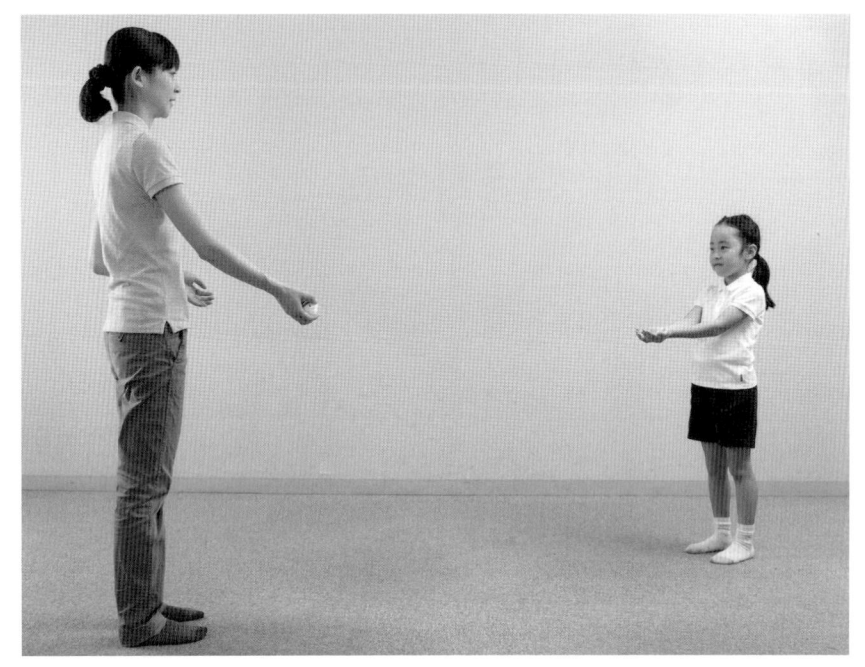

準備姿勢

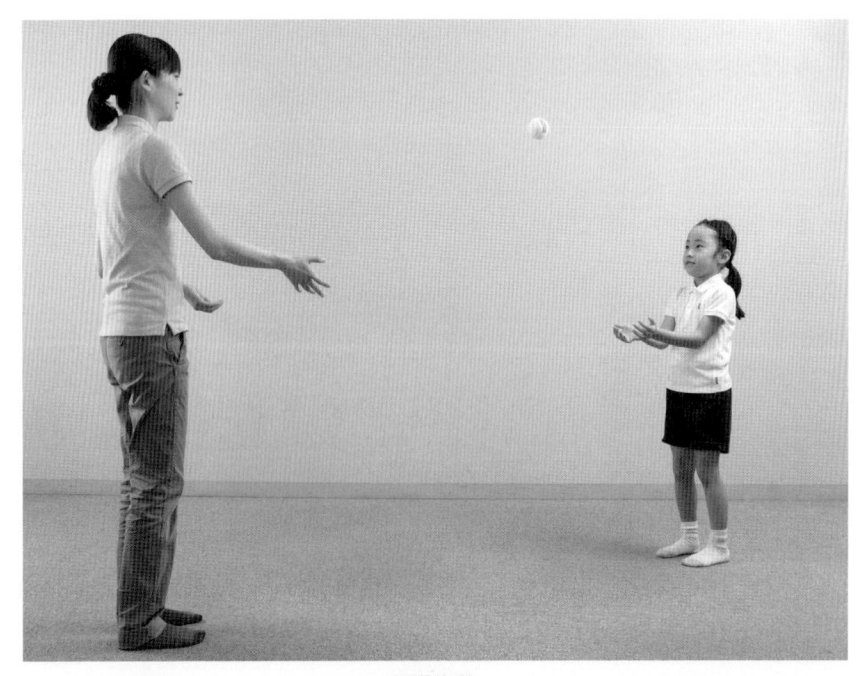

指導姿勢

3）キック

a．静止ボールキック

解説

投球・捕球に続き，ボールキックへ進む．ボールキックは，足元のボールを蹴るために片足での姿勢保持の安定化が必要である．この意味では，投球と比較して難易度が高い動作である．片足で立位バランスを保持しつつ，反対側でボールを捉え，目的の方向へ蹴る．この動作では，姿勢保持と蹴りの2つの動作を制御する必要がある．もちろん，投球動作でも投球と同時に姿勢制御が不可欠である．しかし，ボールキックでは片足立位であること，さらに体重を支える反対側の下肢を大きく振るので重心移動が大きい．このため，素早く，高度に協調した筋活動が必要である．

指導方法としてボールキックでは，はじめ姿勢保持とキック動作を分離し，キック動作の下肢運動練習から開始する．具体的には，対象児に椅座位をとらせ，この姿勢でキック動作を練習させる．椅座位でのキックは，片足バランス保持の必要がなく，ボールキック動作に集中することが可能である．足で静止したボールを前方へ押し出す動作から段階的に蹴る動作へ進む．

次段階として，立位でのキック動作へ進む．この時も，はじめは静止したボールをわずかに押し出す動作から開始する．動作が安定して行えることが確認できたら，蹴りの強さを段階的に高めていく．最後に，静止したボールより一歩下がった位置から，軸足を踏み込んで蹴る動作を指示する．

指導方法

①対象児に椅座位をとらせる．
②対象児の足元にボールを置き，前方に押し出すよう指示する．
③段階的にボールを強く蹴るよう指示する．
④安定して蹴れることを確認する．
⑤対象児に立位をとらせる．
⑥足元にボールを置き，前方に押し出すよう指示する．うまく蹴れない，バランスを崩すなどの場合は，セラピストが対象児を後方から支え，転倒を避けた状態から一側下肢のみを自由にし，キック動作を行わせる．
⑦段階的に強く蹴るように指示する．
⑧安定して強く蹴れることを確認する．
⑨対象児をボールから一歩下がった位置に立たせる．
⑩一側下肢をボール横に踏む込み，蹴るよう指示する．対象児が動作を理解できないようであれば，セラピストが見本動作を行い，これを模倣させる．

注意事項

・立位でのキックでは，転倒の可能性があるので注意する．
・運動機能は個人差があり，非常に強くボールを蹴ることができる対象児もいるので，強く蹴る場合は屋外で行うことも検討する．

指導方法

椅座位キック

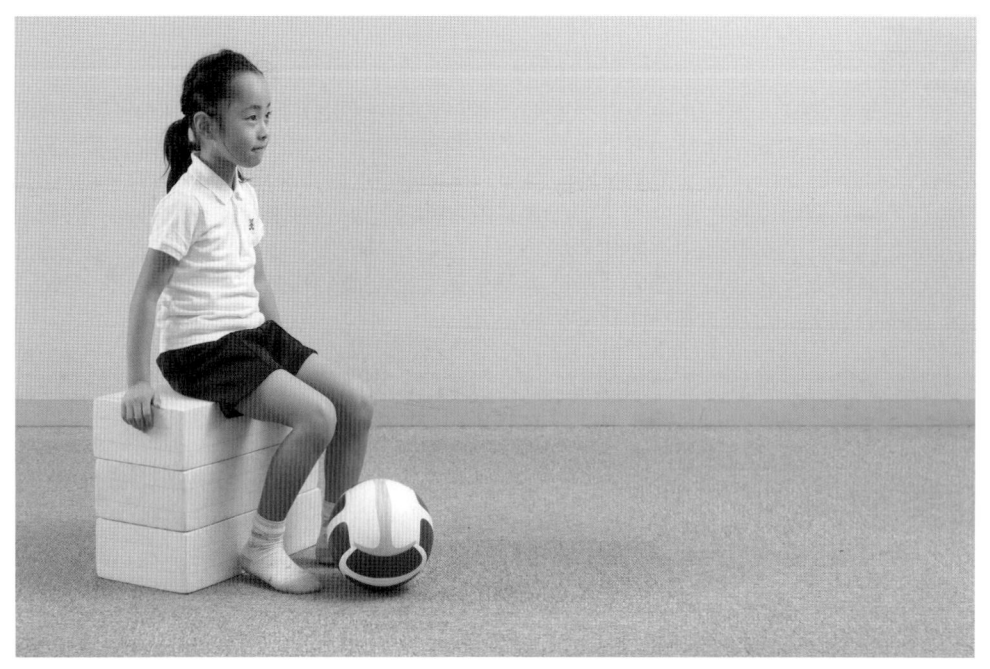

準備姿勢

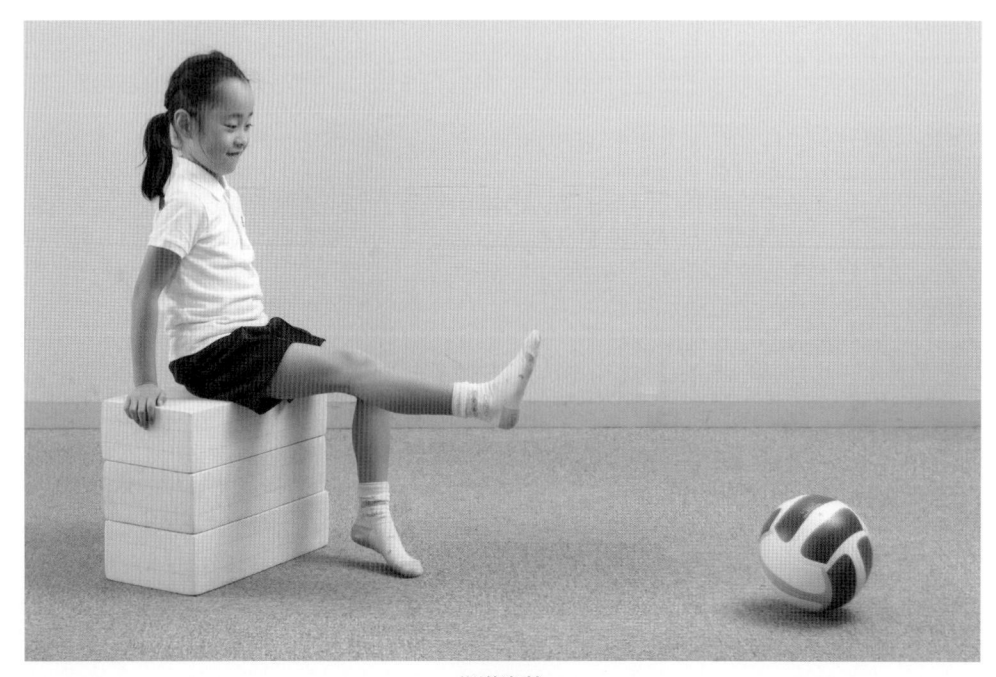

指導姿勢

4. 協調性に対する指導方法

指導方法

立位キック

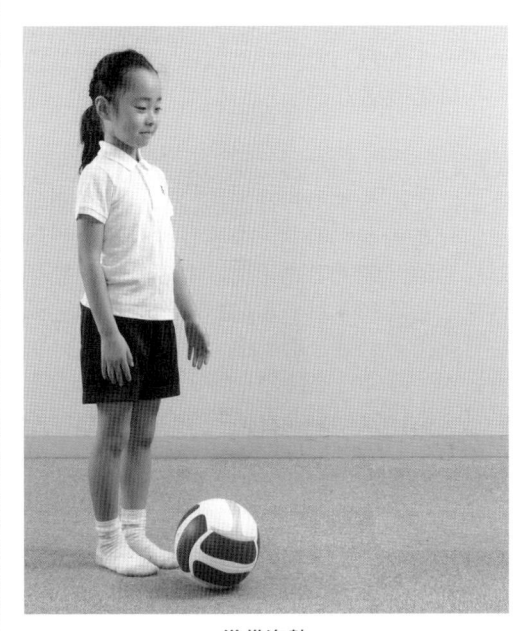

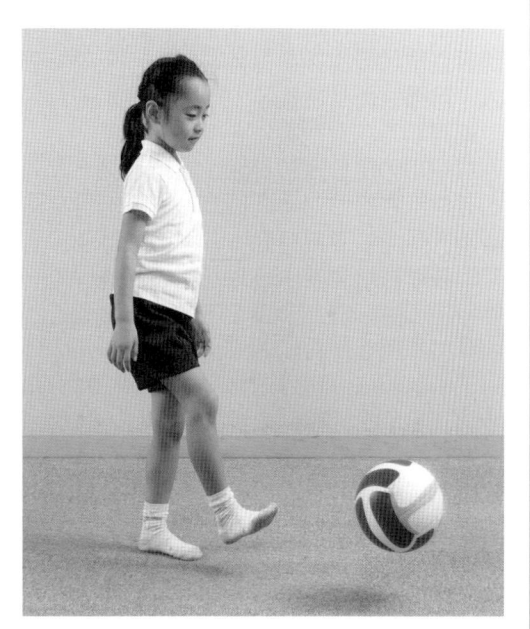

準備姿勢 　　　　　　　　　　　　　指導姿勢

踏み込んでキック

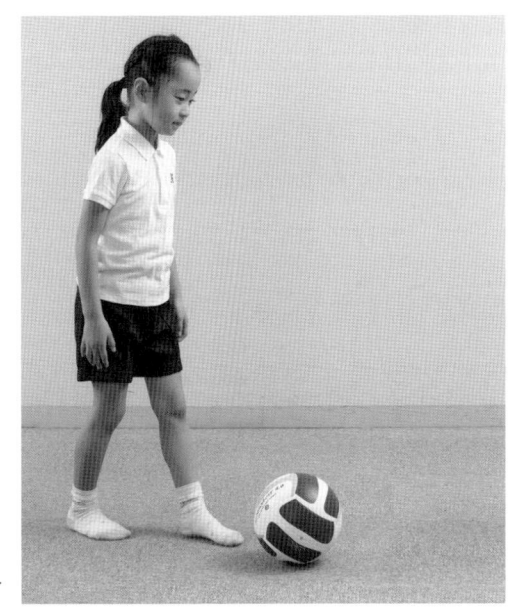

準備姿勢 　　　　　　　　　　　　　指導姿勢

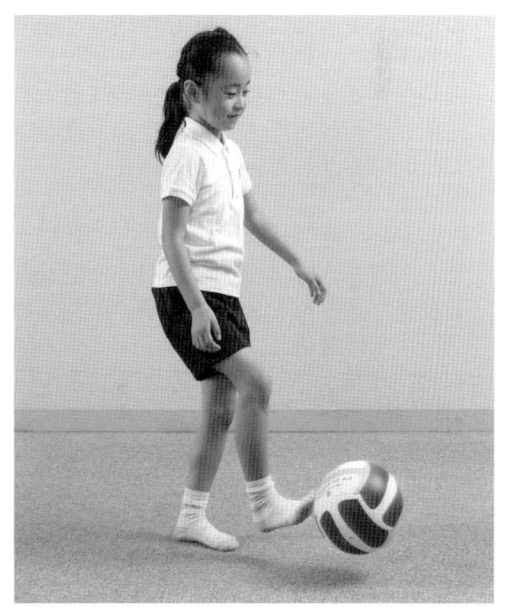

b．ボールの蹴り返し

解説

静止したボールのキックは，動く目標物に対する追視機能を必要としない．姿勢制御し，片足立位バランスを保持しつつ，反対側の下肢でボールを蹴る動作がスムーズに行われれば，目標は達せされる．しかし，ボールの蹴り返しは難易度が高まり，動くボールを正確に追視することが動作要素に加わる．

ボールの蹴り返しでは，セラピストが対象児に向かって，転がしたボールを蹴り返すことを指示する．対象児にとって，自分に対して近づいてくるボールを追視し，足元を通る瞬間を予測して蹴り動作の準備をする．そして，足元を通過の瞬間，タイミングを合わせて下肢を振りぬきボールを蹴る．速いボールに対しては，成人でも正確にキックすることは容易ではない．うまくボールを蹴ることができたとしても，ボールを意図した方向に適切な力で蹴るためには，正確にボールの中心を足で捉える必要がある．

このように，蹴り返しでは近づくボールを正確に追視すること，ボールの軌道・速度を予測すること，動的に姿勢制御し，蹴り足を制御するといった動作要素が連係して働くことが求められる．指導では，これらの動作要素を分解し，個々に課題設定するとともに，段階的に難易度を高める．最終的には統合した一連の蹴り返し動作として完成させる．

指導方法

①対象児に立位とらせる．
②セラピストは，対象児と2m程度離れて立つ．
③セラピストは，遅い速度でボールを対象児に向かって転がす．対象児にはボールが足元へきたら，手を使わずに足でボールを止めるよう指示する．はじめは，ボールが対象児の足元で止まる程度の力で転がし，段階的に速くする．
④対象児には，転がってきたボールを，いったん足元で止め，その後ボールをセラピストに向かってキックするよう指示する．
⑤対象児が安定してボールを止め，蹴り返せることを確認する．
⑥対象児に転がってきたボールを止めずに蹴り返すよう指示する．はじめは遅い速度から始める．
⑦段階的に，セラピストと対象児の間の距離を伸ばす．セラピストと対象児の距離が広がると，ボールはより速く，強い力で転がる．
⑧対象児がボールを追視できているか注意深く観察する．対象児にはボールに集中するよう，声かけを行う．
⑨対象児が安定してキックできることを確認する．
⑩対象児に転がってくるボールを一歩踏み込んで，セラピストの方向へ蹴り返すよう指示する．

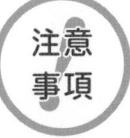

注意事項

・遊びの要素を盛り込み，対象児を飽きさせないよう工夫する．
・非常に強い力で蹴り返す対象児もいるので，指導環境を配慮する．
・キックの瞬間にバランスを崩し，転倒の可能性もあるので，危険防止を心がける．

4. 協調性に対する指導方法

指導方法

ボールのトラップ

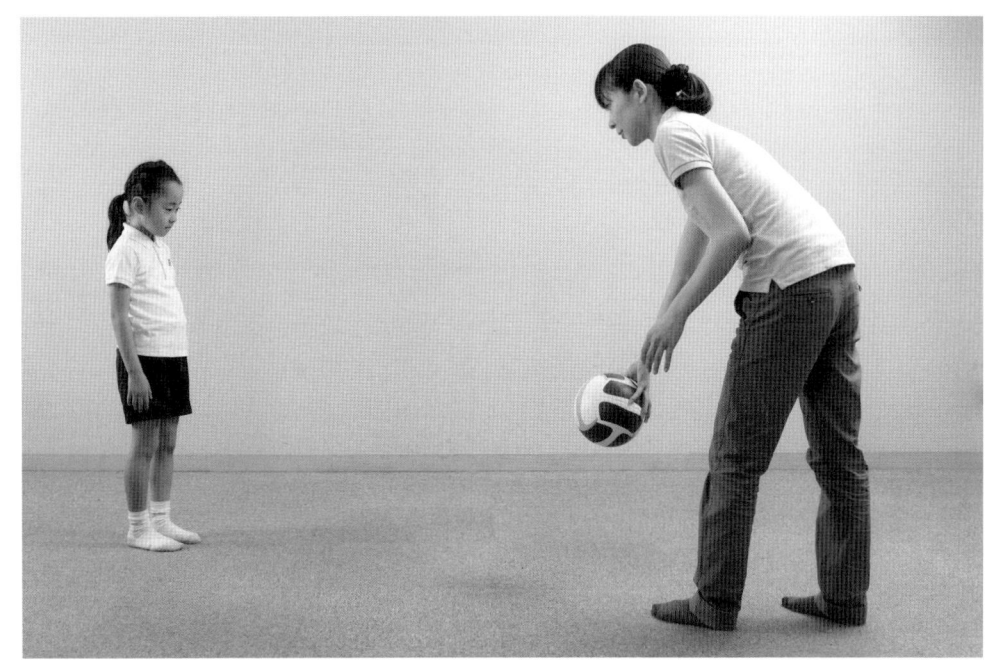

準備姿勢

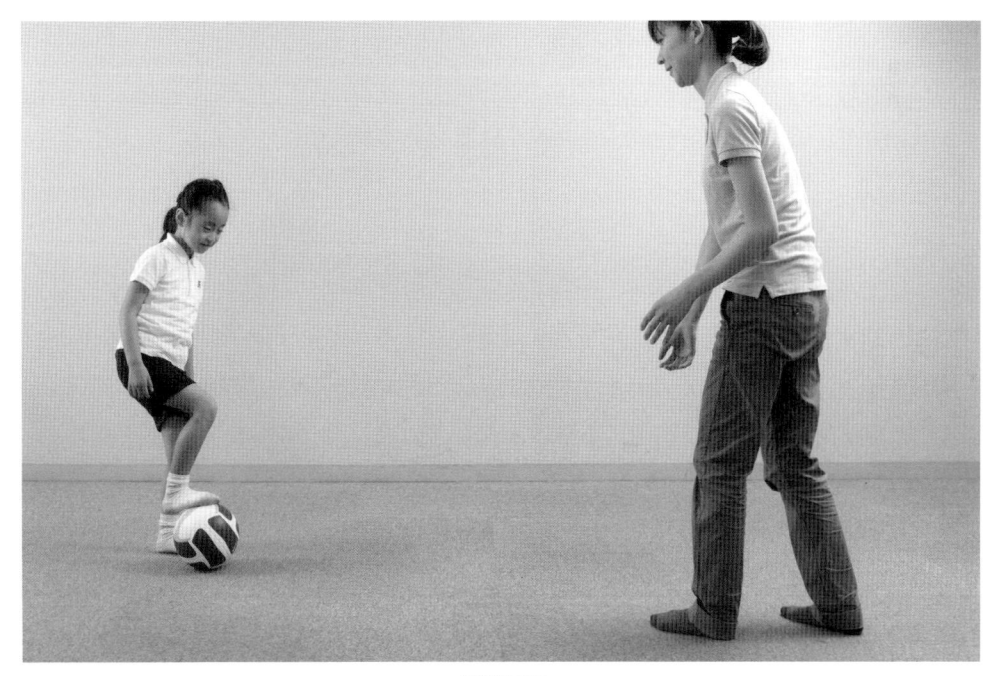

指導姿勢

指導方法

ボールの蹴り返し

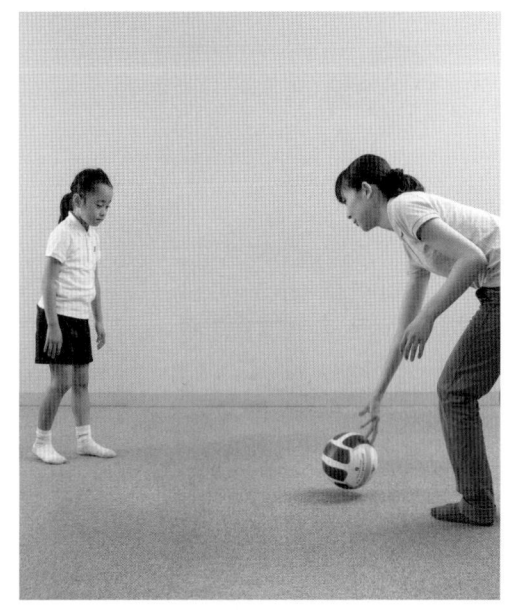

準備姿勢

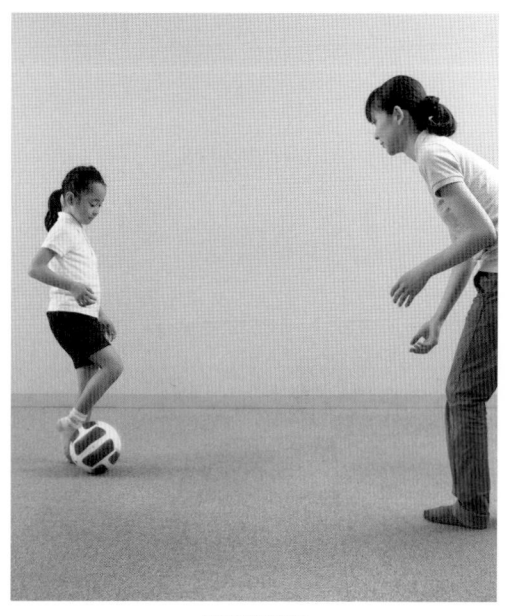

指導姿勢①

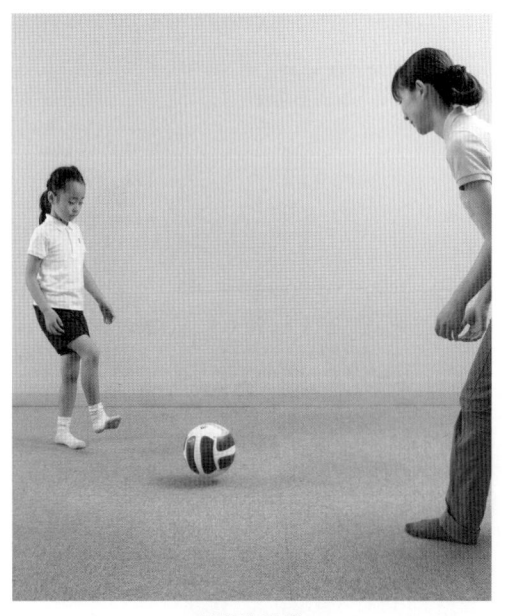

指導姿勢②

4. 協調性に対する指導方法

指導方法

ボールを踏み込んで蹴り返す

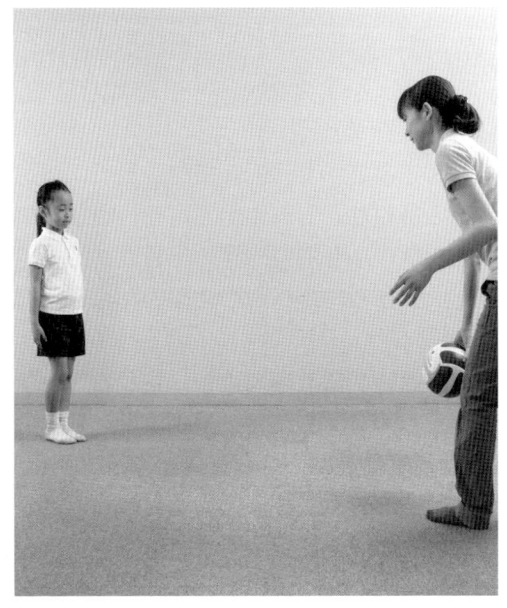

準備姿勢

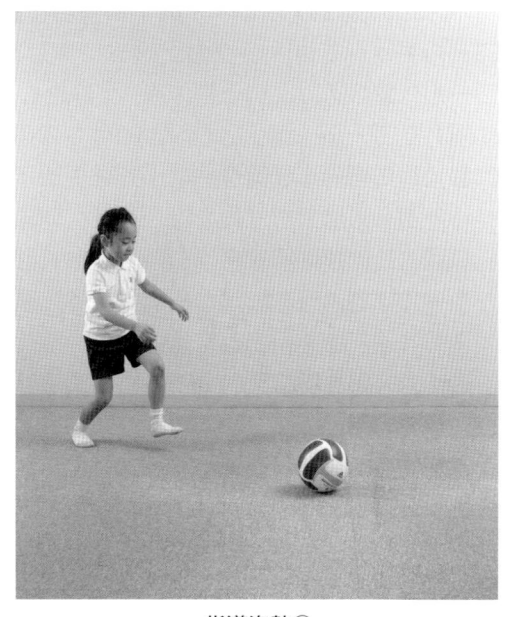

指導姿勢①

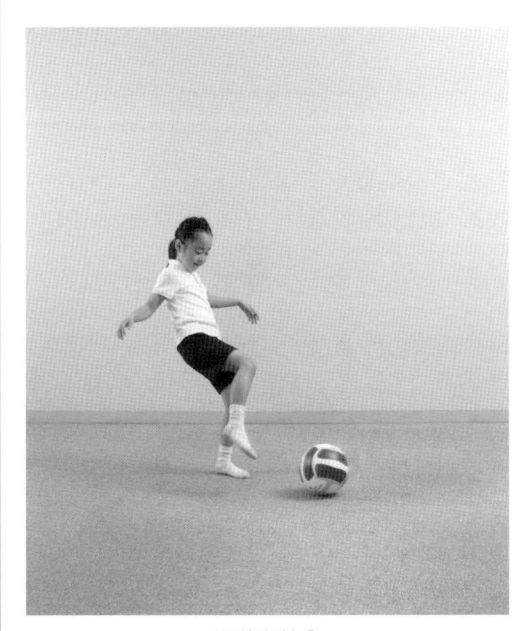

指導姿勢②

c．ゴールキック

解説

　ボールの蹴り返しでは，動くボールを捉えることに焦点があてられた．これに続き，ゴールキックではキックの正確さに焦点をあてる．ゴールキックでは，ボールを正確にゴールへ蹴り込みという動作を，①静止したボールを蹴り込む，②動くボールを蹴り込む，③離れたゴールへ蹴り込む，という3つの段階に分けて指導する．

①静止したボールを蹴り込む：対象児の足元にボールを置き，1～2 mのごく近くに設定したゴールに，ボールを蹴り込む．対象児の状態に合わせてゴールの設定を行うが，蹴り込むことが理解できないようであれば，対象児がボールを前方へ押し出せば，簡単にゴールするような設定から開始する．まずは，対象児がゴールへ蹴り込むということを理解することを目的とする．

②動くボールを蹴り込む：ゴールへ蹴り込む動作に，動的な要素を加える．セラピストが対象児の斜め横前方から転がしたボールを，対象児の前方にあるゴールへ蹴り込むよう指示する．ボールの速度も，ゴールまでの距離も難易度が高度にならないよう注意する．キックの種類は，インサイドキックがより正確であるため，これらの状況ではインサイドが有効であるが，対象児ではキックの種類を指導することが困難であれば，キックの種類は問わない．

③離れたゴールへ蹴り込む：3 m以上離れたゴールへ蹴り込む．キックの方向と強さの調整を練習する．対象児が理解できるようであれば，インサイドキックを指導する．

指導方法

①対象児に立位とらせ，足元にボールを置く．
②1～2 m前方に幅約2 mのゴールをブロックなどでつくる．
③対象児にボールをゴールに向け蹴るよう指示する．はじめは，セラピストが見本を示し，模倣させてもよい．
④対象児が安定して蹴り込めること確認する．
⑤セラピストは，対象児の斜め横前方からボールを転がし，対象児に前方のゴールへ蹴り込むよう指示する．
⑥蹴り足の内側で蹴るよう指示する（インサイドキック）．対象児がインサイドキックを理解できない，または動作の模倣ができないようであれば，キック方法は自由とする．
⑦対象児が安定してボールをゴールへ蹴り込めることを確認する．
⑧ゴールと対象児の距離を伸ばし，課題を続ける．

注意事項

・環境に危険がないよう注意する．
・ゴールに蹴り込むことに集中させるよう工夫する．
・ゲームの要素を取り入れる．

4. 協調性に対する指導方法

指導方法

ゴールキック

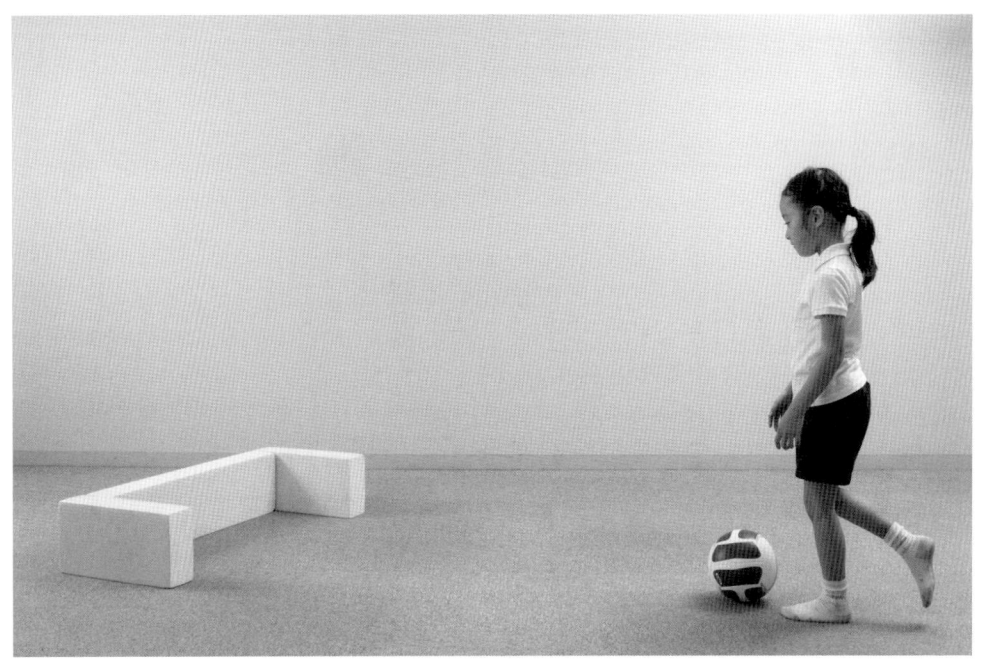

準備姿勢

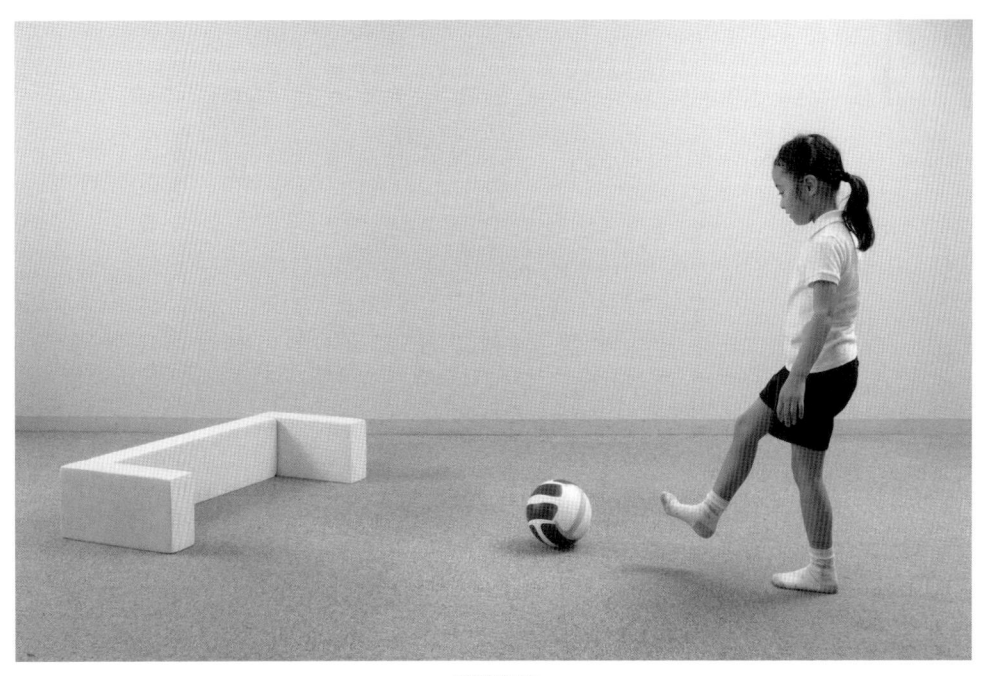

指導姿勢

指導方法

動くボールのゴールキック

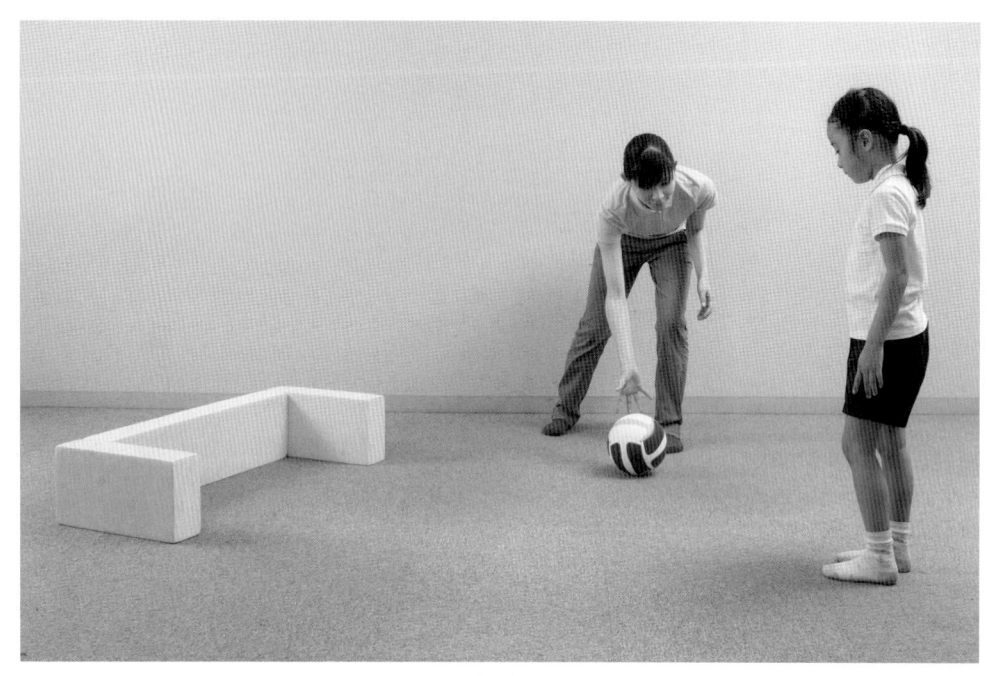

準備姿勢

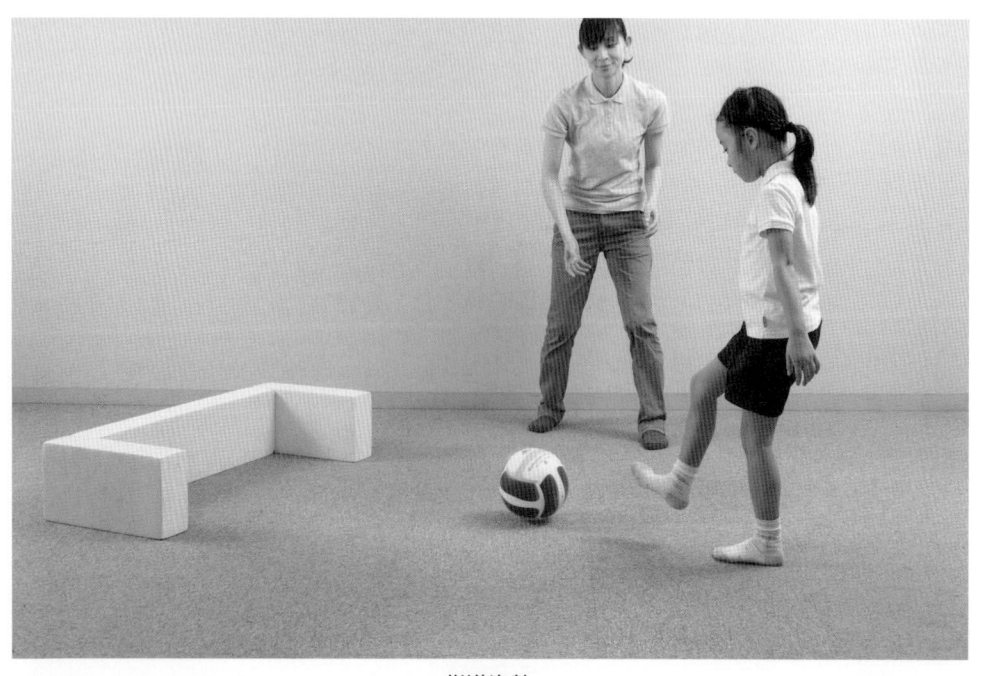

指導姿勢

4. 協調性に対する指導方法

指導方法

離れたゴールキック

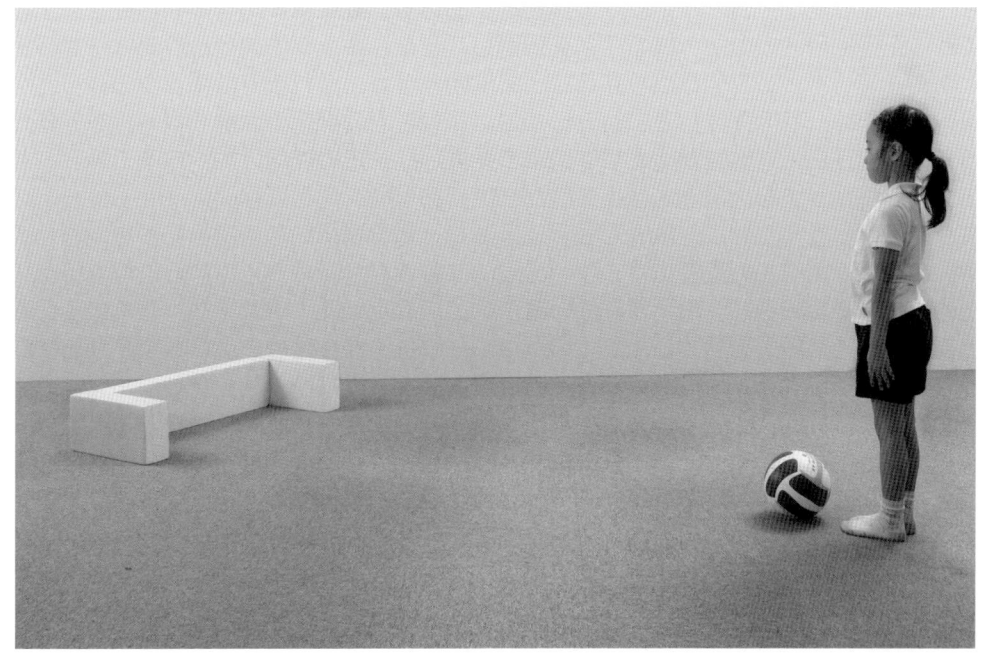

準備姿勢

d．キックのやりとり

解説

　ボールの蹴り返し，ゴールキックの課題をとおして，動くボールを追視し動きを予測すること，正確に目的の場所へ蹴ることを練習してきた．キックのやりとりでは，セラピストと1対1で，ボールをやりとりすることを課題とする．これまでにキックのやりとりの要素的な動作は，ほぼ完成している．しかし，これまでの課題では動くボールを対象児が蹴ることを前提に，対象児が捉えやすいよう配慮し，一定の速度，力，方向で転がされていた．ゴールキックも，目標とする方向が一定であり動くことはない．

　キックのやりとりでは，対象児もセラピストも一定の場所にとどまることを制限していない．つまり，ボールの動きに合わせ，お互いに動きながらボールのやりとりを行う．このために，ボールの速さ，力，方向が一蹴りごとに変化する．対象児は，これまでに養った追視，動作予測能力を活かし，変化のバリエーションが複雑な，より難易度が高い課題に取り組むことになる．そのため動作ごとに姿勢制御も異なり，キック動作も異なる．一瞬，一瞬に全身関節運動の協調性が求められる．

　キックのやりとりのもう一つの課題は，やりとりそのものにある．つまり，対象児はセラピストを認識し，ボールを蹴り，ボールを受け取るという動作を繰り返す．これが言語によらない，動作によるコミュニケーションである．この課題は，対象児のコミュニケーション能力を育てる要素をもっている．

指導方法

①対象児とセラピストは2mほど離れて向かい合う．
②セラピストは対象児に向かってボールを転がす．
③対象児にボールを足元でいったん止め，セラピストに蹴り返すよう指示する．
④対象児が安定して蹴り返せることを確認する．
⑤セラピストは意識的に立ち位置を左右へ変化させ，対象児に蹴り返すよう指示する．
⑥対象児に対し，ボールを止めることなく，セラピストへ蹴り返すよう指示する．
⑦対象児が安定して蹴り返せることを確認する．
⑧セラピストは，さらに前後左右へ立ち位置を変化させ，やりとりを続ける．
⑨対象児の動作の安定を確認する．
⑩セラピストは意識的に対象児へ蹴り返すボールに変化をつけ，対象児がボールを捉えるために，立ち位置を変化させるよう促す．その際も，対象児の動作が安定していることを確認する．

注意事項

・ダイナミックな動きを伴うので，指導環境は広めの場所を用意し，危険防止に努める．
・特に強く蹴ることを対象児に求める必要はない．ゆっくりした速度でいいので，動きに対応することを課題とする．
・力・方向の変化は段階的に行い，できるだけ対象児に失敗体験をさせないよう配慮する．

4. 協調性に対する指導方法

指導方法

ボールキックのやりとり

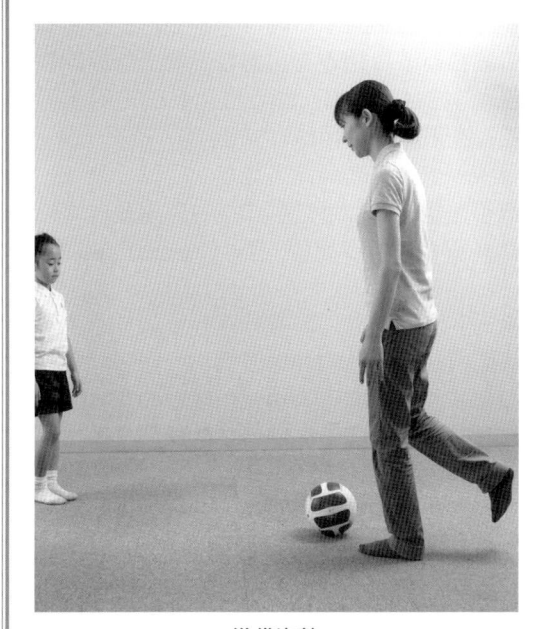

準備姿勢

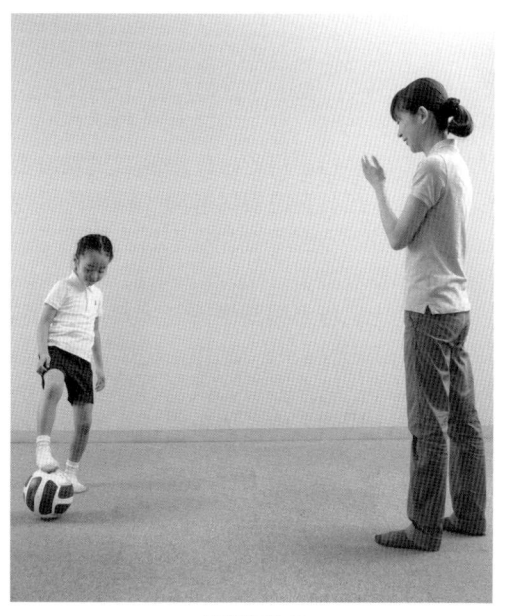

指導姿勢①

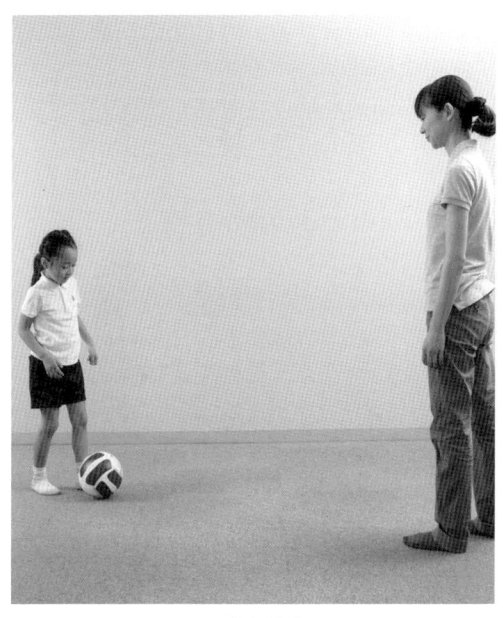

指導姿勢②

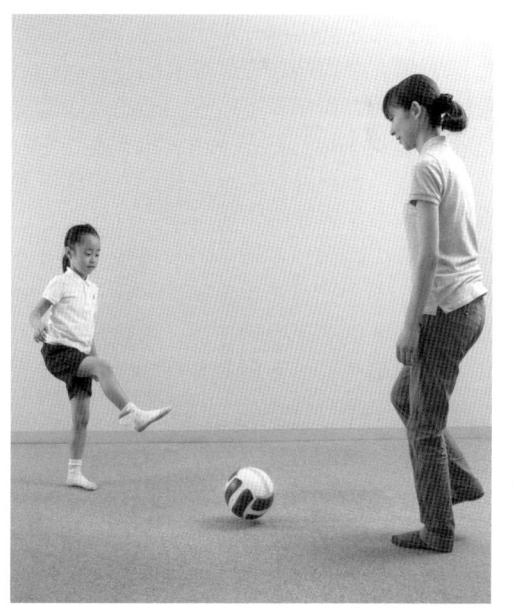

指導姿勢③

e．ワン・オン・ワン

解説

ワン・オン・ワンは，対象児とセラピストの1対1による，より動きのあるボールのやりとりである．これまでの一連のボールキックに関わる取り組みをとおして育てた協調性を，より速く，複雑な運動バリエーションの中に適応させていく．セラピストと1対1の形式ではあるが，ゲーム的なやりとりができることを最終的な目標とする．

キックのやりとりでは，動的な姿勢制御を伴うキック動作を練習したが，ワン・オン・ワンでは，これをさらに進め，積極的に走る・蹴るを組み合わせた動作へと難易度を高める．走りながら蹴る動作を安定して行うためには，フィードフォワード（feedforward）制御が必要である．

速い動きに伴う姿勢保持には，末梢からのフィードバックなしに運動器が反応するようになる．この反応は，動作に従い次の瞬間で姿勢に何が起きるのかを予測し，運動器が活動していると考えられる．これがフィードフォワード制御である．幼児がはじめてボールを蹴る動作を行う時，感覚フィードバックにより体幹および四肢の筋活動を調節する．ただし，フィードバックに頼ると一定以上の速さでは運動することができない．同じ動作を繰り返し経験することで，一連の姿勢変化に伴う筋活動が運動プログラムとして小脳に蓄積され，より素早い協調性運動が可能となる．そこでワン・オン・ワンでは，フィードフォワード制御を想定した協調性運動を設定し，より素早い反応の獲得を促す．

指導方法

① 対象児の足元にボールを置き，蹴りながら前進するよう指示する．はじめの前進の速度は対象児が可能な速度でよいこととし，特に速さを求めない．
② 対象児の動作が安定していることを確認し，段階的に前進を加速させる．
③ 4 m 程度前進したら，ボールを蹴りながら方向転換し，元の位置へ戻るよう指示する．折り返し地点はブロックなどで目印を置く．
④ ブロックを等間隔で並べ，これを左右に避けてドリブルするよう指示する．
⑤ 対象児の動作が安定しているか確認する．
⑥ ゴールをつくってセラピストは守り，対象児を攻めとしてゲームを行う．はじめは，セラピストはあまり動かず，対象児はセラピストを避けて，ゴールへ蹴り込めばよいとする．段階的にセラピストも動き，対象児のドリブルを妨害する．そして，段階的に運動を加速する．
⑦ 攻めと，守りの役割を交代する．

注意事項

・ダイナミックな運動になるので，環境には注意し，安全を確保する．
・走ることで，対象児が興奮状態になるようであれば，いったん休憩し，クールダウンを促す．
・ゲームのルールが理解できない場合は，ドリブルの動作ができていればよいこととする．

4. 協調性に対する指導方法

> 指導方法

ドリブル

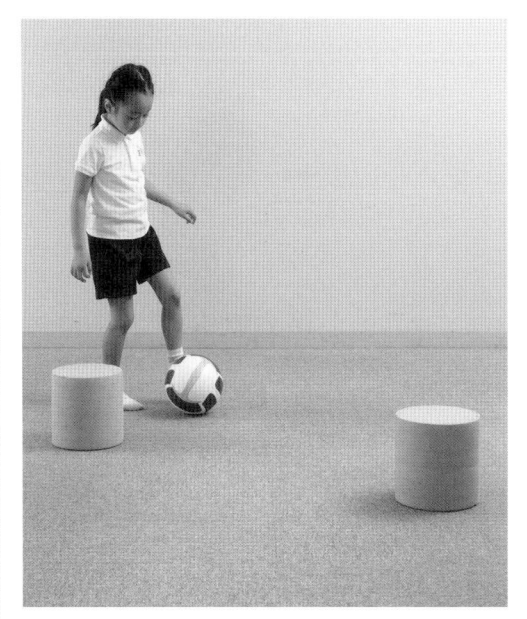

指導姿勢①

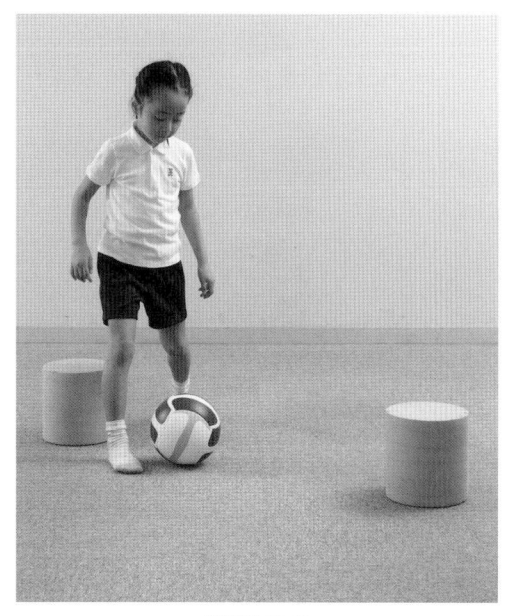

指導姿勢②

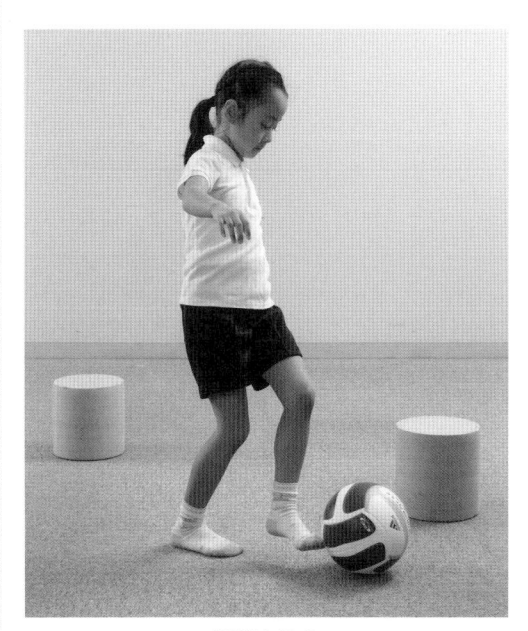

指導姿勢③

第4章 運動療法の組み立て方

指導方法

ワン・オン・ワン

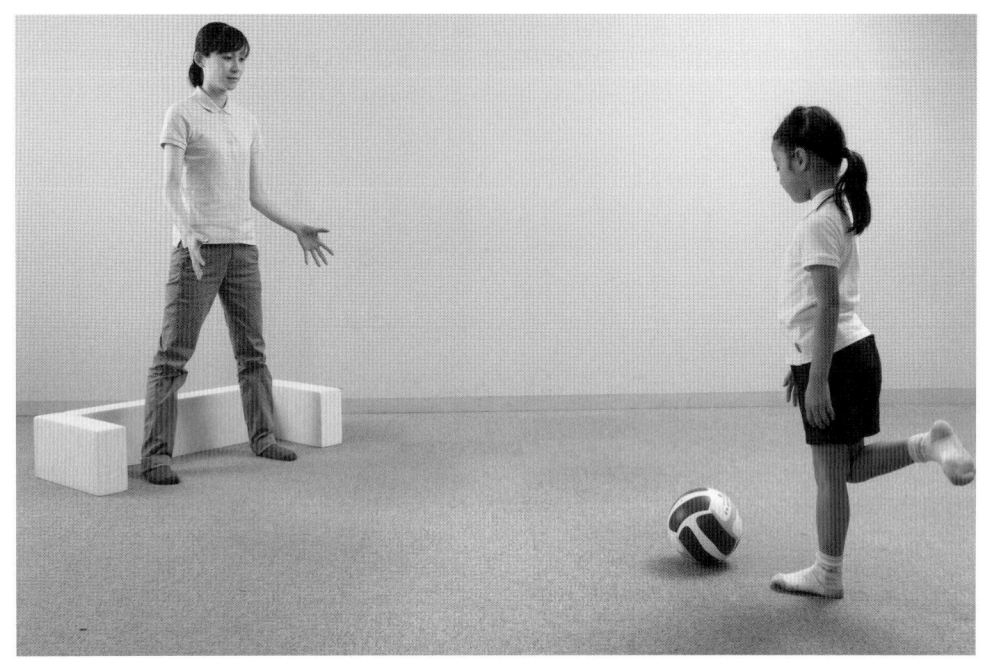

準備姿勢

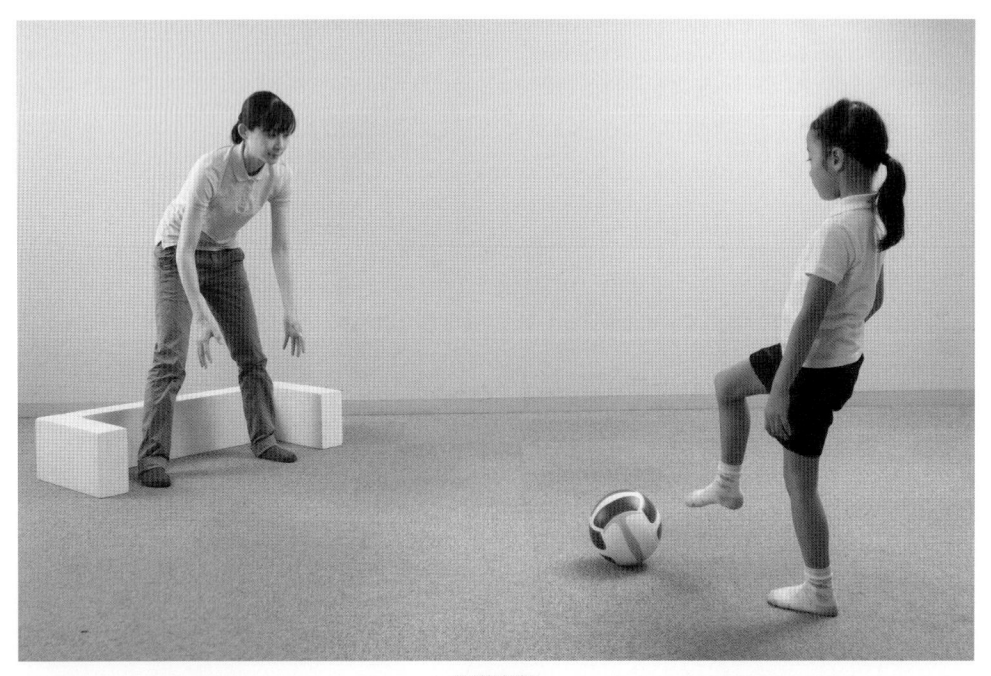

指導姿勢

5 ▶▶ ボディーイメージと運動イメージに対する指導方法

1) 模 倣

a. 自己運動の認識

解説

　運動イメージの成熟が，正確な運動の遂行には重要である．特に対象児が運動課題について鮮明なイメージが描けるか，描いたイメージを意図した方向に操作・変換できるかといった要因が重要である[9]．ところで，運動イメージについて介入する前提として，自己の運動が意識されていることが重要である．発達障害児では，運動発達の側面で，すでに歩行を獲得し，基本動作としては年齢相応の能力を獲得している．こうした対象児であっても，自己の運動を客観的に捉えることが苦手なケースが多く観察される．能動的に運動することは可能であるが，自己の姿勢・運動を客観的に認識していない．こうしたケースでは，運動イメージを扱うことは困難である．つまり，対象児は身体運動の意味が理解できていない．

　そこで，手始めに対象児に自己の身体運動を認識させることを目的として，対象児の運動の模倣を行う．セラピストが対象児の姿勢・運動を対象児の目前で模倣する．特に言語理解が未熟である，あるいはコミュニケーションが困難な対象児においては，言語によらないやりとり手段として有効である．対象児が行う運動を，セラピストが模倣するという単純なやりとりであるが，対象児は次第にセラピストの運動と自己の運動が連動していることを認識し始める．これが，自己運動認識への導入となる．

指導方法

①対象児とセラピストが向かい合う．その際，立位でも座位でもよい．
②どのような運動であっても，対象児が動くのを待ち，セラピストはこれを模倣する．もし，対象児が発声・発語するならこれも模倣する．
③セラピストによる対象児の模倣を繰り返し，対象児の反応を観察する．
④対象児が自己の運動後，セラピストの模倣を期待する様子があれば，セラピストによる模倣が認識されたと判断する．
⑤模倣を手先の運動から，下肢・体幹運動を含んだものへと発展させる．
⑥鏡の前に対象児とセラピストは並んで立ち，対象児の動作をセラピストが模倣する．
⑦対象児が自己の運動を認識していることを確認する．

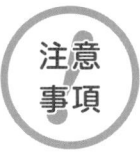

注意事項

・対象児がセラピストの動きに集中できるよう工夫する．他児がそばにいる，あるは音楽など刺激が多い環境では，集中できない場合が多い．
・「ロボットごっこ」などとし，セラピストはロボット役となり，対象児に操作するよう求めるなど，遊びに要素を取り入れてもよい．

第4章 運動療法の組み立て方

指導方法

対象児出題の上肢運動模倣

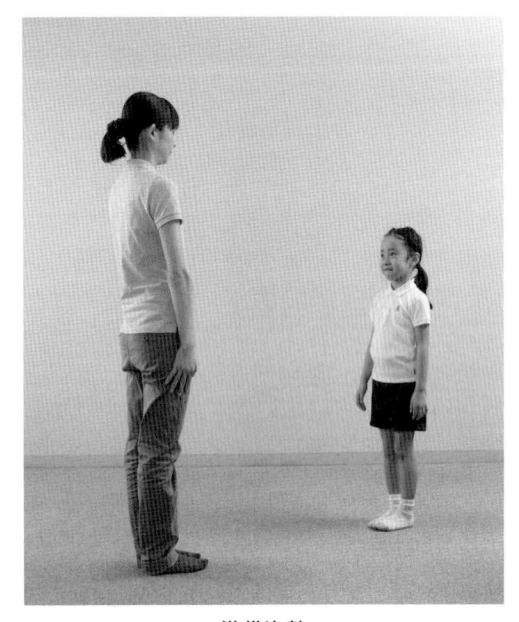

準備姿勢

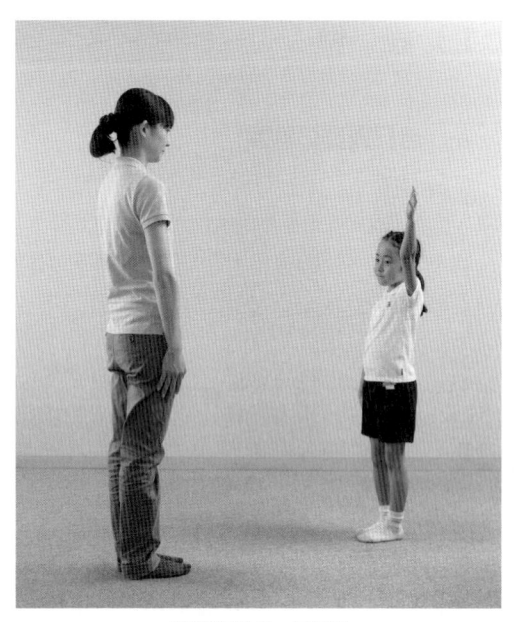

指導姿勢①（出題）

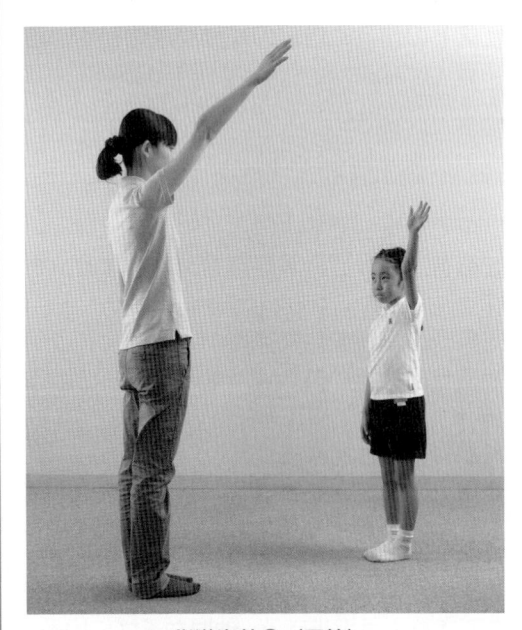

指導姿勢②（回答）

5. ボディーイメージと運動イメージに対する指導方法

指導方法

対象児出題の全身運動模倣

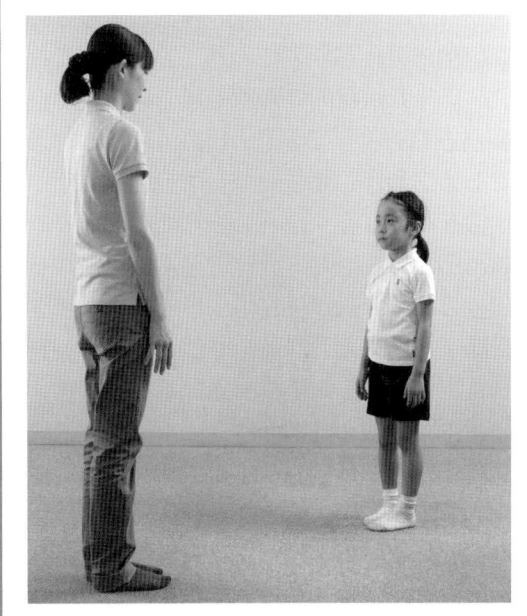

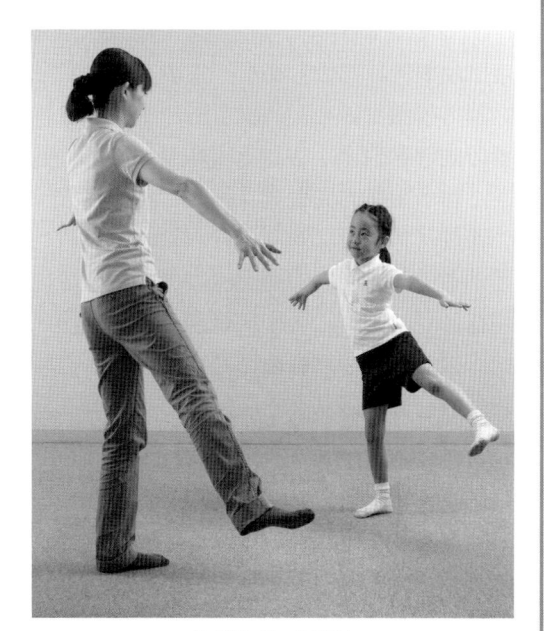

準備姿勢　　　　　　　　　　　　　指導姿勢（回答）

b．姿勢模倣

解説

　0～2歳の時期が模倣発達には重要である．新生児において観察される，模倣のような動きは反射的なものであり，生後6カ月ごろまでは自他未分化な状態にある．つまり，これは真の模倣ではない．6カ月ごろからは手足など，自分で視覚的に確認できる範囲で，他者の動きを観察しながら模倣する，即時模倣が観察されるようになる．8カ月ごろになると，自ら視覚的に確認することができない部分である口や目の動きも模倣可能となる．

　運動イメージに対する介入では，手段として模倣を利用する．ヒトは視覚的な情報である他者の運動を，即時自己の運動に結び付けるなんらかの機能が，発達の非常に早期から存在している．こうした観察と運動を直接結び付けるシステムが存在し，これにより新生児の模倣動作が起こると考えられる．このことを踏まえ，対象児がみたセラピストの姿勢を反射的に模倣するか観察する．コミュニケーションが非常に未熟な対象児であっても，セラピストの姿勢を模倣することがある．これは新生児模倣と同様の機序により反射的に起きている可能性が高い．意識的な模倣の段階でなくても，模倣は運動イメージの構築において重要であり，初期段階では新生児模倣が観察されるようであれば，これを利用する．新生児模倣は反射的に行われるので，セラピストの姿勢を分析・理解する過程は含まれないが，視覚情報としてセラピストの姿勢を，対象児自らが再現することに意味があり，この経験をとおして運動イメージが蓄積することを期待する．

指導方法

①対象児とセラピストが横に並んで立位となる．
②セラピストは，四つ這い位，長座位，臥位など，わかりやすい姿勢へ姿勢変換する．対象児にセラピストを注目するよう促す．「こんなかっこできる？」など，声かけしてもよい．
③対象児の反応を観察する．「まねできる？」など，声かけしてもよい．新生児模倣にみられる反射的な反応か，指示を理解したうえでの模倣動作かを観察する．
④対象児がセラピストをみているかを確認する．声かけなどで集中を促す．
⑤セラピストは新たな姿勢へ姿勢変換する．
⑥対象児の様子を観察する．
⑦対象児に自らの姿勢を確認させるため，鏡を用いてもよい．

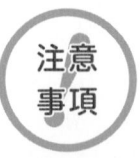

注意事項

・対象児の反応は，新生児模倣と指示を理解したうえでの成熟した模倣が混在する可能性が高い．このことを踏まえ，対象児の反応を観察し記録する．
・対象児にセラピストに興味をもつよう工夫する．
・セラピストは，次々に姿勢変化を行い，対象児の注意を促す．

5. ボディーイメージと運動イメージに対する指導方法

指導方法

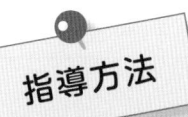

セラピスト出題の姿勢模倣

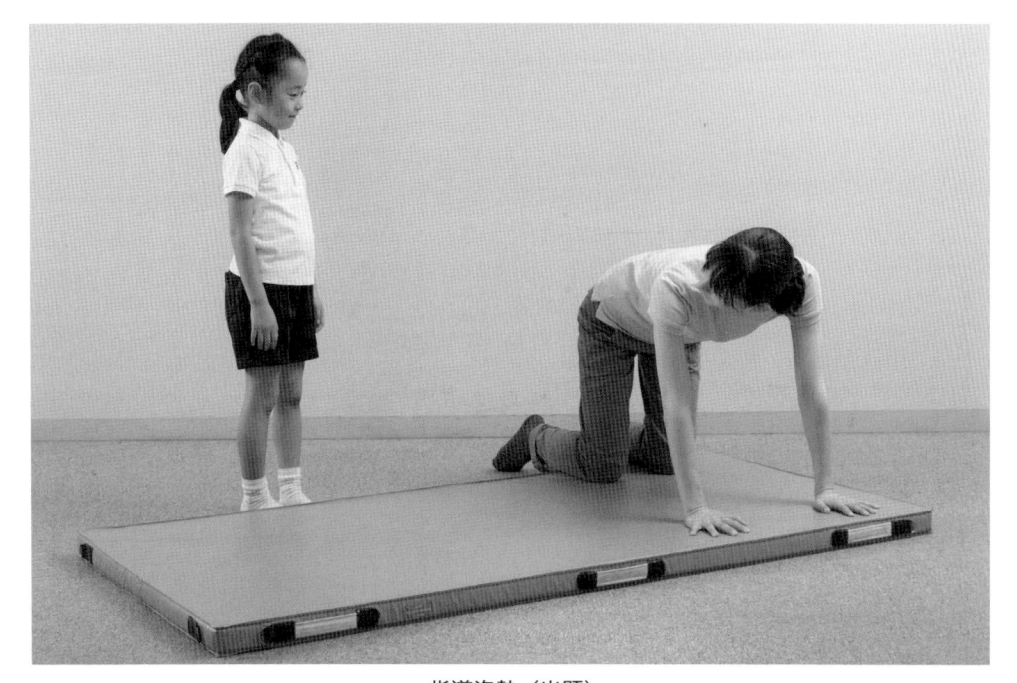

指導姿勢（出題）

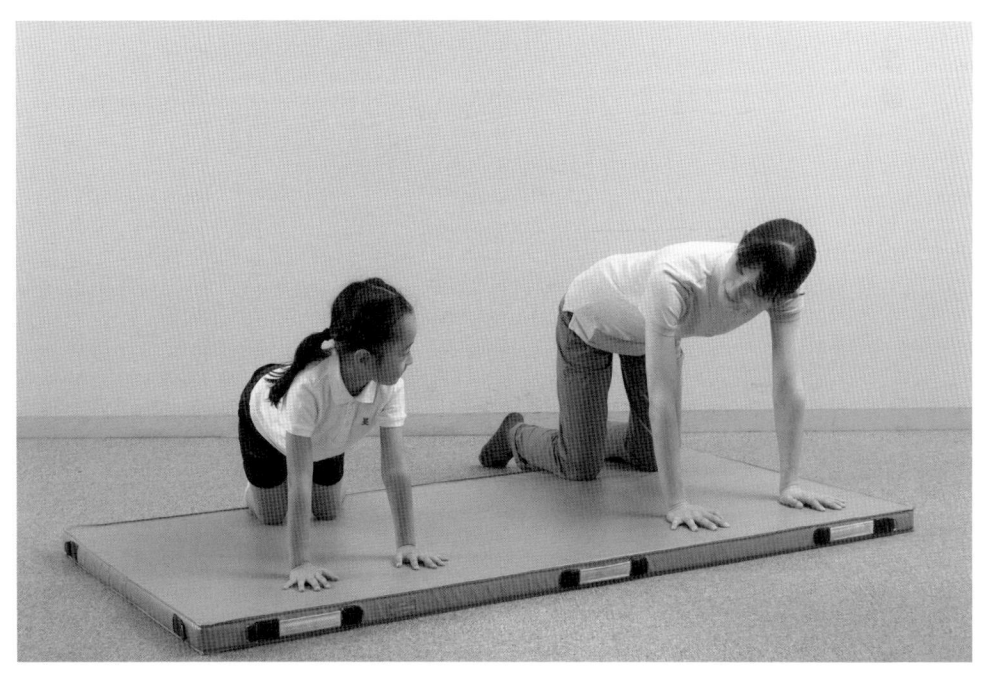

指導姿勢（回答）

第4章 運動療法の組み立て方

指導方法

鏡を用いたセラピスト出題の姿勢模倣

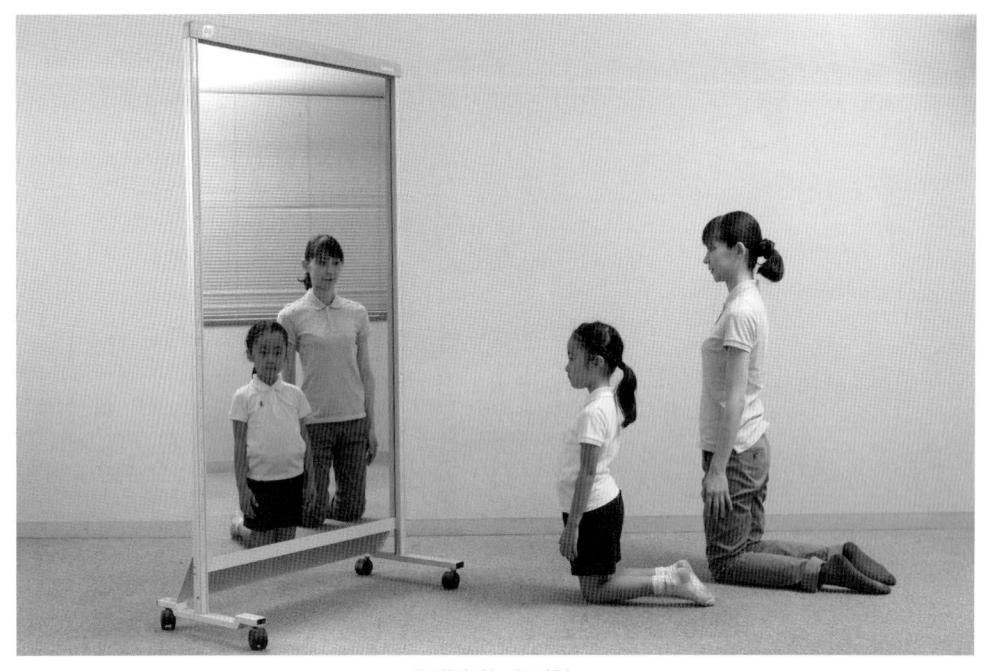

指導姿勢（回答）

c．動作模倣

解説

　姿勢模倣では，全身の姿勢を模倣することに焦点をあてた．動作模倣では，四肢に着目し，動きを伴う課題の模倣を行う．姿勢模倣は静的な姿勢の模倣であり，視覚的に捉えたセラピストの姿勢を対象児が再現する．これはボディーイメージ課題となっており，対象児の脳内では静止した視覚画像イメージと自己の姿勢イメージが照合される．動作模倣では，基本姿勢は立位・座位などわかりやすいものから始める．セラピストは，対象児の目前で上肢あるいは下肢，頭部，体幹を動かし，これを模倣するよう促す．実際の運動は，①運動想起，②出力プログラムの作成，③出力と同時に遠心性コピーの作成，③身体運動の発現，④体性感覚フィードバック，⑤遠心性コピーと体性感覚フィードバックとの照合という過程を経る．運動イメージは，①運動イメージの想起，②出力プログラムの作成，③遠心性コピーの作成である．

　動作模倣は，姿勢模倣と同様に2段階の反応が考えられる．第1レベルでは新生児の模倣的反応である．この場合は，対象児は視覚的イメージを反射的に自己の運動に変換する．この段階は，セラピストの動作分析，再現という過程を経ないが，対象児の脳内に運動の記憶を残すという意味では重要である．第2段階は，いわば真の模倣レベルであり，セラピストの動作を分析し，脳内の運動イメージと照合することで自己の身体による動作の再現が行われる．動作模倣の課題では，四肢の動きという視覚的にインプットしやすい課題を利用することで，前述した2つの段階の模倣をとおして運動イメージの成熟を促す．

指導方法

①対象児とセラピストは向かい合って立位となる．座位であってもよい．対象児に対して声かけするなどし，セラピストに注目するよう促す．
②セラピストは，両上肢を肘関節伸展し，体側に上げる．続けて，羽ばたくように上下に動かす．その際，「鳥さんが飛んでるよ，真似してみて」などの声かけをしてもよい．
③対象児がうまく模倣できないようであれば，手をとって動きを教える．対象児とセラピストは鏡の前に立ち，お互いの動きを確認しながら模倣を促す．
④対象児が動作を模倣できていることを確認し，上肢の動きを変更する．動作のバリエーションは，上肢の挙上で「かかし」，上肢をぎこちなく屈曲・伸展させて「ロボット」など，動きにあった名前をつけ，対象児に模倣を促す．
⑤対象児とセラピストは向かい合って立位となり，対象児に下肢の動きを模倣させる．
⑥上肢と下肢を組み合わせた動きへ展開する．例えば，「上肢を羽ばたきながら，上体を上下させながら歩く」などを行う．
⑦模倣動作のバリエーションを2段階，3段階へと展開する．例えば，第1段階「上肢は羽ばたき」，第2段階「下肢屈曲し，しゃがむ」，第3段階「下肢伸展し，背を伸ばす」などを行う．
⑧自己の動きを確認させる目的で，鏡を利用する方法もある．

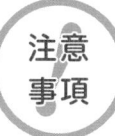

注意事項

・対象児の注目が継続するよう配慮する．

第4章 運動療法の組み立て方

指導方法

セラピスト出題の動作模倣

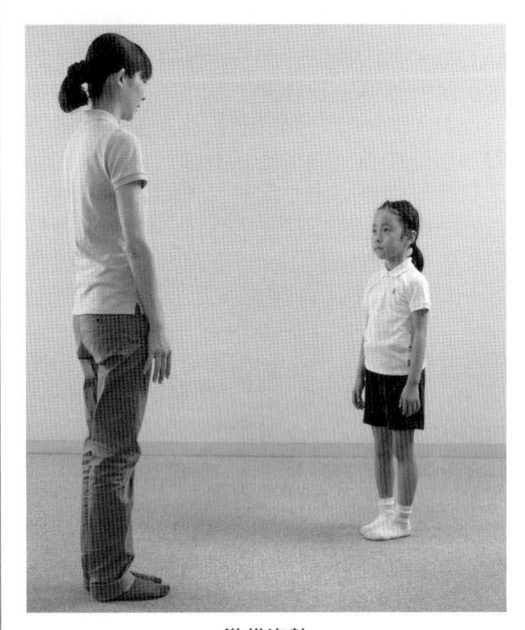

準備姿勢

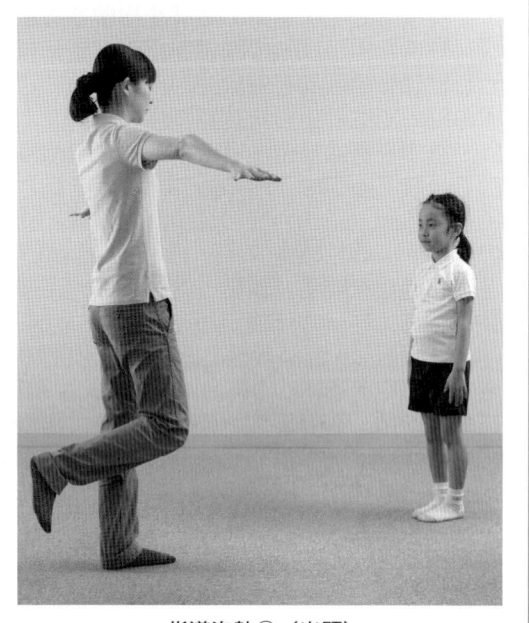

指導姿勢①（出題）

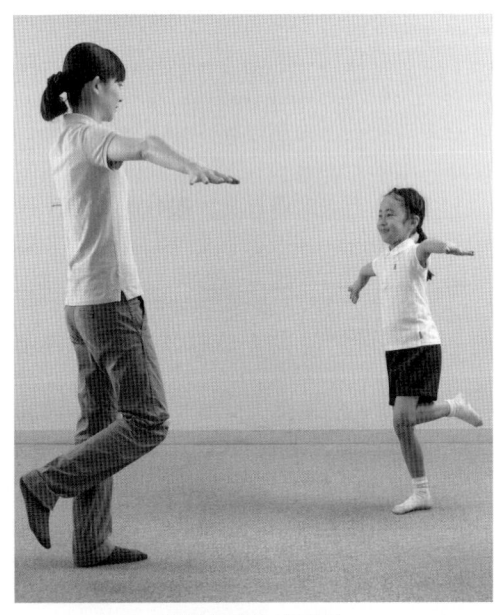

指導姿勢②（回答）

5. ボディーイメージと運動イメージに対する指導方法

指導方法

鏡を使ったセラピスト出題の動作模倣

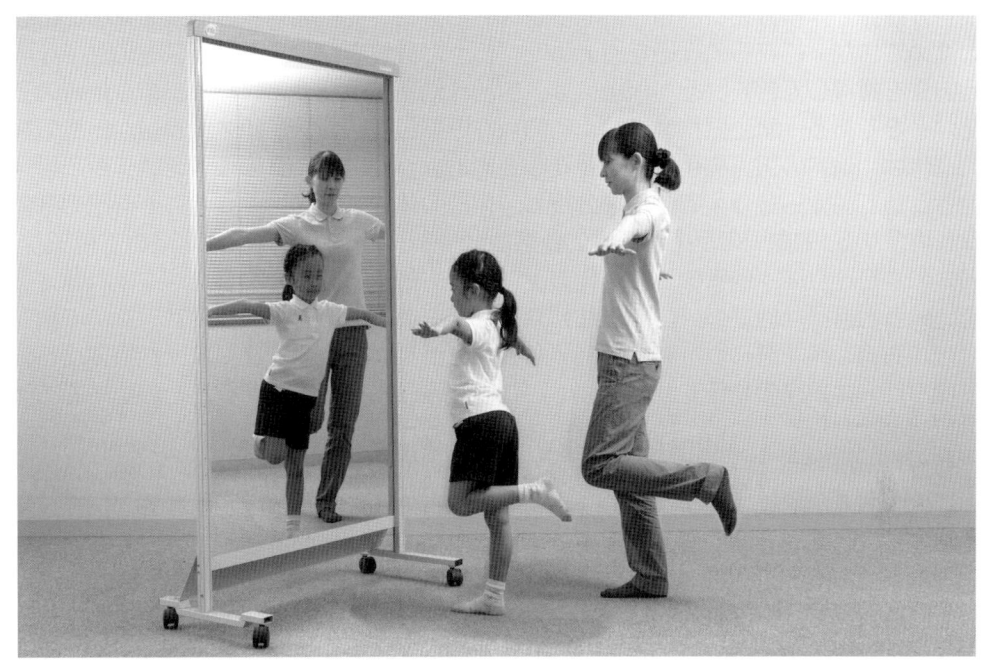

指導姿勢（回答）

d．模倣のやりとり

解説

　姿勢模倣，動作模倣をとおして，セラピストの姿勢・動作を対象児が模倣するという課題を進めてきた．これらの課題をとおして，自己の身体を使い，セラピストの動きを再現する方法を獲得してきている．模倣には，自己と他者を区別すること，つまり他者の三人称化が必要である．新生児模倣では，この点が成熟していない．新生児模倣から真の模倣への進化は，他者の三人称化が最も重要な要素となっている．真の模倣では，セラピストを他者として認識したうえで動作を分析し，自己の体性感覚記憶と照合して自己の身体で動作を再現する．対象児の反応を慎重に観察し，他者の三人称化が進んでいるかを確認する．

　模倣のやりとりは，他者の三人称化を土台とし，他者と自己の役割を順次入れ替えることで，他者と自己が独立し，しかも並列した存在であることの確認を促す．互いに独立した，しかも同じ機能をもった人間であるから，セラピストの動作を対象児が模倣するのと同じ機序で，対象児の動作をセラピストが模倣することも可能であることの認知である．この認知をとおして，他者と自己の分離は完成する．

　模倣やりとりでは，セラピストから対象児へ，対象児からセラピストへの動作課題を示し，これをお互いに模倣する．この課題では，他者の三人称化が課題となるが，発達障害児の基本的な障害であるコミュニケーションは，自己と他者の分離が未完成であることが要因となっている．この意味で，この課題はコミュニケーション成熟のための課題ともなっている．

指導方法

①対象児とセラピストが向き合いあって立位となる．
②「まねっこごっこするよ」と対象児へ提案する．
③セラピストは「鳥さん」「お馬さん」など，課題を説明しながら，その姿勢・動作を対象児に示し，「まねできる」などと問い模倣を促す．
④対象児が模倣するのを確認する．うまく模倣できれば「正解，うまいね」などと評価する．
⑤「今度は○○ちゃん，お手本やって」などをいって，模倣課題を出すよう，対象児に指示する．
⑥セラピストは対象児の動作を模倣する．「これでいい？」など，対象児に動作の評価を求める．
⑦課題を変えて，やりとりを繰り返す．

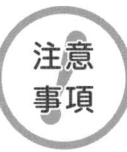

注意事項

・口頭指示が困難な場合，あるいは新生児模倣の段階にとどまると思われる場合は，口頭指示に頼らない．反射的な動作のやりとりにとどまってもよいとし，対象児とセラピストで動作のやりとりを繰り返す．
・動作模倣がうまくいかない場合は，口頭指示で修正，あるいは手をとって修正してもよい．
・ゲーム的な要素を取り入れ，対象児の集中を促す．
・左右を確認するために色違いのリストバンドを用いてもよい．

5. ボディーイメージと運動イメージ
に対する指導方法

指導方法

対象児出題の動作模倣

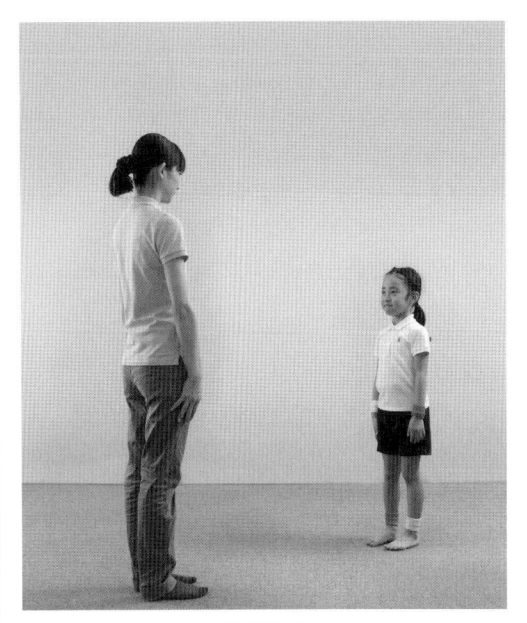

準備姿勢

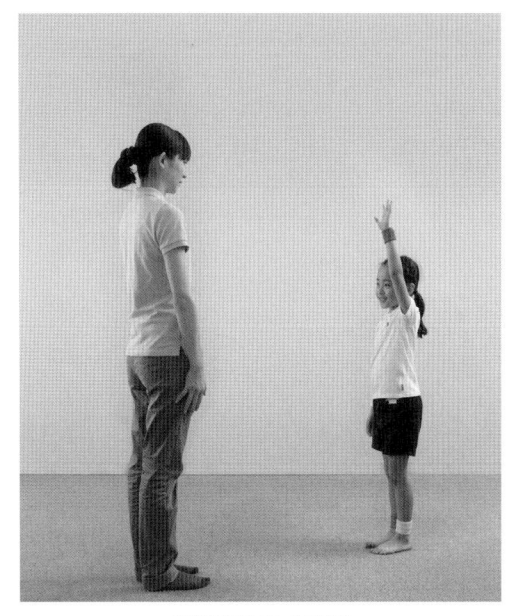

指導姿勢①（出題）

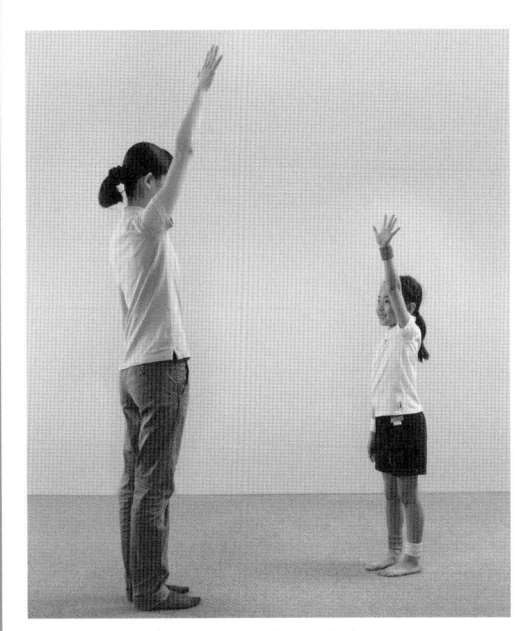

指導姿勢②（回答）

••• 第4章 運動療法の組み立て方

指導方法

動作模倣のやりとり

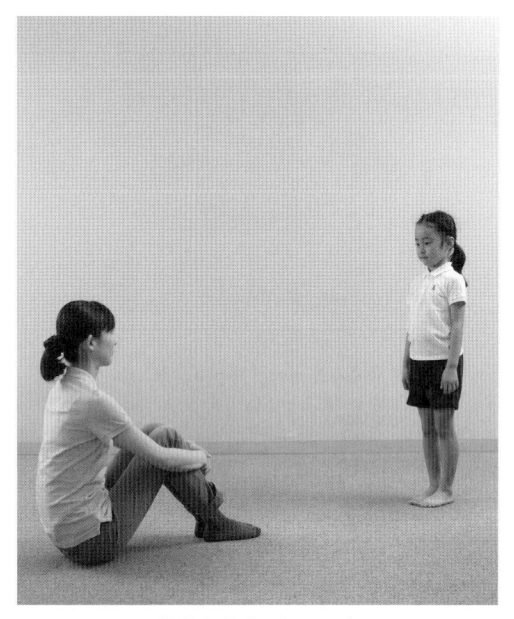

指導姿勢①（出題1）

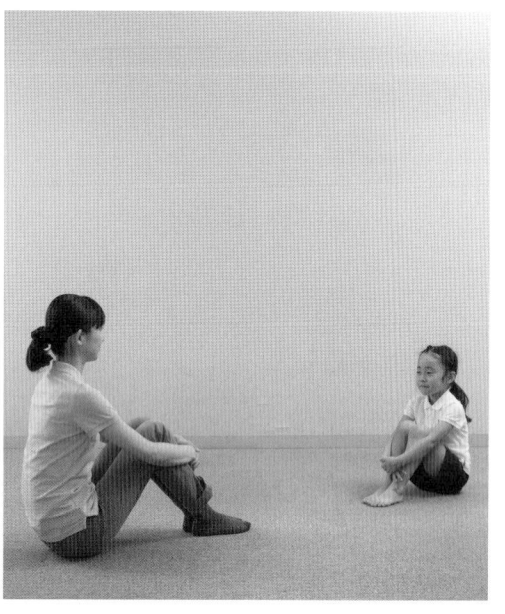

指導姿勢②（回答1）

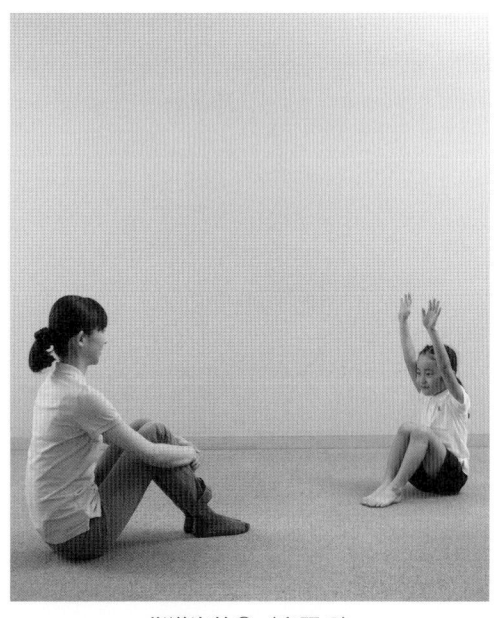

指導姿勢③（出題2）

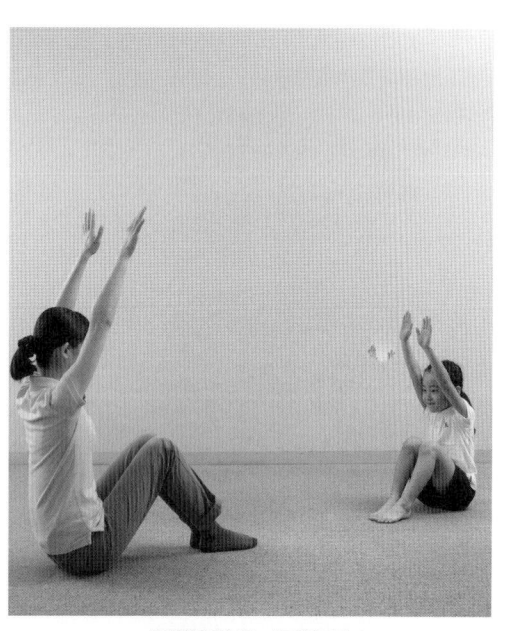

指導姿勢④（回答2）

5. ボディーイメージと運動イメージ
に対する指導方法

指導方法

リストバンドを使った左右識別動作課題

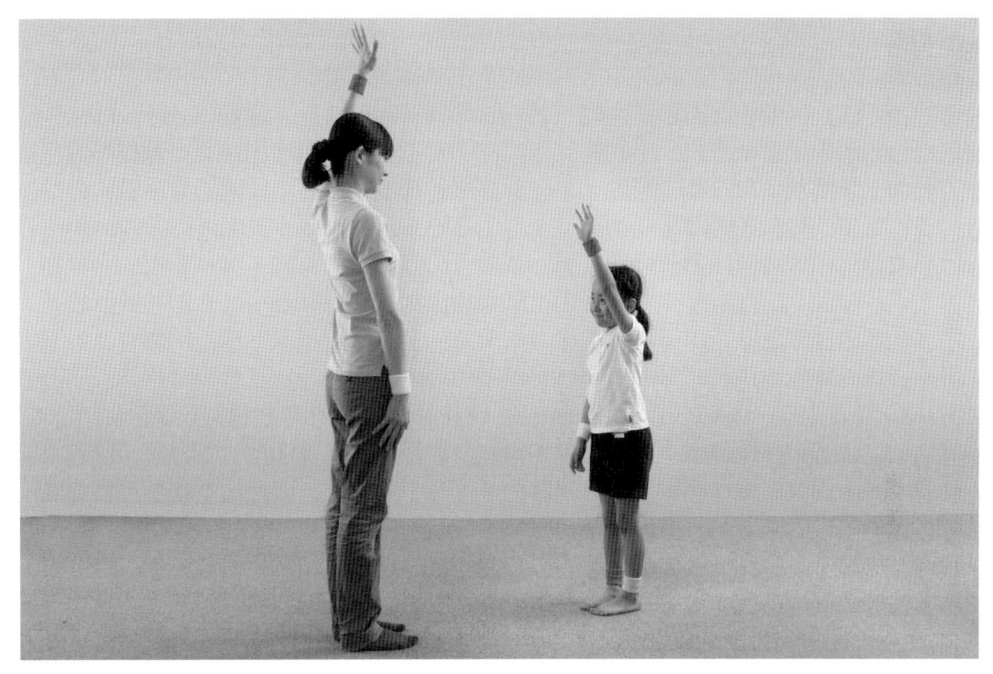

指導姿勢（回答）

2）一人称的イメージ

a．視覚情報による動作再現

解説

　模倣課題では，模倣をとおして運動イメージの構築を行った．運動イメージは，体性感覚情報として脳内に蓄積され，能動的動作においてこれらは引き出され，動作を照合することで動作の精度が保たれる．運動イメージがある程度成熟した段階では，動作のサンプルを必要とせず，動作が再現可能となる．ところで，運動イメージは人称の違いから2つに分けられる．一つは自らの運動をイメージするので，一人称的イメージといわれる．一人称的イメージは，筋感覚的イメージ（kinesthetic motor Imagery）とも呼ばれる．もう一つは他者の運動をみているようなイメージで，三人称的イメージといわれる．三人称的イメージは，視覚的運動イメージ（visual motor Imagery）とも呼ばれる．自己の運動イメージとしては，一人称的イメージから三人称的イメージへ客観性が段階的に向上する．

　視覚情報による動作再現は，一人称的イメージの初期段階課題として位置づけられる．一人称的イメージは，体性感覚による運動のイメージである．成熟した状態としては，視覚情報なしで動作の再現を行う．ただし，初期段階では自己で視覚的に確認可能な範囲，つまり四肢の動きを視覚情報の助けを借りて動作の再現を行う．よって，ここでは視覚情報による四肢の動きと，体性感覚情報を照合することで筋感覚的イメージの成熟を促す．

指導方法

①セラピストは，対象児の横に並んで座る．
②セラピストは，対象児に自分の上肢をみるよう指示する．
③セラピストは，軽く対象児の一側上肢を把持し，肘関節を90°他動的に屈曲する．この時，対象児に力を抜くよう指示する．
④セラピストは，対象児の上肢を元に戻す．
⑤対象児にセラピストが行った上肢の動きを再現するよう指示する．
⑥対象児の動作が正確に再現されているかを確認する．
⑦対象児に閉眼で動作の再現を指示する．
⑧対象児の動作が正確に行われているかを確認する．
⑨課題動作を，2動作，3動作へと複雑化する．動作例としては，①肩関節を屈曲90°まで挙上，②肘関節を90°屈曲，③肩関節を90°外転するなど．
⑩同様の動作の再現を下肢でも行う．

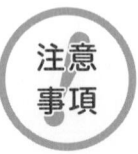

注意事項

・対象児が課題に集中できるよう配慮する．環境条件が大きく影響するので，他の刺激を可能な限り取り除く．
・静かに椅座位でいることができないようであれば，立位で行ってもよい．
・遊びの要素を取り入れる．

5. ボディーイメージと運動イメージに対する指導方法

指導方法

視覚情報を用いた動作再現

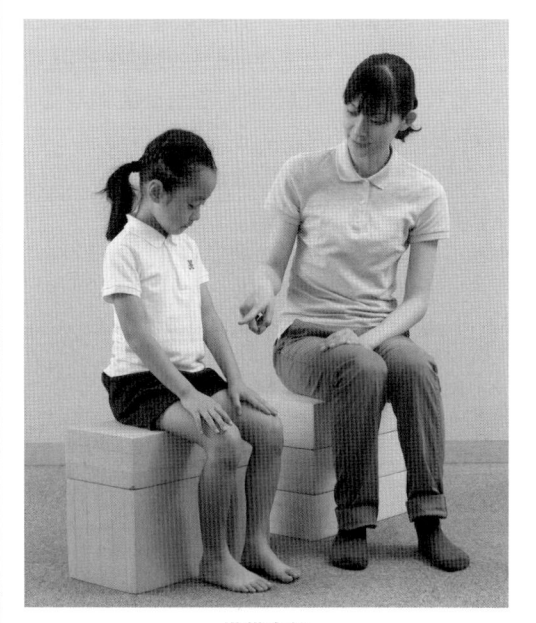

準備姿勢

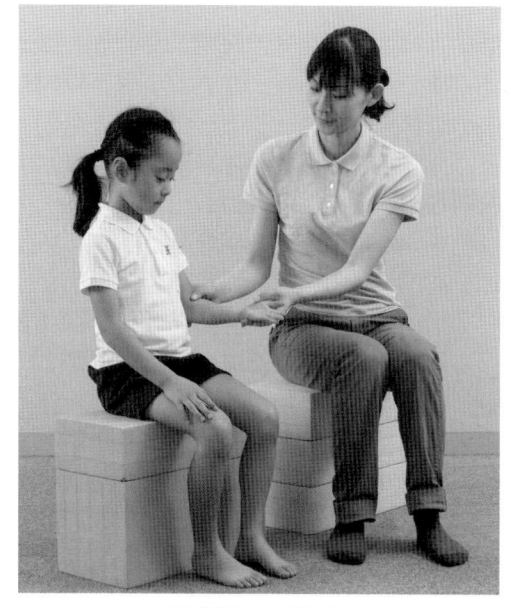

指導姿勢①（出題）

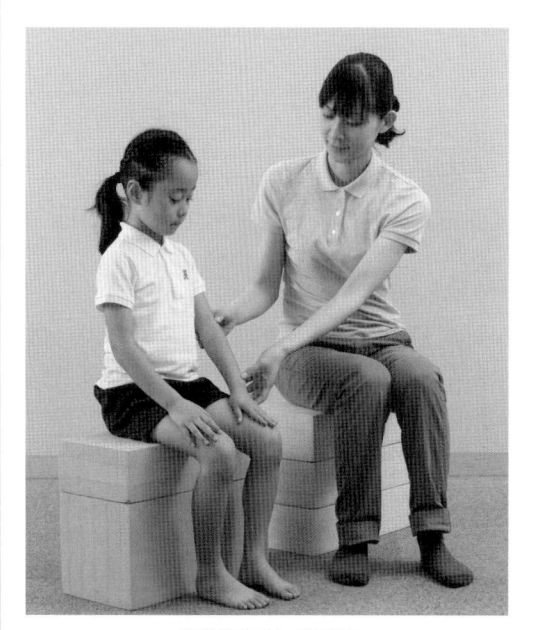

指導姿勢②（出題）

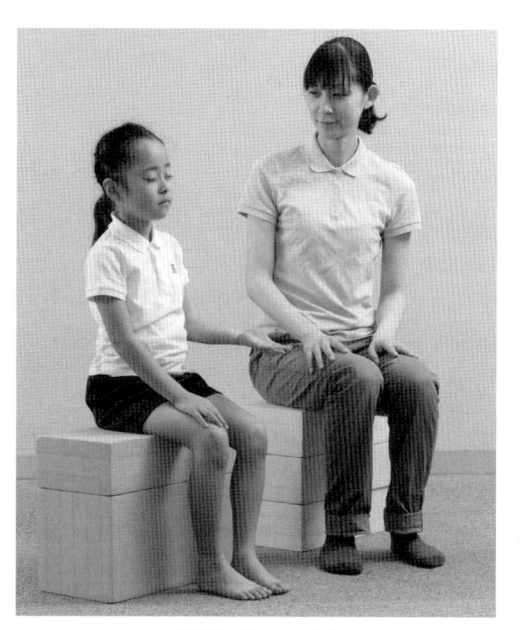

指導姿勢（回答）

b．鏡を用いた動作再現

解説

視覚情報による動作再現では，対象児自身が自らの四肢をみることで視覚情報による四肢動きと，体性感覚情報を照合するよう促した．この方法は，幼児が自己の運動を認識する初期の方法である．幼児は自己の四肢を観察し，それらが随意的に動くことを発見する．この点が運動イメージの出発点といえる．ところでこの方法では，四肢の動きは確認できるが，体幹・頭部の動きを確認することができない．このため，次の段階として鏡を使った運動確認の方法を用いる．

対象児に鏡の前で椅座位をとらせ，セラピストは口頭で，さまざまな姿勢変化，四肢の運動を指示する．この段階は模倣を手段としていないので，セラピストは見本を示さず，口頭指示にて対象児に運動を行わせる．運動には，体幹・頭部の運動が含まれるようにする．鏡を用いた方法では，通常鏡がなければ確認することのできない，自己の動きを視覚的に確認することを目的としている．

対象児が口頭指示を理解することができない場合は，セラピストは見本を示すのではなく，対象児の四肢や体幹に触れ，操作することで課題とする運動を他動的に行い，これを対象児に視覚的に確認させる．

運動イメージは，脳内に運動の記憶を蓄積することで時間をかけて構築される．鏡を用いた課題では，体幹や頭部の運動，さらに四肢を加えた，全身のダイナミックな動きを行い，体性感覚記憶の蓄積を想定して課題を進める．

指導方法

①対象児に，全身がうつる大きな鏡の前に椅座位をとらせる．
②セラピストは鏡の横など，鏡にうつりこまない位置に立つ．
③セラピストは対象児に「両手を頭の上にあげて」などの理解しやすい言葉を選び，簡単な動作を指示する．
④セラピストは対象児が運動を再現できていることを確認する．
⑤指示する運動を段階的に複雑化させる．「体を横に倒して」「片足を伸ばして」など，体幹・頭部の動きを含めて指示する．段階的に運動要素を複数に増加させる．例えば，「体を斜めに，お辞儀する姿勢になって」「そのまま両手を体の前に伸ばして」「首は前を向いて」など，指示し順次再現させる．
⑥動作に再現がうまくできない場合は，セラピストが対象児に触れ，他動的に運動を行う．
⑦立位，臥位など，基本姿勢を変えて運動を指示する．

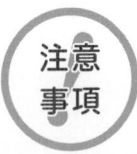

注意事項
・口頭指示の指示内容，言い回しについて対象児が理解できるよう工夫する．
・左右が理解できるのは，4歳以降である．これ以前の年齢では，四肢に色違いのバンドを付けさせ，色で指示を与える方法もある．

5. ボディーイメージと運動イメージに対する指導方法

指導方法

鏡を用いた動作再現

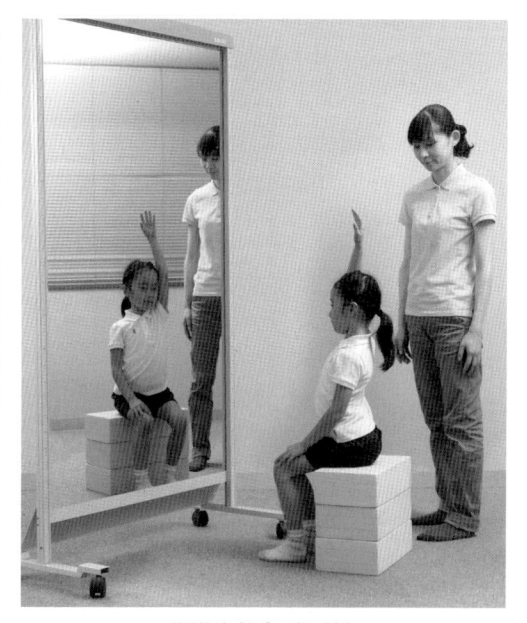

指導姿勢①（回答）

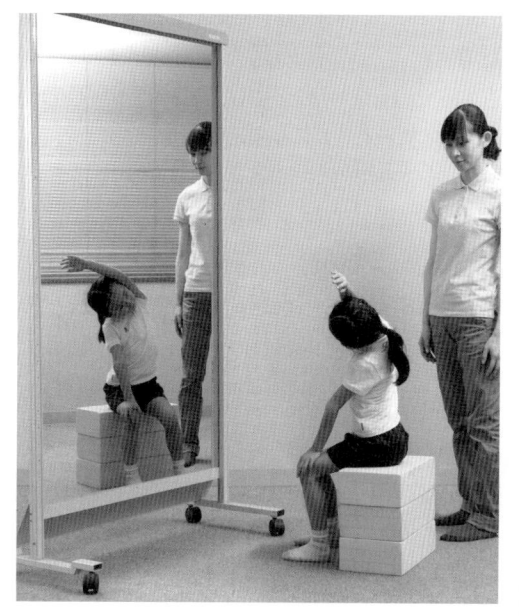

指導姿勢②（回答）

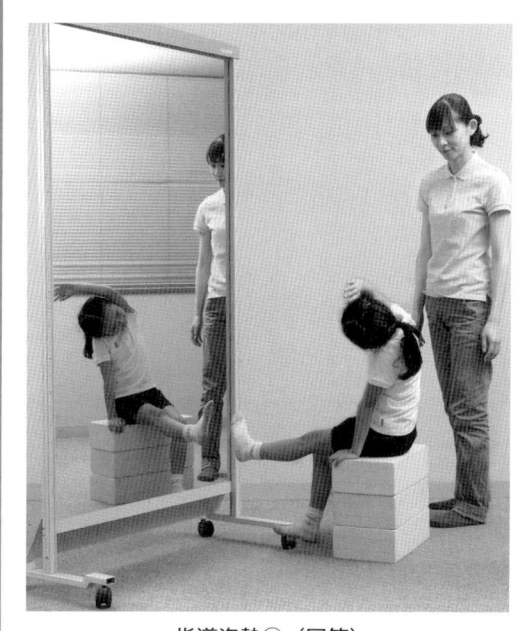

指導姿勢③（回答）

c．視覚情報を用いない動作再現

解説

　これまで，①自己の四肢を直接視覚的に確認する，②鏡を利用して自己の全身運動を確認する，といった段階を経て一人称的イメージの構築を行ってきた．本課題では，難易度を高め，視覚情報を用いない条件下での運動再現を行う．
　閉眼あるいはアイマスク装着の状態で，セラピストは対象児の体に触れ，他動的に姿勢・肢位を変化させる．対象児は，これを記憶する．セラピストは対象児を基本姿勢に戻した後，課題姿勢の再現を指示する．この課題では，視覚情報を遮断した状態で，体性感覚情報だけを頼りに姿勢再現を行う．この過程において，過去の運動記憶に基づいた一人称的イメージと，現在の姿勢との照合がなされる必要がある．このことから本課題の精度は，対象児の一人称的イメージを評価することにもなる．

指導方法

①対象児に立位または座位とらせる．
②対象児に閉眼を指示する．閉眼が保てない場合は，アイマスクを装着する．
③セラピストは，対象児の身体に触れ，他動的に肢位を変化させる．はじめは，片側上肢を挙上するなど，わかりやすい肢位とし，段階的に複雑な肢位へと難易度を高める．この間，対象児には力を抜き，四肢の動きに集中するよう指示する．「今どんな格好してるか，わかるかなあ」などの声かけを行い，四肢への集中を高める．
④対象児に課題姿勢を覚えるよう指示する．「この格好をよく覚えておいてね」など，わかりやすい言葉で指示する．
⑤セラピストは，基本肢位へ四肢を他動的に戻す．
⑥対象児に「さっきやった格好になってみて」などと，肢位の再現を指示する．その際，閉眼のままで再現させる．
⑦対象児を開眼にし，課題肢位と回答した肢位が同じであったか，対象児とともに検証する．鏡を使って，検証してもよい．
⑧同様のやりとりを繰り返し，段階的に全身運動へ展開する．

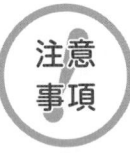

注意事項

・閉眼時に，対象児が不安になることがあるので，そのような場合は，はじめは開眼で同様の課題を行うなど，時間をかけて閉眼課題へと移行する．
・ゲームの要素を取り入れ，対象児の集中を促す．

指導方法

5. ボディーイメージと運動イメージに対する指導方法

視覚情報を用いない動作再現

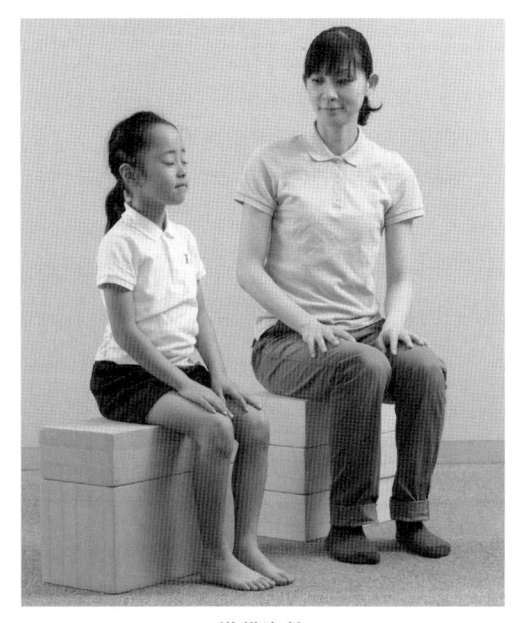

準備姿勢

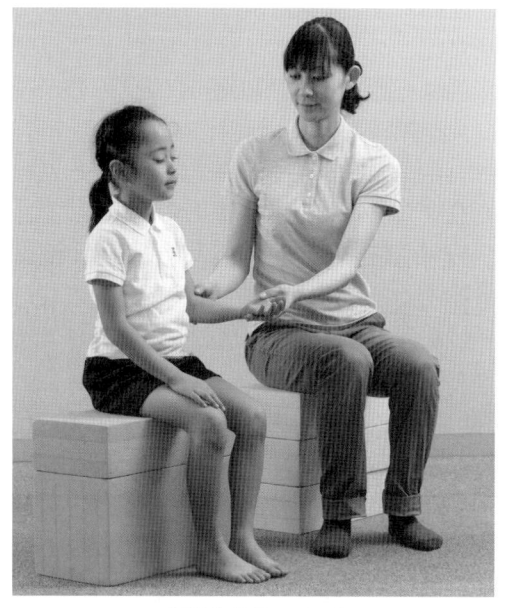

指導姿勢①（出題）

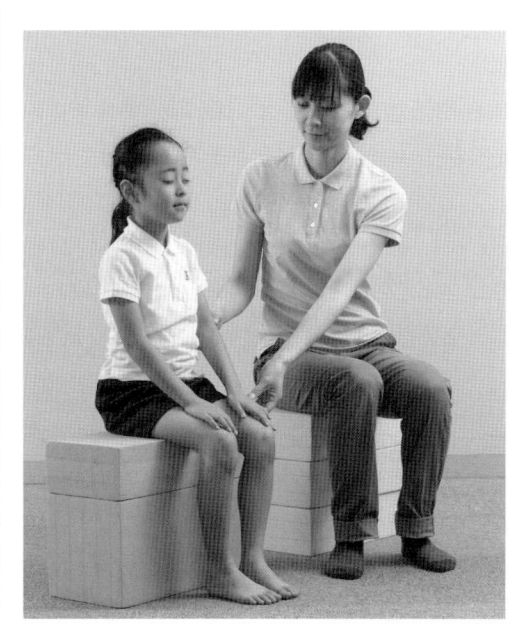

指導姿勢①（出題）

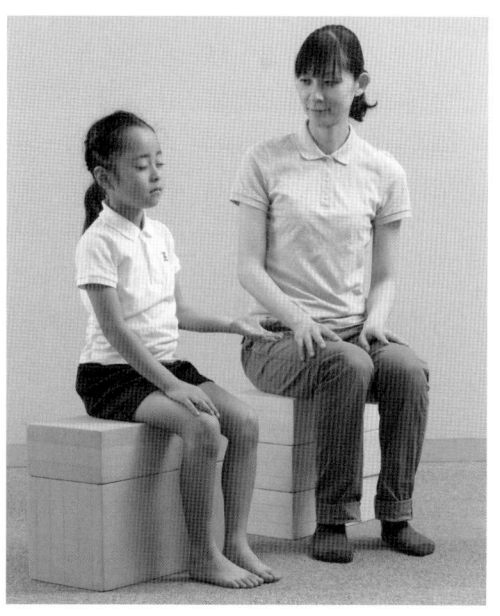

指導姿勢②（回答）

d．指示動作のやりとり

解説

　運動記憶の蓄積により，運動イメージは明確なものへと変化する．幼児は運動イメージを意識することなく，玩具へリーチする，歩く・走るなどの動作を行っている．これらの年代は，運動記憶蓄積の時期であり，さまざまな運動をとおして運動イメージは構築される．

　発達障害児では，年齢に比して運動イメージが未熟であることが指摘されている．これは，定型発達児と同様の運動経験をしたとしても，脳内での運動記憶の蓄積が効率的に行われず，このために運動イメージの構築が遅れるものと考えられる．

　視覚情報を用いた動作再現課題は，身体運動に関する体性感覚情報と視覚情報を結び付けることで，運動イメージの明確化を促そうとしたものである．運動イメージは，実際の運動を伴わなくても，運動をイメージすることができる能力である．つまり，運動イメージが明確に構築されていれば，脳内に自己の身体運動をイメージし，イメージした身体を思いのままに変化させることができる．この能力は，見本動作の模倣という課題から一段階進んだものといえる．つまり，口頭のみで指示された姿勢および四肢の運動を，自己の身体で再現することが可能となる能力である．

　指示運動のやりとり課題では，基本的に口頭で指示された姿勢・運動を全身で再現することに焦点をあてる．

指導方法

①対象児とセラピストが向かい合う．立位でも座位でもよい．
②セラピストは体を動かさず，口頭で四肢の動作を指示する．例えば，「両手を頭の上にあげて」「体を斜め横に倒して」など．言語の理解が不十分な場合は「ロケットの形」「かかしさん」「お馬さん」など，動作に名前をつけて指示してもよい．
③セラピストは，対象児が指示どおり動作を再現できたかを確認する．
④対象児の運動に修正が必要であれば，セラピストは対象児の体に触れて修正する．
⑤「今度は，○○ちゃんが問題出して」などといい，対象児がセラピストに対して，運動課題を出題するよう指示する．
⑥セラピストは，指示された動作を再現し，「これでいい？」などと，対象児に確認を求める．
⑦再び，セラピストが対象児に運動を口頭で指示する．課題動作は，段階的に複雑化させ，歩く，跳ぶなどのダイナミックな動きを含めてもよい．
⑧対象児とセラピストは，このやりとりを繰り返す．

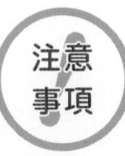

注意事項

・ゲームの要素を盛り込み，対象児に注目を促す．
・基本的に対象児を褒め，間違いを口頭で指摘することはしない．

5. ボディーイメージと運動イメージ
に対する指導方法

指導方法

対象児出題の指示運動作

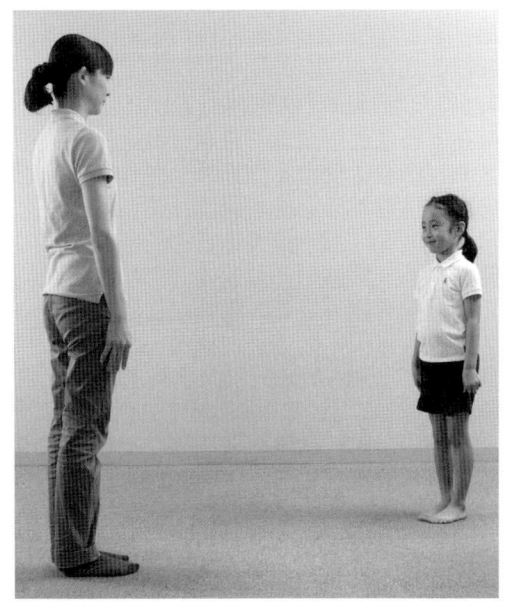

準備姿勢（セラピストによる口頭指示）　　　　　　指導姿勢（回答）

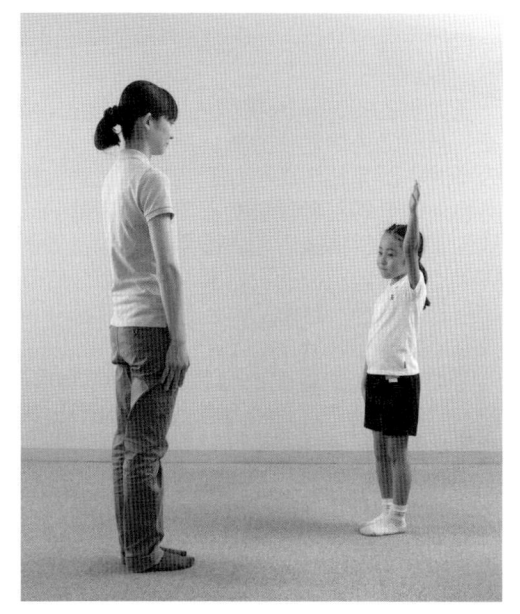

セラピスト出題の指示動作

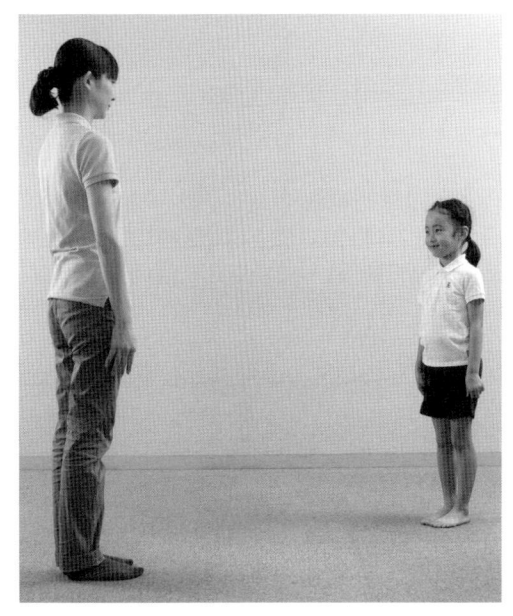

準備姿勢（対象児による口頭指示）　　　　　　指導姿勢（回答）

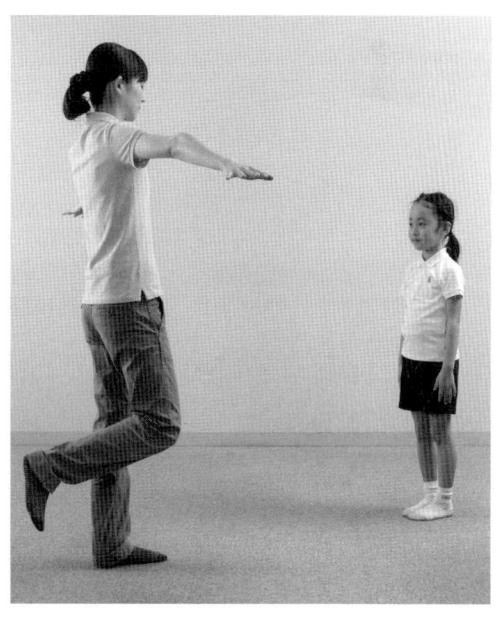

3）三人称的イメージ

a．ロボット作成

解説

　三人称的イメージ構築には，前提として他者と自己が明確に区別されている必要がある．自己の身体から分離した存在として他者が存在することが認識できなければ，三人称のイメージをもつことができない．三人称的イメージ構築に関する課題は，動作の分析である．他者のどの部位がどの方向に動いているのかを理解する必要がある．そして，三人称的イメージ構築の最終段階は，他者の運動を自己の運動に置き換えることである．この段階では，自己の運動経験を手がかりにする必要がある．経験のある運動であれば比較的容易であるが，経験のない運動ではパーツとしての運動を組み立て，総体としてのイメージを構築する必要がある．

　これまで，対象児とセラピストのやりとりをとおして運動イメージの構築を進めてきた．この段階で，対象児にとってセラピストは，他者として明確に認識されているかは不明である．セラピストは，対象児にとって他者であるが，常に対象児とともにあり，対象児の動きを読み取り，対象児の動きを修正するといった形で関わり続けてきた．このために，セラピストは対象児が運動する時，対象児の運動発現に関わる組織の一部として捉えられている可能性も否定できない．そこで，本課題では，対象児でもセラピストでもない第三者を登場させる．それがロボットである．ここで扱うロボットは，四肢が自由に動く人形であるが，駆動力をもったロボットではない．一例として，簡単なペーパークラフトで作成可能なロボットを紹介する．ペーパークラフトを組み立てる過程で，体幹の上に頭部があり，両側に上肢があり，下部に下肢があるといった，身体構造についての認知についても育てる．

指導方法

①巻末に掲載されているロボットのペーパークラフトを比較的しっかりしたB4判，あるいはA3判の用紙にコピーする．ハサミ，のり，クリップを用意する．
②セラピストがリードする形で，ロボットを切り抜く．四肢・体幹・頭部のパーツをつくる．
③対象児とともに，各パーツは何なのか，「手」「腕」「足」「体」「頭」など，対象児の身体と見比べながら確認する．ロボットの腕や足に，赤・白・青・黄色などの色を塗り，対象児の四肢にも同様のカラーバンドを装着させることで，対象児の身体にロボットとの同一化感を育てる．
④セラピストは，対象児とともに各パーツをクリップで組み立て，ロボットを完成させる．
⑤ロボットの四肢を動かすなどを行って遊ぶ．

注意事項

・発達障害児では，巧緻動作に問題をもつ場合が多い．そのため，ロボットの組み上げが困難な可能性がある．この場合は無理をせず，パーツ作成まではセラピストが終わらせ，組み立てだけを対象児とともに作業する．
・巻末のペーパークラフトでなくても，四肢が自由に動く人形であれば，これを利用し，同様の課題を行ってもよい．

5. ボディーイメージと運動イメージに対する指導方法

指導方法

ロボット作成

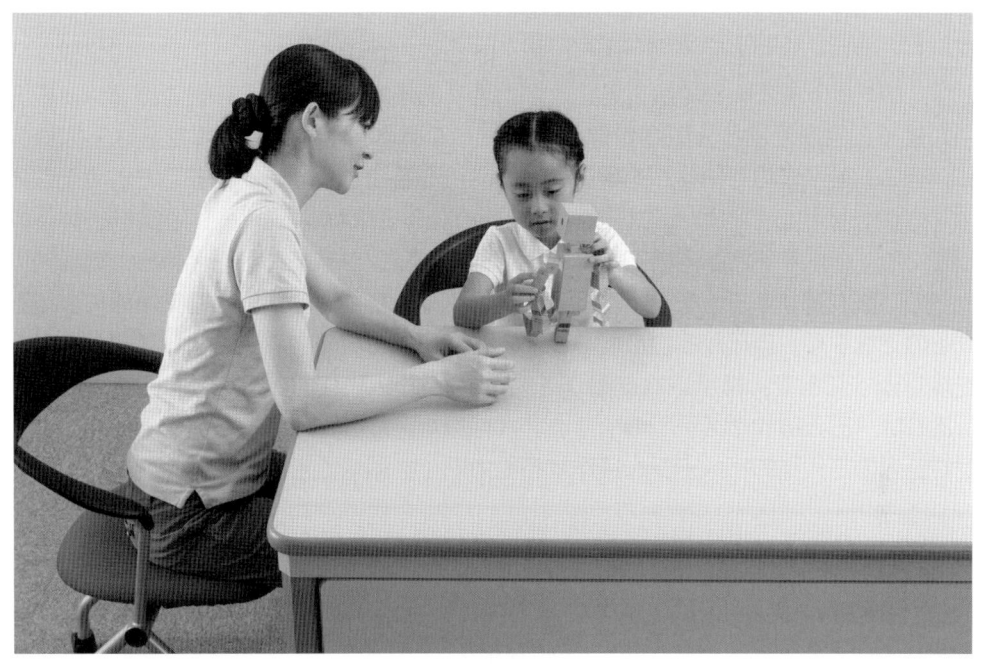

指導方法

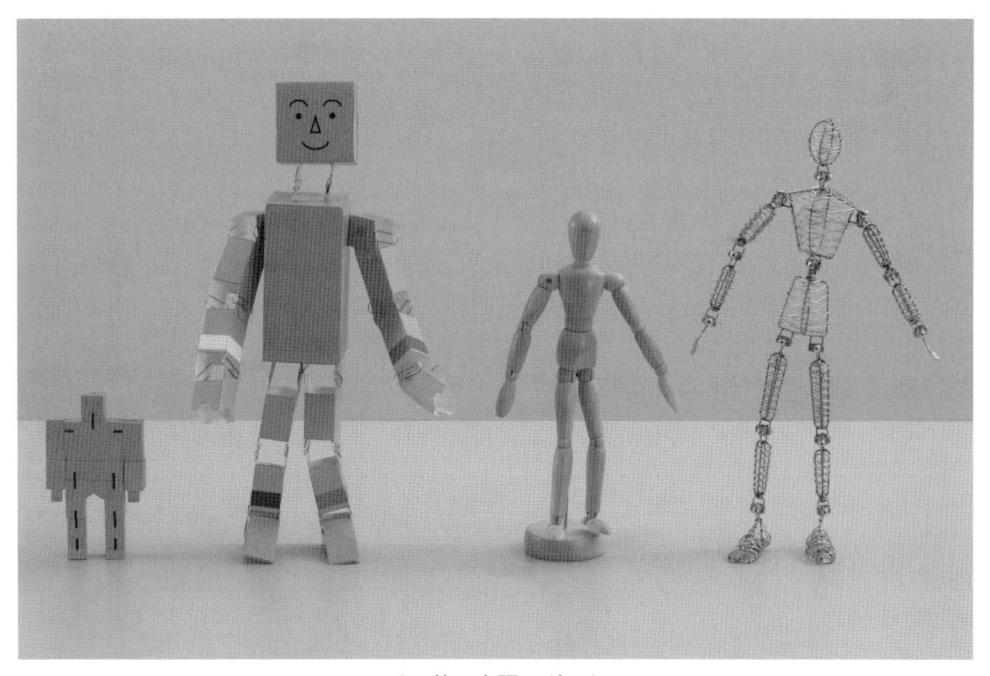

その他の市販ロボット

b．指示動作のロボット再現

> **解説**

　客観的な存在であるロボットは，対象児にとって自己とは分離した存在である．ロボットはヒトではなく，対象児が思うように操作することが可能である．これらの経験から対象児は，ロボットを三人称で捉えることが可能である．三人称的な存在であり，対象児が自由に操ることができる人型全身像がロボットであると同時に，ロボットは三人称的イメージそのものを表している．対象児は，目前にあるロボットを操作することで，三人称的イメージを操作しており，これは脳内で行われる三人称的イメージの操作を物理的に行っている．ロボットと脳内の三人称的イメージがリンクすることを期待し，対象児にロボットの四肢を動かすことを指示する．この作業は，身体運動が体性感覚情報によって行われるのではなく，自己から切り離された，視覚イメージの中で処理されている．この作業を繰り返すことで，指示された動作を視覚イメージの中だけで操作する能力が養われる．これは，三人称的イメージの構築と非常に似た過程を踏んでおり，この課題を進めることで脳内の三人称的イメージを操作する能力向上が期待できる．

> **指導方法**

①机を前にして，対象児とセラピストは向かい合う．
②机の上に組み上げたロボットを立位にして置く．
③セラピストはロボットの四肢が自由に動くことを対象児に示す．
④対象児にロボットを触らせ，四肢が動くことを確認させる．ロボットの四肢に赤・白・青・黄色などの色を塗り，対象児に同様の色のバンドを装着させてもよい．
⑤ロボットが立位・座位などの姿勢がとれることを，セラピストは対象児とともに確認する．「立てるね」「こうすると座れるね」など，対象児に話しかけながら二人でロボット操作を行う．
⑥「ロボットの片方の手（右または赤色）を上げてみて」などの操作を指示する．次に「右手を上げて」あるいは「赤いバンドをしている手を上げて」などの指示でもよい．
⑦セラピストは，対象児が正しく操作を行えるかを確認する．
⑧指示の内容を段階的に複雑化する．「お馬さんの格好で，白いバンドの手だけ前に上げる」など複数の運動が含まれてもよい．
⑨指示と操作を繰り返す．

> **注意事項**
> - ロボットはペーパークラフト製であり，関節はクリップであるために壊れやすい．対象児の巧緻性が低く，ロボットを容易に壊してしますようであれば，市販のボール関節人形など，壊れにくいものを用いる．
> - ロボットの代わりに，ぬいぐるみなどを用いてもよい．

5. ボディーイメージと運動イメージ
に対する指導方法

指導方法

指示動作のロボット再現

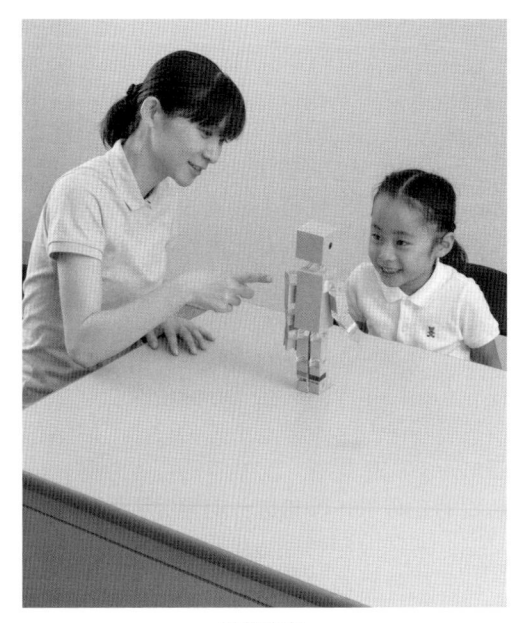

準備姿勢

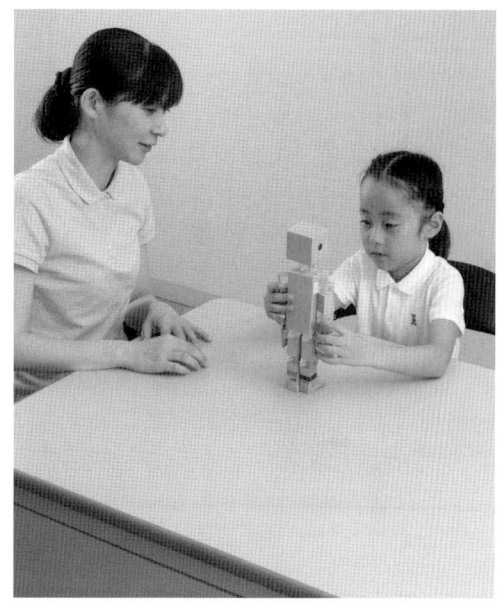

指導姿勢（回答）

指導姿勢（回答）

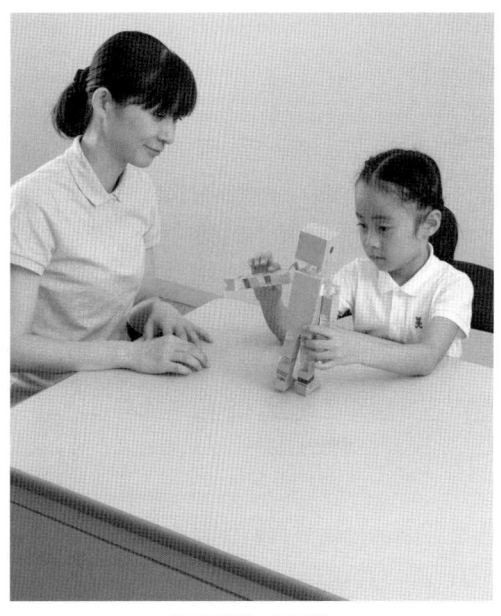

c．ロボット姿勢の身体による再現

解説

　三人称的イメージの成熟に伴い，他者の動作を正確に模倣することが可能となる．新生児期の模倣とは異なり，生後8～12カ月で出現する模倣は自動的に行われるものではなく，他者の動作を認識したうえで，自らこれを再現しようとする行為と考えられる．この時期，こうした高度な模倣を行うためには，他者の動作を自己の動作に置き換える機構が働く必要がある．つまり，他者を観察することで得られる動作の視覚的イメージを分析し，同様の視覚的イメージを自らの動作に置き換える．その上で，自らの姿勢・肢位を視覚イメージと一致するものへと変化させる．この時に機能しているものが三人称的イメージである．この三人称的イメージの成熟度が，模倣の正確さの裏づけとなる．

　指示姿勢のロボット再現では，ロボットの姿勢を口頭指示に従って操作することで，三人称的イメージを脳内で操作する状態をシミュレーションした．これに続き，ロボット姿勢の身体による再現では，自己とは分離した存在であるロボットの姿勢・肢位を観察して分析し，これを自己の動作に置き換える過程をシミュレーションする．この段階では口頭での指示は用いない．対象児が視覚情報であるロボットの状態を，分析することが第一に達成されるべきテーマである．自ら分析の解として得た姿勢・肢位は，対象児の脳内に三人称的イメージを構築する．そして第二のテーマは，対象児が構築した三人称的イメージを，自己の運動に置き換える過程である．これらが完成することで，三人称的イメージは成熟する．

指導方法

① 対象児とセラピストが机を前にして向かい合う．
② 机の上にロボットを置く．
③ セラピストがロボットを操作し，姿勢を変化さる．
④ 対象児に，ロボットと同じ姿勢をとるよう指示する．この時，口頭での指示，姿勢の口頭の説明は行わない．椅子から立って姿勢を再現するように促す．
⑤ 対象児が正確に姿勢を再現できているかを確認する．
⑥ 対象児の再現が正確でない場合は，もう一度，ロボットを確認するよう指示する．「こちらの足は，どうなっている？」などと話し，姿勢を四肢・体幹に分解して理解するよう促す．
⑦ 対象児が正確に再現可能であることを確認できたら，課題の難易度を段階的に上げる．

注意事項

- 対象児がロボットの姿勢を再現するという課題が理解困難な場合は，操作したロボットの姿勢を，まずセラピストが再現してみせる．この後，ロボットの姿勢を変え，これを対象児に示し，同じように再現するよう促す．
- セラピストがとる姿勢を対象児が模倣するのではなく，ロボットをいったん介して姿勢再現を行う手順を踏むように心がける．
- ゲーム的な要素を取り入れ，集中を促す．

5. ボディーイメージと運動イメージに対する指導方法

指導方法

ロボット姿勢の身体による再現

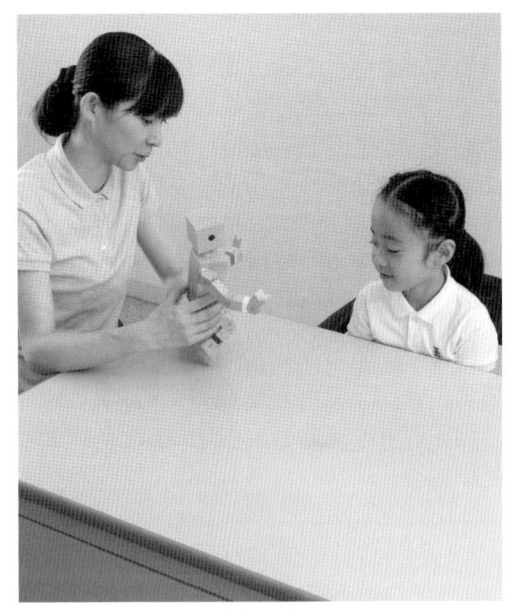

準備姿勢

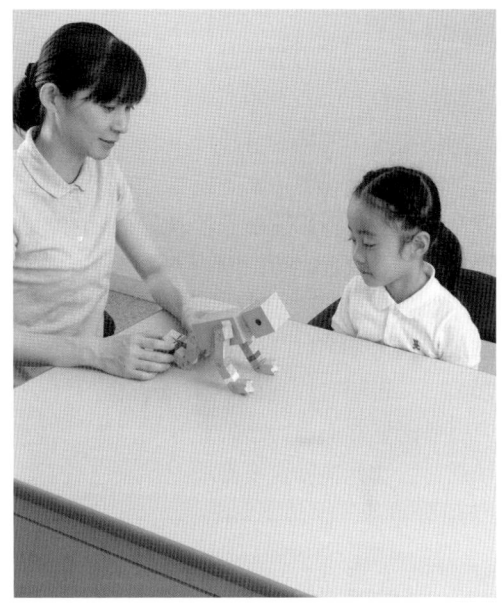

指導姿勢①（出題）

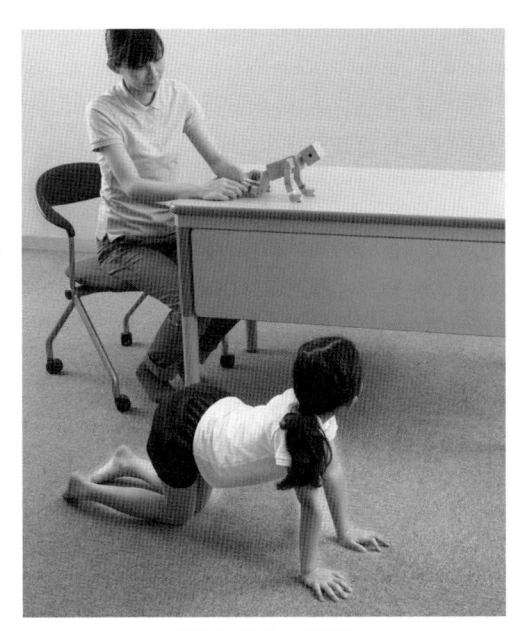

指導姿勢②（回答）

4）姿勢カード遊び

解説

　運動イメージの成熟が，正確な運動の遂行には重要であることは，運動技能学習の分野で報告されている．特に鮮明なイメージが描けるか（明瞭性），描いたイメージを意図した方向に操作・変換できるか（統御可能性）といった要因が重要である[9]．
　本課題である絵カード遊びでは，身体運動を伴わず，運動イメージを直接操作することで運動イメージの成熟を促すことを目的とする．具体的には，口頭での指示と絵カード選びを繰り返すことで，脳内の運動イメージ操作過程を刺激する．身体運動を介さないことで，体性感覚情報を切り離した状況での作業となり，主に脳内処理がテーマとなっている．また，絵カードは二次元画像であり，ロボットを用いた三次元視覚情報に比較して難易度が高い．現実とは異なる二次元に記号化された情報から，三次元情報への再現処理を脳内で行う必要がある．この意味で，本課題遂行には言語理解と視覚イメージにおける三次元情報・二次元情報変換機能が保証されている必要がある．

指導方法

①対象児とセラピストが机を前にして向かい合う．
②机の上に5枚のカードを並べる．幼児運動イメージテストの絵カードを用いる．はじめは基本姿勢が同じ5枚のカードを用いる．
③口頭で，①基本姿勢，②第一段階の肢位変化，③第二段階の肢位変化の順で指示し，最終姿勢を絵カードから選択するよう指示する．例えば，「立っている姿勢から体を前に少し倒して両手を前へ伸ばします．この姿勢はどのカードですか？」など．
④対象児が正確にカード選択可能かを確認する．選択が困難な場合は，第一段階の肢位変化にとどめて試行する．
⑤カードを変えて課題を繰り返す．
⑥選択が正確に行えることが確認できたら，カード枚数を増加させる，基本姿勢の異なるカードを混ぜるなどをして提示する．
⑦最終段階として床に25枚のすべてのカードを並べる．
⑧セラピストは課題姿勢を口頭で指示し，カードの選択を指示する．例えば「お馬さんのかっこうで，顔をこちらに向け，片手を上げているのは，どのカードですか？」など．
⑨正解したら，対象児とセラピストは役割を交換して課題を繰り返す．

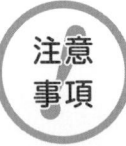

注意事項

・ゲームの要素を取り入れ，対象児の集中を促す．
・カードの選択が困難な場合は，課題を離れ，カード一枚ずつの姿勢の再現を対象児の身体で行い，二次元情報と三次元情報の変換の理解を促す．その後，課題に戻る．

5. ボディーイメージと運動イメージに対する指導方法

指導方法

5枚の絵カードからの選択

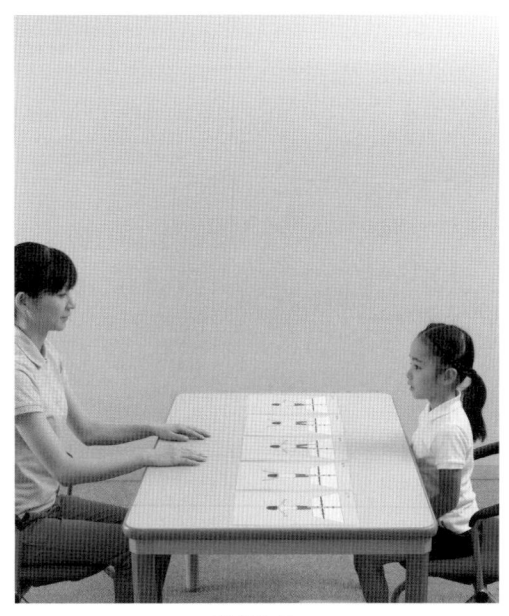

準備姿勢

指導姿勢（回答）

全カードからの選択

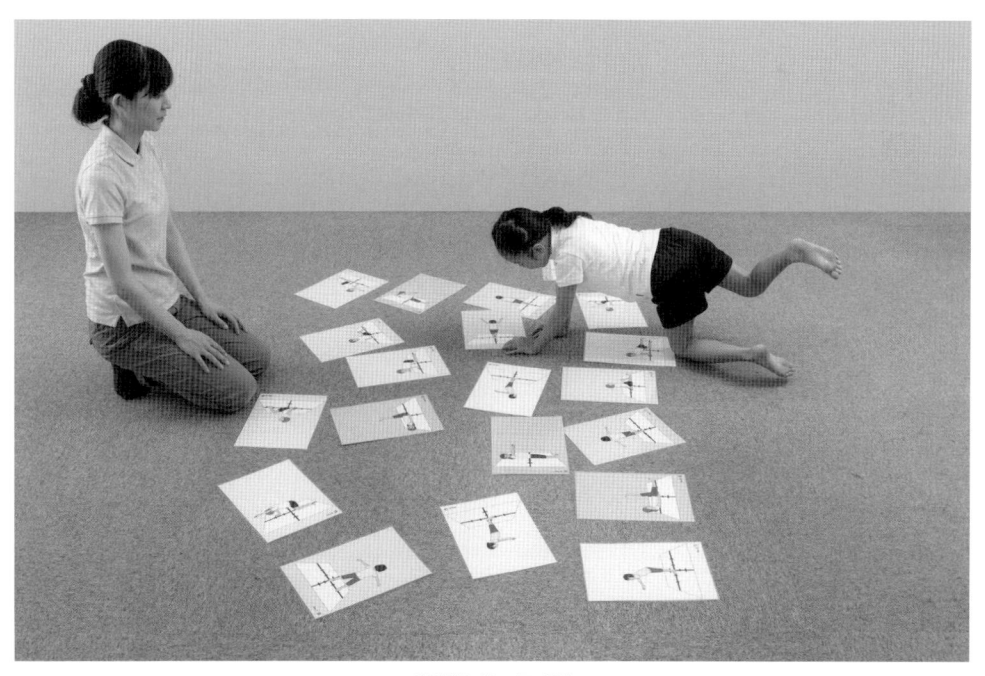

指導姿勢（回答）

文 献

1) 町田麗子,他：知的障害児の過敏様症状と摂食・嚥下機能障害との関係について．障害者歯科 **31**：45-49, 2010
2) 谷池雅子：科学的視点をもって発達障害を支援する．小児保健研究 **72**：173-176, 2013
3) 菱沼 滋,他：受容体感受性．日薬理誌 **128**：46-49, 2006
4) 河村幸恵：聴覚過敏がありコミュニケーションが困難な子ども1例への＜S-S法＞と脱感作の応用．言語聴覚研究 7192-200, 2010
5) 松波智郁,他：ハイリスク新生児への早期介入．臨床リハ **22**：554-561, 2013
6) 新田 收,他：腰痛予防のためのエクササイズとセルフケア．ナップ，2009
7) Nitta O, er al：MRI（T2）ANALYSIS OF ACTIVITIES OF DEEP MUSCLES OF THE BODY TRUNK IN RELATION TO BALANCE EXERCISE IN A SITTING POSITION. 16th International WCPT Congress, 2011
8) 望月 久：協調運動障害に対する理学療法．理学療法京都 **39**：17-22, 2010
9) 西田 保,他：運動イメージの統御可能性テスト作成の試み．体育学研究 **31**：13-22, 1986
10) 山藤真衣子,他：臨床における運動イメージの統御可能性テストの試み．認知運動療法 **3**：112-120, 2003

付　録

立位（後面）

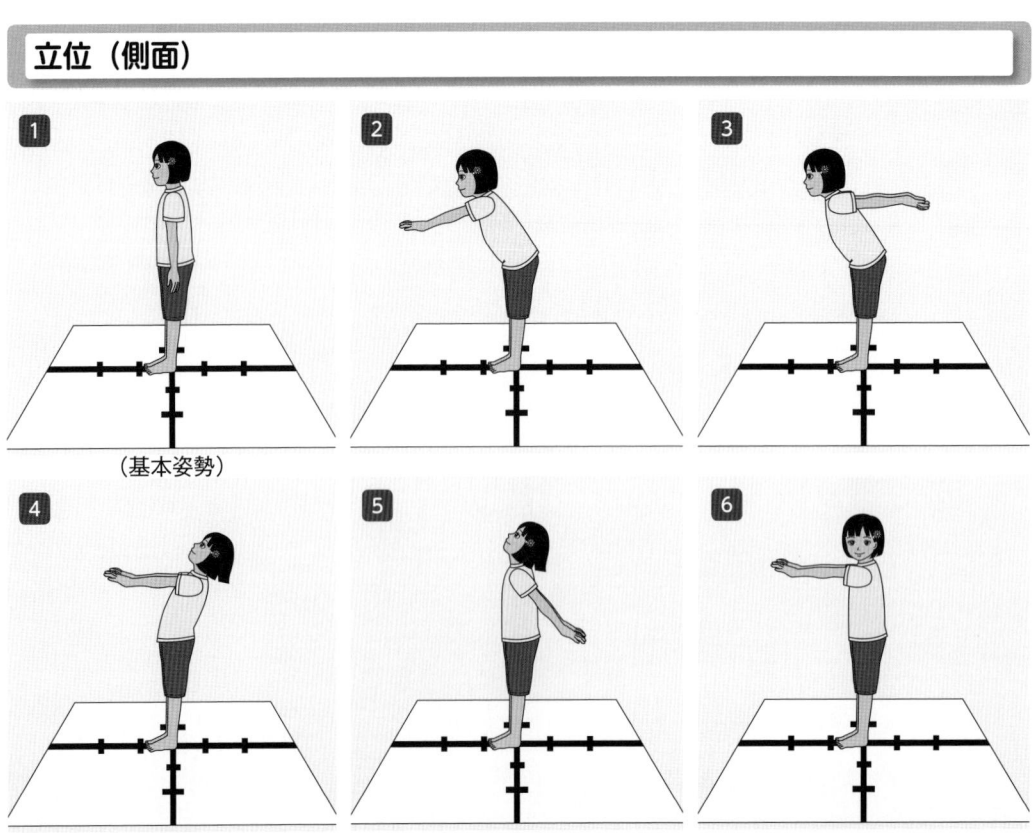

1 （基本姿勢）
2
3
4
5
6

立位（側面）

1 （基本姿勢）
2
3
4
5
6

N式幼児運動イメージテスト用絵カード

四つ這い位

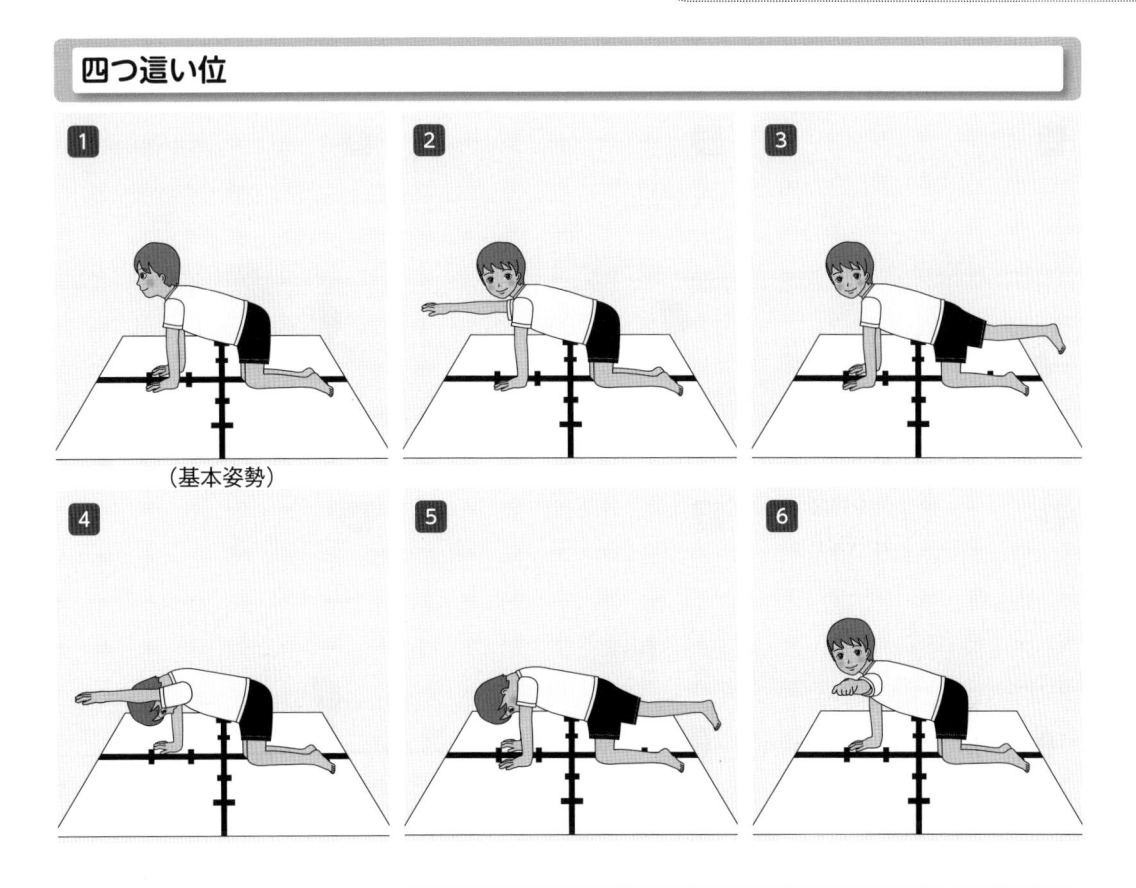

1 (基本姿勢)
2
3
4
5
6

長座位

1 (基本姿勢)
2
3
4
5
6

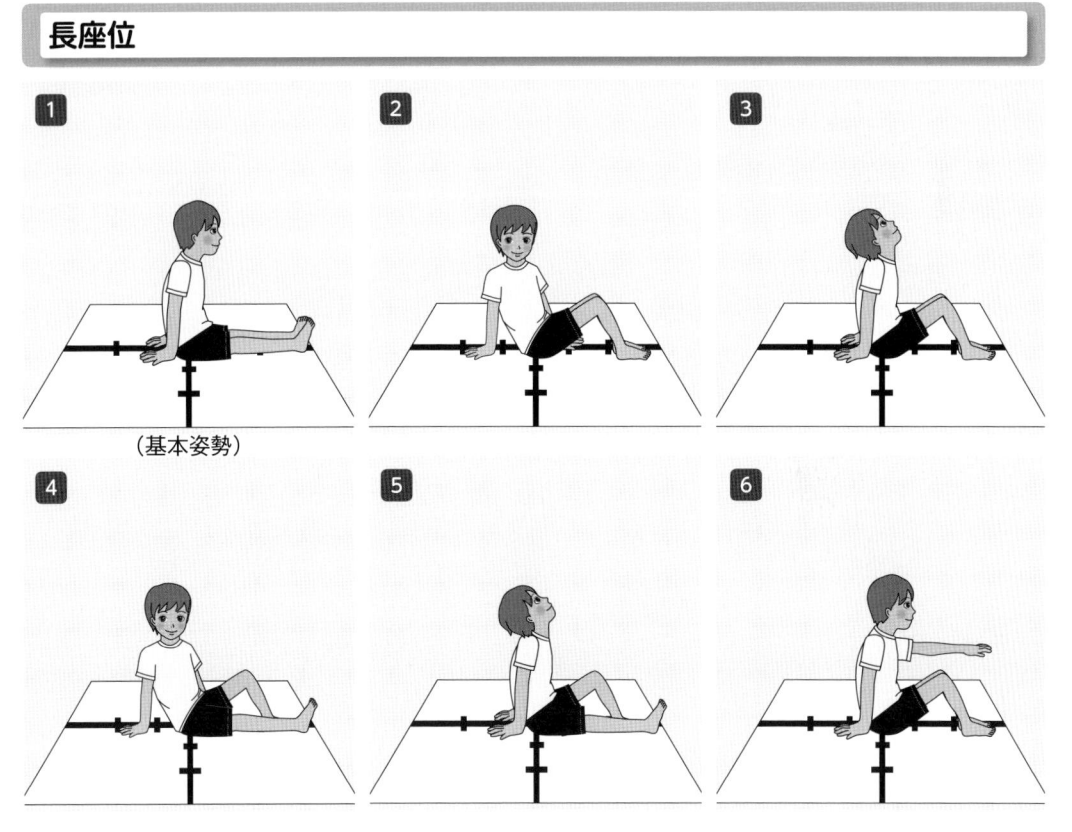

付録

背臥位

1	2	3
(基本姿勢)		

4	5	6

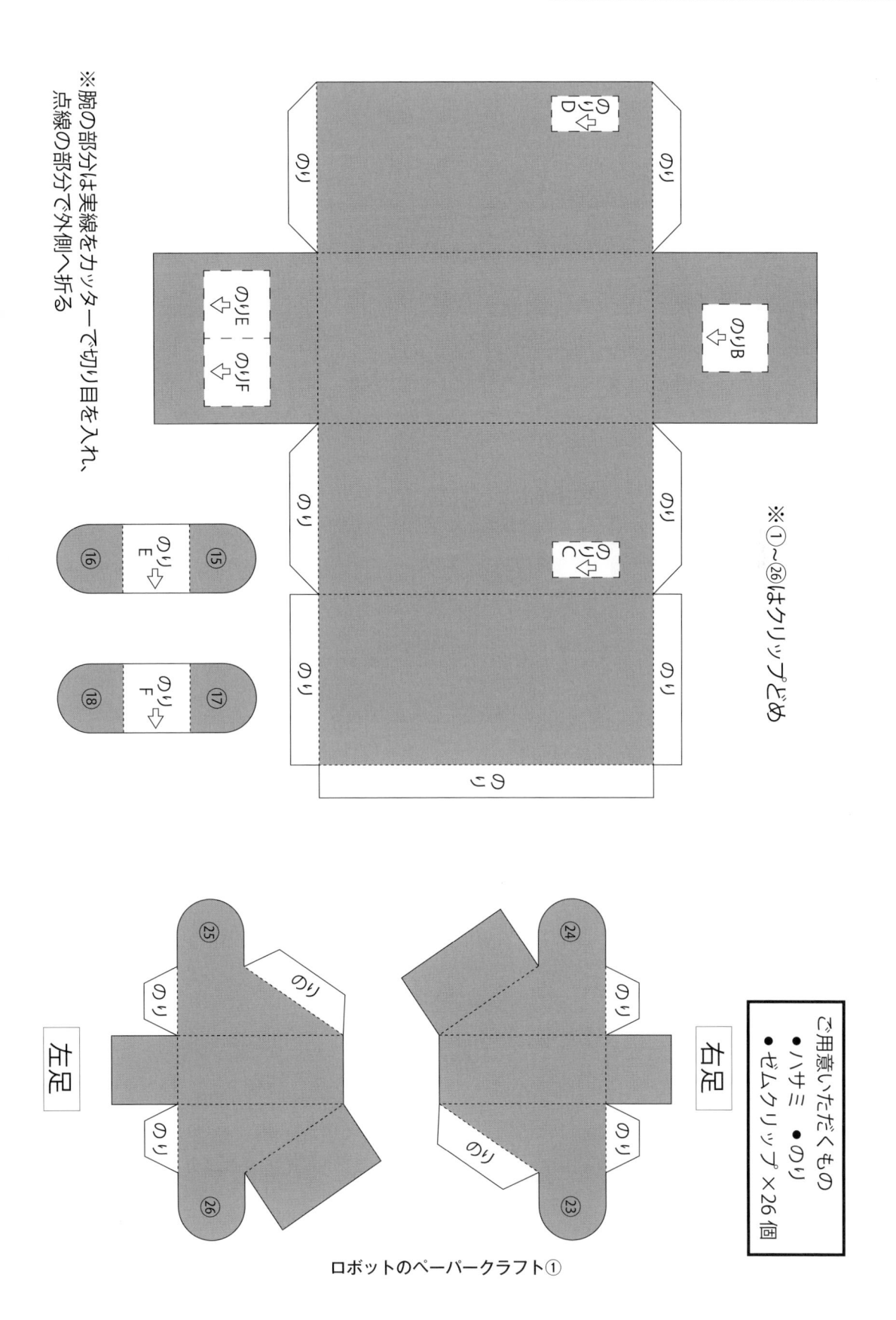

運動イメージ指導用ロボットの
ペーパークラフト

※腕の部分は実線をカッターで切り目を入れ、点線の部分で外側へ折る

のりD
のりB
のりE / のりF
のりC

※①〜㉖はクリップどめ

のりE ⑮ ⑯
のりF ⑰ ⑱

左足　右足

ご用意いただくもの
● ハサミ　● のり
● ぜムクリップ ×26個

ロボットのペーパークラフト①

249

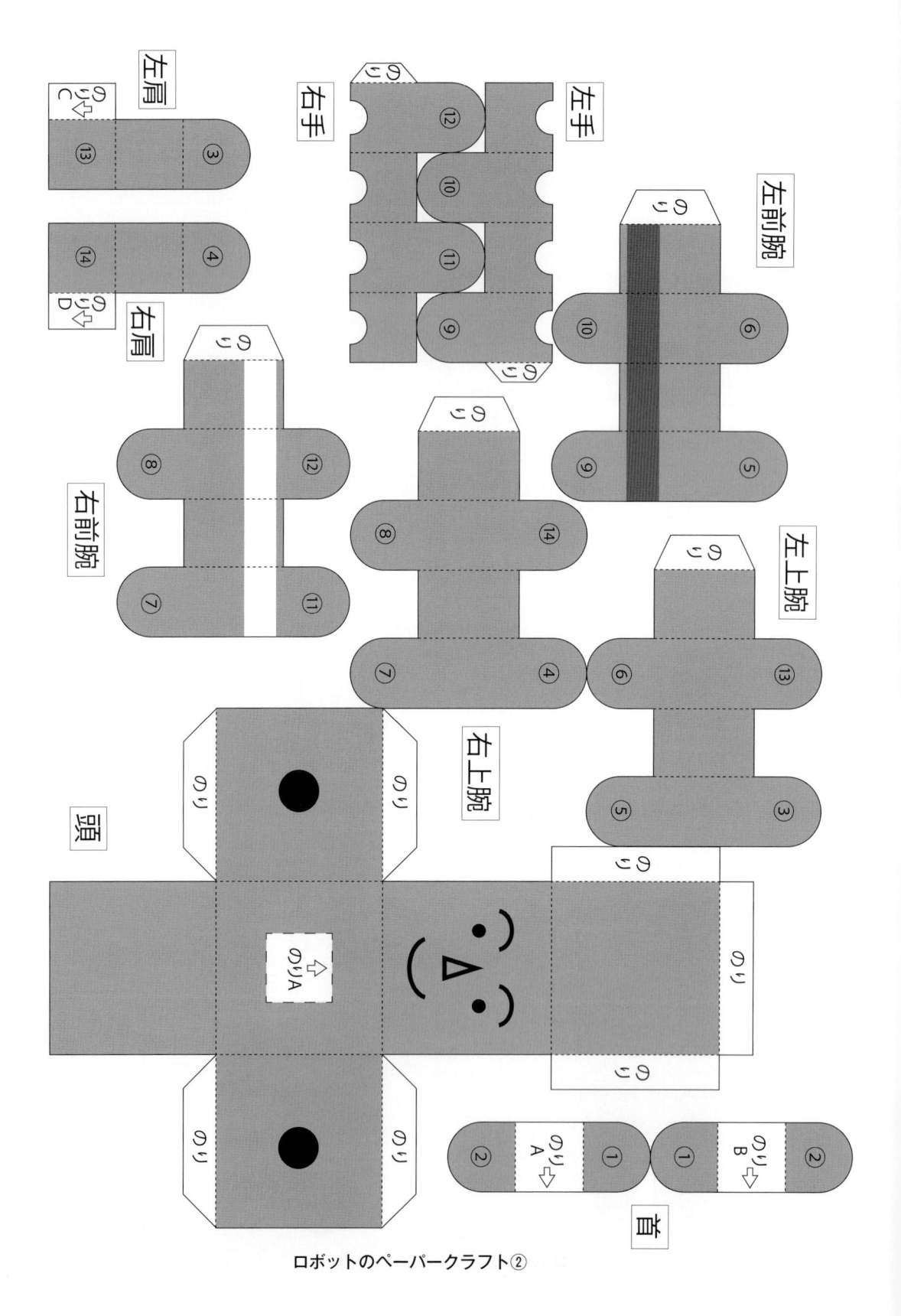

ロボットのペーパークラフト②

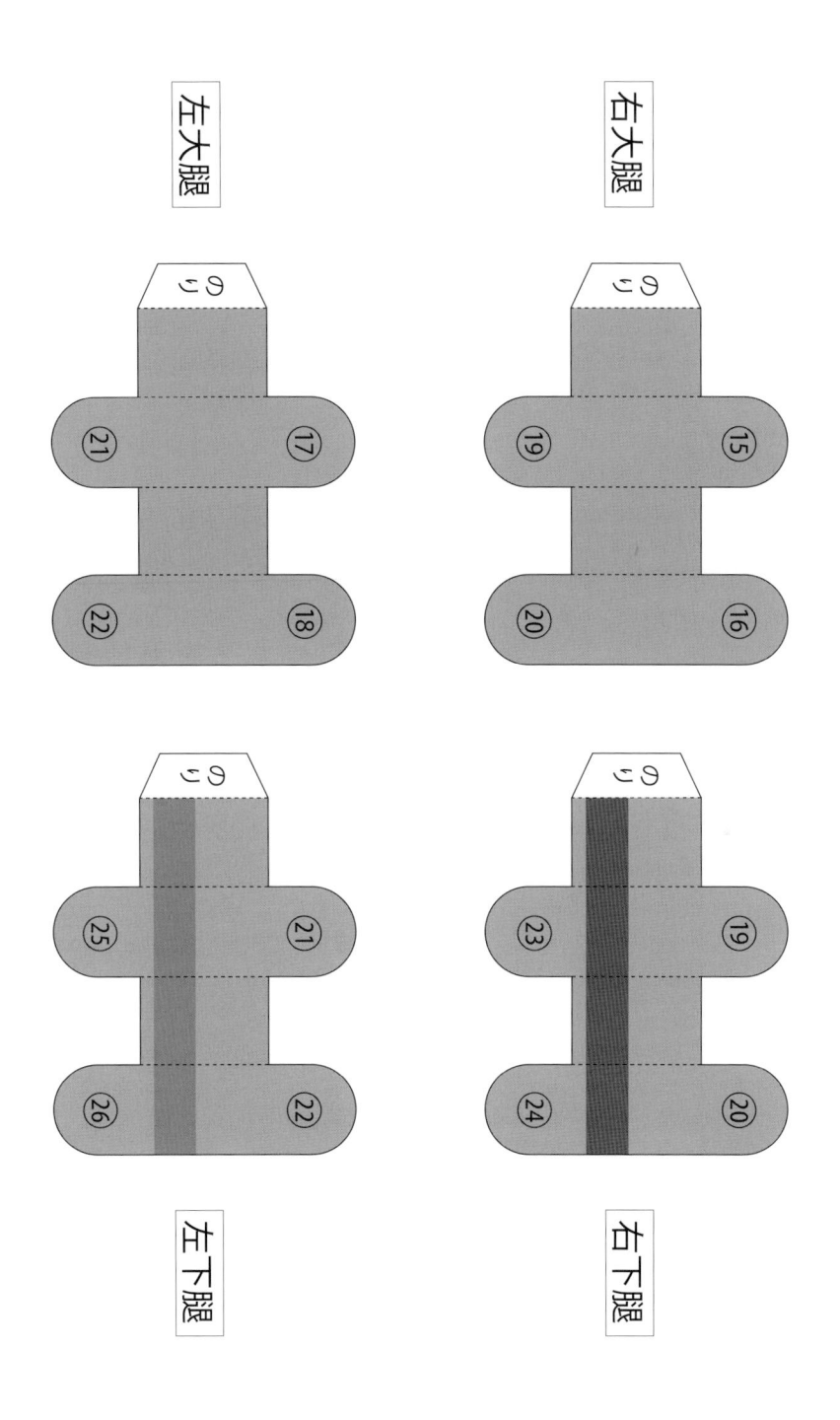

運動イメージ指導用ロボットの
ペーパークラフト

左大腿　右大腿

左下腿　右下腿

ロボットのペーパークラフト③

著者略歴

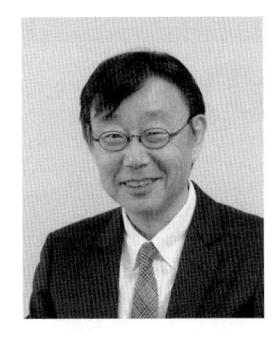

新田 收（にった おさむ）

首都大学東京大学院 人間健康科学研究科 教授
博士（工学），理学療法士，Jazz Bassist

学 歴

- 1979 年　日本大学芸術学部文芸学科卒業
- 1981 年　Berklee College of Music　Certificate
- 1986 年　東京衛生学園専門学校卒業
- 1997 年　日本大学大学院理工学研究科医療・福祉工学博士後期課程修了

職 歴

- 1986 年　東京都立府中療育センター
- 1995 年　東京都立医療技術短期大学 助手
- 1996 年　同専任講師
- 1999 年　東京都立保健科学大学（元東京都立医療技術短期大学）助教授
- 2005 年　首都大学東京　健康福祉学部　理学療法学科　教授
- 2007 年　首都大学東京大学院　人間健康科学研究科　教授
- 2019 年　東京都立大学大学院　教授
- 2020 年　アール医療専門職大学　教授

書 著

PT・OT のための発達障害ガイド，金原出版，2012
小児・発達期の包括的アプローチ，文光堂，2013　など

発達障害の運動療法
―ASD・ADHD・LD の障害構造とアプローチ

発　行　2015 年 6 月 6 日　第 1 版第 1 刷
　　　　2024 年 8 月 10 日　第 1 版第 4 刷Ⓒ
著　者　新田　收
発行者　青山　智
発行所　株式会社 三輪書店
　　　　〒113-0033 東京都文京区本郷 6-17-9　本郷綱ビル
　　　　☎ 03-3816-7796　FAX 03-3816-7756
　　　　http://www.miwapubl.com
装　丁　イオック
印刷所　三報社印刷 株式会社

本書の無断複写・複製・転載は，著作権・出版権の侵害となることがありますのでご注意ください．

ISBN 978-4-89590-522-0　C3047

JCOPY ＜出版者著作権管理機構 委託出版物＞
本書の無断複製は著作権法上での例外を除き禁じられています．複製される場合は，そのつど事前に，出版者著作権管理機構（電話 03-5244-5088，FAX 03-5244-5089，e-mail：info@jcopy.or.jp）の許諾を得てください．

■ 発達障害を見分ける

神経発達症/発達障害の サインと判定法
適切な支援につなげるために

著　橋本 圭司（はしもとクリニック経堂　院長）
　　青木 瑛佳（スクールサイコロジスト/法政大学非常勤講師）

　知的能力障害（ID）、自閉スペクトラム症（ASD）、注意欠如・多動症（ADHD）、限局性学習症（SLD）、発達性強調運動症（DCD）…神経発達症／発達障害児者にかかわる支援者がおさえておくべきポイントとは？

　年齢とともに、または環境の変化に伴い、刻々と変化する人間の認知・運動特性について、支援者は何を評価し、どのように支援を組み立てたらよいのか。

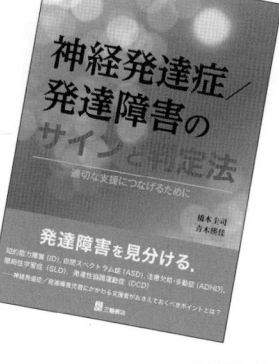

■ 主な内容 ■

第1章　神経発達症の概念
神経発達症とは
発達障害者支援法における「発達障害」
「発達障害」概念の変遷

第2章　ハイリスク児
発達のリスク要因
　胎児期のリスク要因／周産期のリスク要因
ハイリスク児と代表的な神経発達症
　自閉スペクトラム症（ASD）のリスク要因／注意欠如・多動症（ADHD）のリスク要因／限局性学習症（SLD）のリスク要因
「ハイリスク児」概念の乳幼児健診での利用
ハイリスク児への早期介入とその後の発達に与える影響
　ミニマル・ハンドリングとNIDCAP／ポジショニング／その他の介入

第3章　乳幼児期の神経発達症のサイン
乳幼児期の運動発達
　粗大運動の発達の目安／微細運動の発達の目安／協調運動の発達の目安
乳幼児期の運動面における神経発達症のサイン
　歩行開始時期の遅れと特異的な歩容／外反扁平足／つま先歩き／その他の運動機能障害
乳幼児期の発達の評価ツール
　粗大運動・微細運動の評価ツール／神経運動発達の評価ツール／発達全体の確認ツール

第4章　発達検査・知能検査
発達検査・知能検査の使用状況
発達・知能の定義
　発達の定義／知能の定義
さまざまな発達検査・知能検査
　新版K式発達検査2001／田中ビネー知能検査V／ウェクスラー式知能検査／KABC-II

第5章　各神経発達症のサインと判定法
知的能力障害（ID）のサインと判定法
　IDの診断基準と特徴の現れ方／IDの判定
自閉スペクトラム症（ASD）のサインと判定法
　ASDの診断基準と年齢別の特徴の現れ方／ASDと発達傾向／ASDの強み／ASDの判定方法
注意欠如・多動症（ADHD）のサインと判定法
　ADHDの診断基準／ADHDと発達傾向／ADHDの強み／ADHDの判定方法
限局性学習症（SLD）のサインと判定法
　SLDの診断基準／SLDの米国における判定基準の推移／SLDの米国における判定方法／SLDの日本における判定方法
発達性協調運動症（DCD）のサインと判定法
　DCDの診断基準と特徴の現れ方／DCDの年齢別特徴／DCDの判定方法

第6章　神経発達症のアセスメントとモニタリング
基礎情報の問診
困難さチェックリストの実施
発達および認知プロフィールの確認
　発達検査・知能検査の選択
詳細検査
発達特性のモニタリング
　MSPA
福祉制度の利用
神経発達症を診断するうえでの留意点

コラム
神経発達症の米国の学校における分類
発達検査・知能検査中の行動観察
リハビリテーションの考え方

● 定価 3,630円（本体 3,300円＋税）　B5　136頁　2019年　ISBN 978-4-89590-677-7

お求めの三輪書店の出版物が小売書店にない場合は、その書店にご注文ください．お急ぎの場合は直接小社に．

三輪書店
〒113-0033 東京都文京区本郷6-17-9 本郷綱ビル
編集 ☎03-3816-7796　FAX 03-3816-7756　販売 ☎03-6801-8357　FAX 03-6801-8352
ホームページ：https://www.miwapubl.com